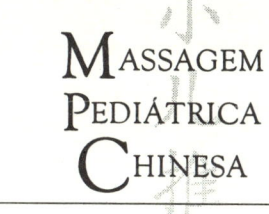

Massagem Pediátrica Chinesa

UM GUIA PARA TERAPEUTAS

EDITORA GROUND
livros para uma nova consciência

Nota ao leitor: Este livro é um guia informativo. Os remédios, procedimentos e técnicas descritos aqui devem ser um suplemento e não um substituto de uma consulta ou tratamento médico. Não devem ser usados para tratar de doenças graves sem a consulta anterior com um profissional qualificado da área de saúde.

Kyle Cline

Massagem Pediátrica Chinesa

UM GUIA PARA TERAPEUTAS

*Técnicas e protocolos para tratamento
de doenças infantis e problemas crônicos de saúde*

Tradução
Dinah Abreu Azevedo

EDITORA GROUND

Copyright © 2000 by Kyle Cline
Título original: Chinese Pediatric Massage: A Practitioner Guide
(Primeiro publicado nos EUA por Healing Arts Press,
uma divisão da Inner Traditions International, Rochester, Vermont.
Esta edição é publicada por acordo com Inner Traditions International.)

Revisão e copydesque:
Veridiana Maenaka

Revisão Técnica:
Henrique Cirilo (Ibrachi - Inst. Bras. de Chi kung e Terapias Afins)

Editoração Eletrônica:
Ediart

Capa:
Niky Venâncio

CIP – Brasil – Catalogação na Fonte
Sindicato Nacional dos Editores de Livros, RJ

Cline, Kyle, 1957
   Massagem Pediatrica Chinesa : um guia para terapeutas : técnicas e tratamentos de doenças infantis e problemas crônicos de saúde / Kyle Cline ; tradução Dinah Abreu Azevedo. - São Paulo ; Ground, 2003.

Inclui bibliografia
ISBN 85-7187-173-6

1. Massagem para crianças. 2. Medicina chinesa.
I. Título

03-0051   CDD 615.822
                                           CDU 615.822-053.2

Direitos reservados:
Editora Ground Ltda
Rua Lacedemônia, 68 - Vila Alexandria
Cep: 04634-020 - São Paulo / SP
Tel.: (0xx11) 5031-1500 - Fax: (0xx11) 5031-3462
www.ground.com.br - editora@ground.com.br

SUMÁRIO

Agradecimentos, 7
Prefácio, 9
Introdução, 17

Capítulo 1: História, 19
Capítulo 2: Contra-indicações, 23
Capítulo 3: Além dos Pontos e Tratamentos, 24
Capítulo 4: Fisiologia e Patologia Energética, 29
Capítulo 5: Diagnóstico, 39
Capítulo 6: Técnicas, 62
Capítulo 7: A Localização dos Pontos, 79
Capítulo 8: Tratamentos, 156
Capítulo 9: Histórias de Casos, 251

Apêndice A: Prática das Técnicas em Almofada de Arroz, 264
Apêndice B: Informações Básicas sobre a Massagem Pediátrica Chinesa, 267
Apêndice C: Os Pontos Segundo Suas Categorias, 270
Apêndice D: Os Nomes dos Pontos, 279
Apêndice E: Glossário da Terminologia Médica Chinesa, 290
Apêndice F: As Ervas Chinesas na Pediatria, 295
Apêndice G: Indicações, 324
Apêndice H: Bibliografia, 326

Índice A: Técnicas, 329
Índice B: Pontos, 330
Índice C: Tratamentos, 332
Índice D: Fórmulas de Ervas para Uso Interno, 333

Agradecimentos

QUALQUER LIVRO DESTE PESO É O PRODUTO FINAL da contribuição de muitas pessoas. Embora eu assuma a responsabilidade por todo e qualquer erro, os créditos teriam de incluir os nomes de muito mais pessoas do que caberia nesta página.

Na China, eu gostaria de agradecer a muitas gerações de médicos, cujos esforços culminaram na prática corrente da massagem pediátrica chinesa. Também gostaria de agradecer a ajuda e o apoio generosos de meus professores e amigos: o dr. Huang Da-gang, o dr. Li Hong-wai, o dr. Zheng Shou-jie, o dr. Shen Yang-he, o dr. Lin Li, o dr. Ye, o dr. Ting Ji-feng, Wu Jun-miao, Nurse Lu, Ye Jing e Antoine Eid.

Nos Estados Unidos, agradeço a ajuda imprescindível de meus professores e colegas: Bob Flaws, Honora Wolfe, o mestre Mantak Chia, Maneewan Chia, Subhuti Dharmananda, dra. Edythe Vickers, o dr. Zhang Qing-cai, Judith Rose, Peggy Nauman e Wing K. Leong.

Agradeço muitíssimo o apoio e assessoria da equipe da Healing Arts Press, em particular a Peri Champine, Susan Davidson, Jeff Euber, Jon Graham, Virginia Scott e a revisora Laura Matteau.

Finalmente, minha profunda gratidão às muitas crianças, pais e mães, tanto chineses quanto norte-americanos, que contribuíram para minha compreensão da massagem pediátrica chinesa.

Feedback ou perguntas

Vou gostar muito de receber qualquer *feedback* ou perguntas.
Você pode escrever para o seguinte endereço:
    P.O. Box 10714, Portland, OR 97296.
Você também pode entrar em contato comigo através de meu e-mail:
    kyle@healartspro.com
    Se quiser vídeos e outros materiais de ensino sobre massagem pediátrica chinesa, consulte, por favor, o Apêndice G: Indicações.

Kyle Cline, LMT

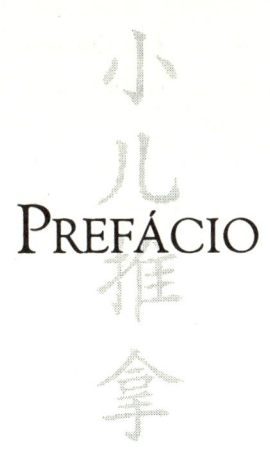

Prefácio

DESDE O INÍCIO DA DÉCADA DE 1970, A ACEITAÇÃO da medicina tradicional chinesa (MTC) nos Estados Unidos desenvolveu-se em várias fases distintas. Quando a China reabriu suas portas para o Ocidente, a acupuntura foi o primeiro aspecto da MTC a chamar a atenção do público. Mais tarde, depois que os profissionais norte-americanos expandiram seus conhecimentos gerais da MTC, a fitoterapia chinesa também começou a ser praticada aqui. O terceiro ramo da MTC recebeu menos atenção no Ocidente. Esse ramo, a tuiná, é o uso da massagem ou manipulações para se conseguir um efeito energético no corpo. Além desses três ramos principais, há também um interesse crescente em tai chi, qi gong ou chi kun e terapia alimentar.

Por que o lento reconhecimento da tuiná? Em primeiro lugar, são necessários anos de dedicação total ao aprendizado e à prática para se tornar um profissional qualificado em tuiná. Além disso, a massagem é definida no Ocidente de forma diferente da China. Lá um profissional de tuiná é considerado um médico do mesmo nível de um acupunturista ou de um fitoterapeuta. Nos Estados Unidos, esse mesmo profissional é considerado menos qualificado para tratar as pessoas e está confinado a um leque limitado de exercício clínico.

A massagem pediátrica chinesa (MPC) é uma especialidade ainda menos conhecida no âmbito da tuiná. No entanto, à medida que um número cada vez maior de profissionais ocidentais expande seus conhecimentos e prática, a tuiná e a massagem pediátrica devem se tornar mais comuns. Minha esperança neste livro é oferecer referências completas sobre a massagem pediátrica chinesa. Acho que a quantidade de informações e o alcance de sua prática vão promover a massagem pediátrica como uma modalidade profissional distinta.

A massagem pediátrica pode ser muito mais fácil de ser adaptada pelos profissionais do Ocidente do que a tuiná para adultos. As técnicas pediátricas básicas são relativamente fáceis de aprender e aplicar, e os pontos e a teoria só apresentam pequenas variações em torno dos fundamentos comuns dos conceitos da MTC.

Nos Estados Unidos, as crianças enfrentam muitos problemas de saúde devido ao modo de vida, condições ambientais e o uso exagerado de remédios farmacêuticos no sistema de saúde. Quando as crianças adoecem, o uso comum de antibióticos e outras drogas potentes pode provocar resultados dramáticos a curto prazo, a expensas da saúde e do equilíbrio geral. A MPC é, em muitos casos, uma alternativa viável tanto como tratamento básico quanto complemento de outras terapias. Aprender a fazer a massagem pediátrica vai dar aos profissionais da saúde uma flexibilidade maior em termos de escolha de tratamentos menos invasivos e com menos efeitos colaterais. A adoção dos conceitos da medicina chinesa e os tratamentos da massagem pediátrica oferecem uma abordagem diferente dos cuidados médicos básicos ministrados às crianças.

A massagem pediátrica pode ser usada por terapeutas ocidentais para ampliar o tratamento global dos pacientes e sua família. Desse modo, uma visão completa e holística da saúde pode ser melhor compreendida pelas pessoas que podem usufruir de seus benefícios.

Notas sobre a tradução para o inglês

Quando o material sobre a MTC chega da China, é importante reconhecer duas questões relativas à tradução. A primeira é a tradução da língua chinesa para a língua inglesa. Em segundo lugar, vem a tradução de uma modalidade terapêutica de um contexto cultural e social chinês para o Ocidente.

Tradução da língua

As muitas diferenças entre as culturas orientais e ocidentais são fáceis de avaliar por meio de suas respectivas línguas. Essas diferenças de visão de mundo e realidade estão firmemente enraizadas na estrutura e no uso da língua. Embora a tradução técnica do chinês para o inglês seja relativamente fácil, tentar transmitir a essência do material é outra história. No caso deste livro, as sutilezas exigiram que eu tomasse várias decisões.

Este livro não é uma tradução direta de nenhuma obra chinesa sobre massagem pediátrica. É a síntese da literatura disponível no momento, de ensinamentos diretos de profissionais chineses e ocidentais e de minha própria experiência clínica. Como estou escrevendo para pessoas que fazem massagem, suponho que você tenha alguma familiaridade com os conceitos gerais da medicina chinesa.

Em geral, os chineses dão menos ênfase que os ocidentais à aprendizagem livresca, preferindo descobrir as sutilezas da tuiná na experiência prática com um professor. Isso se reflete na escassez da literatura sobre massagem pediátrica e na natureza fragmentária da maior parte dela. Um livro oferece tratamentos úteis com pouca informação sobre diagnóstico. Outro apresenta boas informações sobre diagnóstico, mas só alguns pontos e tratamentos. Vários livros incluem a massagem como uma terapia entre muitas usadas na pediatria. Procurei sintetizar todas as informações relativas à massagem pediátrica num único livro.

Para isso, tentei incorporar o máximo possível de informações e detalhes. Técnicas, pontos e tratamentos inusitados ou usados raramente foram incluídos para fazer deste livro uma fonte de referências tão abrangente quanto possível. Embora algumas informações, como aquelas referentes ao tratamento de torcicolo, talvez não pareçam relevantes aqui neste momento, ninguém sabe o que o futuro pode trazer.

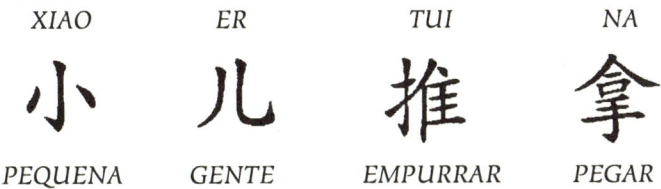

XIAO	ER	TUI	NA
PEQUENA	GENTE	EMPURRAR	PEGAR

Xiao er tui na foi traduzido aqui como "massagem pediátrica chinesa". Uma tradução técnica dessa frase poderia ser "manipulações pediátricas energéticas" ou, melhor ainda, "tuiná pediátrica". Apesar disso, escolhi a expressão massagem pediátrica chinesa para indicar o objetivo desse tratamento ao mesmo tempo em que reconheço a necessidade de fazer com que seja compreendido numa sociedade ocidental. Com o devido apreço e respeito pelo profissional de tuiná, por si mesmas essas palavras provavelmente nunca terão no Ocidente o significado que têm na China. Na China, a tuiná não é tecnicamente considerada massagem, pois é um campo profissional distinto do conceito popular de massagem comum, usual. Mas no Ocidente simplesmente não existe um termo equivalente para transmitir esse conceito de manipulações físicas energéticas com fins medicinais.

Em geral, limitei o uso da transliteração *pin yin* por vários motivos. Em primeiro lugar, a menos que a pessoa que faz a massagem seja fluente em chinês, o uso de *pin yin* cria uma barreira para a compreensão do significado de um conceito ou palavra. Há algumas exceções – *qi, yin, yang* e assim por diante – que são difíceis de traduzir e foram incluídas no Apêndice E: Glossário da Terminologia Médica Chinesa. Em segundo lugar, *pin yin* é uma escolha um pouco arbitrária de transliteração dos ideogramas chineses para os caracteres arábicos. A profusão de material escrito sobre as artes chinesas criou muita confusão, porque foram usados métodos diferentes de transliteração. Um exemplo: *qi* também aparece como *chi* e *ch'i*. Repetindo: essa confusão atrapalha a compreensão apropriada do material. Já é bem difícil compreender realmente os conceitos médicos chineses sem esses obstáculos adicionais.

Captar a essência do material de pediatria em inglês requer uma certa licença poética para interpretar o conteúdo. Embora isso possa levar a conclusões subjetivas, é algo inevitável quando o conhecimento transpõe fronteiras culturais. Pode ser comparado ao processo de um terapeuta talentoso que toma conhecimento do material básico e depois faz dele o alicerce de seu exercício clínico pessoal. Esse processo envolve definir e tirar conclusões subjetivas segundo a personalidade do terapeuta e o contexto em que trabalha. Isso não diminui a importância do campo profissional; é um sinal de crescimento e desenvolvimento.

O problema da tradução dos nomes das técnicas de massagem pediátrica é bem parecido. Nas fontes inglesas consultadas, a mesma técnica pode ser descrita por nomes totalmente diferentes (beliscar, empurrar com a ponta dos dedos). Além disso, a mesma palavra (como empurrar) pode ser usada para descrever movimentos totalmente diferentes das mãos. Para um leitor ocidental que não esteja familiarizado com o terreno sutil do inglês/chinês, a confusão pode ser mais um obstáculo para dominar essa disciplina. Os nomes que escolhi em inglês para as técnicas têm, portanto, o objetivo de descrever a natureza do movimento da mão da maneira mais simples e descritiva possível.

Outra questão técnica de tradução diz respeito aos pontos. Os pontos pediátricos nunca foram ocidentalizados com a substituição do nome chinês por um número. Neste livro uso traduções dos nomes chineses para incentivá-lo a se familiarizar com o caráter do ponto, que em geral se reflete em seu nome. Mas há controvérsias sobre quais traduções do nome do ponto seriam tecnicamente corretas. Para este livro, selecionei os nomes dos pontos que revelam mais claramente o seu caráter. *Grasping the Wind [Pegar o vento com as mãos]* (Ellis, 1989), por exemplo, foi usado como obra de referência para os pontos pediátricos que coincidem com pontos de acupuntura. Adotei traduções dos nomes dos pontos de um grande número de fontes.

Minha nota final sobre tradução diz respeito ao uso das maiúsculas. Só os nomes dos pontos vêm em maiúsculas. A terminologia da MTC, as doenças e os quadros não vêm com maiúsculas no texto porque essas palavras se tornaram parte da linguagem cotidiana das pessoas que praticam a massagem chinesa.

A tradução da língua é cheia de controvérsias e campo fértil para mal-entendidos. Em vez de evitar esse processo pelo medo de cometer erros, este livro foi publicado com a esperança de ter uso prático para seus leitores. O refinamento dos conceitos, palavras e nomes é um processo permanente que reflete a natureza florescente de nossa profissão. Este livro não é a última palavra sobre a massagem pediátrica chinesa, mas eu espero que seja um passo na direção do conhecimento crescente da MTC no Ocidente.

Tradução da terapia

Embora a tradução da língua chinesa para o inglês seja difícil, muito mais difícil é a tarefa de traduzir a prática da medicina chinesa para o mundo ocidental. O bom senso diz que a prática da massagem pediátrica no Ocidente não pode ser literalmente a mesma da China. Um grande número de fatores diferem, impedindo que a mesma terapia seja aplicada exatamente da mesma forma em ambas as culturas, entre os quais condições sociais, econômicas, políticas, médicas, ambientais, alimentares e de modo de vida.

Com a perspectiva da passagem de algumas décadas, é claro que a acupuntura sofreu adaptações sutis para atender as necessidades e condições encontradas no Ocidente. Atualmente, parece que a prática da fitoterapia chinesa está passando por um processo semelhante. O mesmo se poderá dizer a respeito da massagem pediátrica chinesa. É claro que os fundamentos e a compreensão básica da massagem vão continuar sendo os mesmos. Mas como as pessoas vão aplicar essa modalidade às crianças dos Estados Unidos é algo que vai ser determinado pelo contexto de sua prática e por quem elas são. Somente a consciência desse processo de tradução cultural vai nos permitir continuarmos fiéis à intenção original e ao corpo de conhecimento da massagem pediátrica, ao mesmo tempo em que respeitamos os padrões culturais e condições de vida no Ocidente. Esse processo não vai diluir a massagem pediátrica chinesa; vai, ao contrário, enriquecê-la.

Como usar este livro

Como no caso dos livros de acupuntura e de fitoterapia, você não precisa ler este livro página por página, tentando memorizar todas as informações apresentadas. Há um número muito grande de detalhes e sua capacidade de se lembrar do que leu pode ser pequena. Uma abordagem mais razoável seria acompanhar os passos apresentados a seguir:

Ler os capítulos de 1 a 5, da História ao Diagnóstico. Isso vai lhe dar informações básicas e uma visão geral da MPC. Grande parte dessas informações devem ser familiares aos praticantes da medicina oriental, com algumas variações devido à imaturidade energética das crianças.

Ler o Apêndice A: Prática das Técnicas em Almofada de Arroz. Faça uma almofada simples ou saco de arroz para praticar as técnicas de manipulação.

Ler o Capítulo 6, Técnicas, para ter uma visão geral, principalmente a seção sobre os quatro requisitos para uma boa técnica. Consulte também o Apêndice B, Informações Básicas sobre a Massagem Pediátrica Chinesa, para dispor de uma lista de técnicas básicas. Você vai precisar praticá-las na almofada de arroz. E é algo que requer tempo. A prática diária de dez a quinze minutos é mais produtiva do que uma hora de prática uma vez por semana. Com paciência e tempo, as técnicas vão se tornando mais fáceis de aplicar, mais uniformes e mais relaxadas. Peça ajuda a um instrutor ou profissional familiarizado com o estilo tuiná de manipulação. Também existem vídeos das técnicas; veja o Apêndice G: Indicações.

O Apêndice B, Informações Básicas sobre a Massagem Pediátrica Chinesa, inclui uma lista de pontos básicos. Escolha de cinco a seis pontos para estudar de cada vez. Peça a alguém que tenha um filho pequeno que deixe você praticar a localização desses pontos. E lembre-se: use a almofada de arroz para obter proficiência antes de praticar em crianças!

O Apêndice B também contém uma lista de tratamentos. Estude um tratamento de cada vez. Pratique repetidas vezes a seqüência de cada um deles na almofada de arroz e inclua variações de técnica e pontos.

Depois de vários meses de prática regular, você já deve estar dominando o material básico apresentando no Apêndice B. Ao começar a atender crianças, você pode pesquisar outros pontos, técnicas e tratamentos na medida em que forem se tornando necessários.

Os apêndices contêm informações adicionais que podem ser úteis: a terminologia da medicina tradicional chinesa, ervas chinesas usadas na pediatria, pontos pediátricos agrupados por categorias e referência cruzada de pontos de nomes pelo nome ocidental, pelo nome *pin yin* e pelo número da acupuntura.

Os índices foram organizados para ajudar você a localizar técnicas, pontos e tratamentos, assim como as fórmulas fitoterápicas de uso interno, da maneira mais simples possível.

A massagem pediátrica requer tempo e paciência. Um praticante deve ter informações básicas, capacidade de fazer um bom diagnóstico, conhecimento funcional dos pontos, habilidade para realizar as manipulações e compreensão de como tudo isso é sintetizado num tratamento. Mas a competência na massagem pediátrica requer sobretudo prática e experiência. Espero que este livro ajude você nesse processo.

Introdução

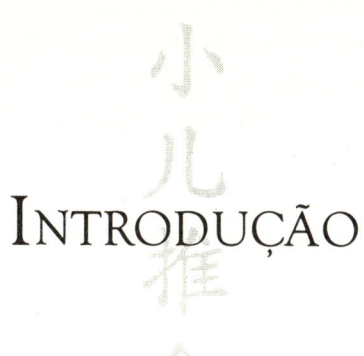

A MASSAGEM PEDIÁTRICA CHINESA É UMA TERAPIA EFICIENTE para crianças desde o parto até aproximadamente doze anos de idade. Há uma certa controvérsia sobre o limite de idade. No entanto, a maior parte das autoridades concordam que a MPC é mais eficiente do nascimento até os seis anos. Depois disso, você deve avaliar a criança cuidadosamente para determinar sua maturidade energética relativa. Em geral, os praticantes da MPC combinam aspectos da massagem pediátrica com a tuiná para adultos.

A massagem pediátrica é um complemento valioso ao repertório de qualquer terapeuta porque é uma extensão simples dos conceitos mais comuns da medicina chinesa aplicada a crianças. Ao mesmo tempo, é uma modalidade dentro no interior da medicina chinesa, porque as crianças apresentam uma configuração energética diferente daquela dos adultos. Essas diferenças são evidentes em todos os aspectos, da anatomia e fisiologia energética até o diagnóstico, pontos e tratamento. Assim sendo, neste livro vou pressupor que você já tem uma base sólida da teoria e prática da MTC e vou me concentrar naquelas adaptações necessárias, dadas as diferenças apresentadas pelas crianças. As teorias da massagem pediátrica oferecem diretrizes claras sobre essas diferenças em termos de diagnóstico e tratamento.

As técnicas de massagem oferecem aos profissionais da saúde uma alternativa única e valiosa. Em muitos casos, as opções de tratamento para as crianças são limitadas, ou são tão invasivas ou drásticas que geram efeitos colaterais desnecessários. As técnicas da massagem pediátrica oferecem uma maneira de influenciar os fluxos energéticos da criança sem o caráter invasivo de outras modalidades médicas. Em geral, essa abordagem é muito mais tolerável para a criança, mais fácil para os pais e mais eficiente a longo prazo.

O papel da massagem pediátrica chinesa varia hoje, dependendo da localização e dos recursos de tratamento disponíveis. A maioria dos hospitais e escolas que trabalham com a MTC tem um departamento de tuiná que inclui um pediatra. Embora a China tenha uma longa história de massagem pediátrica, seu desenvolvimento foi esporádico e irregular no país como um todo. Mas é evidente que a massagem pediátrica é um elemento muito importante do sistema médico global da China.

1
História

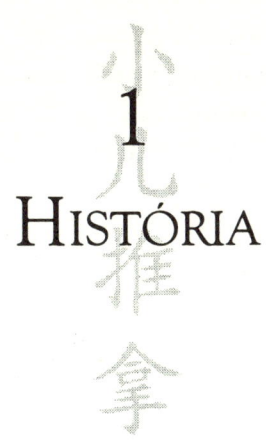

TODA A LITERATURA SOBRE A MEDICINA CHINESA faz referência às obras de história que falam de seus primórdios e de seu desenvolvimento. A massagem pediátrica não é exceção.

O registro histórico da medicina chinesa abarca de três a cinco mil anos – um obstáculo evidente é sua incrível vastidão. A quantidade de material escrito que chegou até nós é pequena; a passagem do tempo e mudanças sociais resultaram na perda de obras importantes. Grande parte do trabalho do historiador da MTC tem de ser um processo de dedução, de encontrar o lugar de informações limitadas num quadro que seja coerente. A maioria dos livros originais se perdeu; no entanto, esses clássicos costumam ser citados nos textos que sobreviveram. Unschuld (1985), em *Medicine in China* [Medicina na China], apresenta uma compreensão exemplar das forças sociais, econômicas e políticas que modelaram o desenvolvimento da medicina chinesa. É um livro importante para a compreensão do terreno em que a MTC cresceu.

Não é possível determinar somente uma data como o início da massagem pediátrica. Como a maioria dos aspectos da medicina chinesa, a MPC evoluiu lenta mas uniformemente, até chegar à sua forma atual. Como os outros ramos médicos, passou por uma série de fases, do progresso florescente à franca regressão e quase extinção. Durante esse desenvolvimento instável, passou por tudo, desde o reconhecimento oficial e apoio do governo até uma situação de clandes-tinidade. É importante compreender as tendências gerais desse processo para avaliar corretamente onde a massagem pediátrica está agora.

Embora haja algumas referências à massagem pediátrica que remontam ao *Nei Jing [O clássico interior],* a literatura mais antiga de que temos notícia é da época da dinastia Sui/Tang (581-907 d.C.). Sun Si-miao, na obra intitulada

Prescriptions Worth a Thousand Gold [Receitas que valem mil moedas de ouro], discute uma dúzia de doenças infantis, entre as quais convulsões, nariz entupido, choro noturno e distensão abdominal. Para cada um desses problemas ele propõe a terapia gao mao, que combina preparados à base de ervas com manipulações do corpo da criança.

Durante a dinastia Song (960-1279), Qian Zhong-yang fez uma distinção entre síndromes, energética, diagnóstico e tratamento de crianças. Essa obra foi publicada em três volumes com o título de *Key to the Treatment of Children's Diseases [Chave para o tratamento das doenças das crianças]*. Durante essa mesma dinastia, Liu Fang escreveu *A New Book for Child Care [Um novo livro para tratar as crianças]*.

Refletindo o desenvolvimento da MPC na dinastia Yuan (1279-1368), foi criado um departamento de massagem pediátrica no Instituto dos Médicos Imperiais. Nessa época, o departamento de tuiná foi dividido em dois grandes ramos: tratamento de fraturas ósseas e pediatria.

A dinastia Ming (1368-1644) foi um período em que a MPC avançou e chegou realmente a florescer. Nessa época, ela foi organizada como disciplina acadêmica dentro das instituições médicas. A pediatria foi reconhecida como uma especialidade clínica do campo da massagem. Grandes progressos clínicos e teóricos ocorreram durante essa dinastia, inclusive um sistema independente de diagnóstico pediátrico, técnicas de manipulação, pontos e tratamentos.

Foram muitos os livros que sobreviveram do período Ming. Em 1575, o manual clínico de Zhou Yu-fan, *Secrets of Infantile Tui Na Therapy [Segredos da terapia tuiná para crianças]*, incluiu um procedimento de quinze passos para o exame físico das crianças. Em 1601, Yang Ji-zhou escreveu o *Compendium of Acupuncture and Moxibustion [Compêndio de acupuntura e moxabustão]*, com uma seção de autoria de Chen – a Massagem Terapêutica Infantil – dedicada à pediatria. A obra de Chen inclui descrições de técnicas de manipulação e regiões de tratamento; ele enfatiza o diagnóstico, principalmente através da veia do dedo indicador. Em 1604, Gong Yun-lin expandiu a obra de Chen, transformando-a no *Guide to Infantile Tui Na Therapy [Guia para a terapia tuiná para crianças]*, um livro todo ilustrado. Em 1676, Xiong Yun-ying escreveu uma obra em três volumes intitulada *General Descriptions of Infantile Tui Na Therapy [Descrições gerais da terapia tuiná para crianças]*. Na mesma época, Luo Ru-long escreveu um tratado em cinco volumes, o *The Essentials of Tui Na Therapy [Elementos essenciais da terapia tuiná]*. Entre os outros livros escritos durante essa época, temos *The*

Canon of Massage for Children [O cânone da massagem em crianças]; The Complete Classic of the Secret Principles of Massage to Bring Infants Back to Life [O clássico completo dos princípios secretos da massagem para ressuscitar bebês]; Secret Pithy Formula of Massage for Children [Fórmulas energéticas secretas de massagem em crianças]; Classics of Tui Na for Chidren and Pulse Taking for Children [Clássicos da tuiná para crianças e da tomada do pulso infantil]; e *Secrets of Tui Na for Infants [Segredos da tuiná para bebês].*

Durante a dinastia Qing (1644-1911), várias obras clássicas foram escritas antes que as mudanças políticas tornassem o ambiente cada vez mais opressivo para a medicina chinesa. No início e em meados do reinado da dinastia Qing, Cheng Fu-zheng escreveu *A Complete Book of Pediatrics [Uma obra completa de pediatria];* Xiong Ying-siong escreveu *Elucidations of Massage for Children [Elucidação da massagem para crianças];* Xia Yun-ji escreveu *The Massage for the Care of Infants [Massagem para tratamento de bebês]* e Zhang Zhen-jun escreveu *Revised Synopsis of Massage [Sinopse revista da massagem].* Em 1888, Chang Chen-chum revisou o livro de Zhou, da época da dinastia Ming, e publicou-o com o título de *A Course of Infantile Tui Na Therapy [Curso de terapia tuiná para crianças].*

O final da dinastia Qing viu grandes reviravoltas nas estruturas sociais, políticas e econômicas da China. Elas também tiveram um impacto significativo na prática da medicina. Durante essa época, a medicina chinesa, não desfrutando de apoio do governo, era ensinada como tradição de família – o pai ensinava o filho. A partir de meados do século XIX em diante, muitas práticas terapêuticas se dispersaram e se desorganizaram.

Essa situação mudou bastante quando, depois da Revolução Comunista de 1949, o governo decidiu reorganizar e promover a medicina tradicional chinesa. Muitos fragmentos dispersos e diferentes da medicina chinesa clássica começaram a se reconstituir num todo coerente. A massagem pediátrica era considerada um aspecto valioso da MTC e foi incluída nessa reorganização. Desse modo, durante a década de 1950, ela desfrutou de um ressurgimento em termos de popularidade e desenvolvimento organizacional.

Mas a história chinesa é cheia de mudanças contrastantes e opostas. Os progressos feitos na década de 1950 foram seguidos pelo declínio da Revolução Cultural do final da década de 1960 e início dos anos 70. Como na época da dinastia Qing, mas durante um período muito menor, a MTC desenvolveu-se bem pouco. A redação e publicação de obras médicas estancou e muitos livros foram destruídos. Professores e terapeutas foram impedidos de trabalhar e obrigados a realizar outros tipos de trabalho. É difícil saber quanto se perdeu durante esse período, pois só agora os chineses estão começando a tomar consciência do que houve durante a Revolução Cultural.

Em 1979, a política da Revolução Cultural foi amenizada e lentamente a MTC começou a ser reconstruída. A massagem pediátrica continua até hoje sendo um aspecto importante do sistema completo representado pela medicina tradicional chinesa.

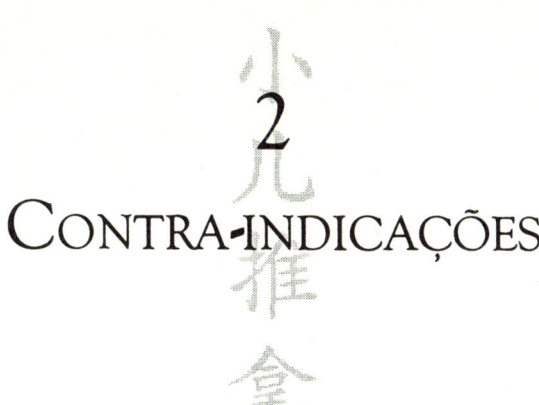

Contra-indicações

A MAIOR PARTE DESTE LIVRO É DEDICADA A explicar quando e como usar a massagem com crianças. Mas a primeira decisão que um terapeuta tem de tomar é se deve ou não usá-la.

O princípio orientador que se encontra por trás de qualquer decisão de usar ou não a massagem é não piorar a situação. Essa é uma abordagem cheia de bom senso para avaliar a situação da criança e o efeito do tratamento proposto. Deve-se considerar como contra-indicação toda e qualquer doença que você não entenda perfeitamente ou não se sinta em condições de tratar. Mandar a criança para um terapeuta à altura do problema ou para um especialista pode ser o "tratamento" mais valioso no momento.

Nenhuma lista de contra-indicações abrange todas as situações clínicas possíveis; mas, se nos deixarmos guiar pelos princípios que acabei de citar, a tarefa de diagnosticar uma criança torna-se mais fácil.

A seguir, apresento algumas contra-indicações comuns para a massagem em geral e para a massagem pediátrica em particular (esta lista não é completa):

- Diagnóstico desconhecido.
- Diretamente sobre tumores, doenças de pele agudas, feridas abertas ou traumas da pele (queimaduras).
- Doenças infecciosas agudas que podem ser identificadas (hepatite, tuberculose, difteria, febre tifóide).
- Hemorragia interna.
- Crianças que estejam tomando remédios fortes (principalmente analgésicos).
- Trauma da medula espinhal.

3
Além dos Pontos e Tratamentos

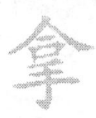

Ambiente

氣

O ambiente onde a massagem é feita deve ser quente e limpo e facilitar a aplicação do tratamento. É bom ter travesseiros para a criança se deitar, lençóis para mantê-la aquecida e uma cadeira para a mãe ou o pai se sentar e segurar a criança. É necessário dispor de uma superfície apropriada, como uma maca de massagem. A altura da maca é um fator importante na aplicação das manipulações. Uma maca com altura ajustável é o ideal.

Roupas

氣

Em geral, é aconselhável manter a criança vestida, exceto na área a ser tratada imediatamente. Esse detalhe é particularmente importante depois que você trabalha a área do abdômen.

Higiene

氣

O terapeuta deve manter uma boa higiene, que requer lavar as mãos antes e depois dos tratamentos e manutenção das unhas cortadas rente, para que não interfiram com as técnicas de massagem.

Substâncias a serem usadas na massagem

É preciso dispor de um ingrediente apropriado para fazer a massagem, o qual deve estar sempre à mão (ver o Apêndice F, sobre substâncias usadas na massagem). Durante o tratamento, você deve passar muitas vezes o ingrediente escolhido nos dedos e nas mãos. Coloque-o num recipiente que não deixe pingar, com uma boca larga à qual a mão tenha acesso fácil.

O toque

É crucial que você empregue a intensidade certa de pressão. A força aplicada precisa ser firme, mas não deve machucar a criança. Essa é uma arte sutil que precisa ser desenvolvida com a prática regular e constante numa almofada de arroz (ver o Apêndice A para detalhes da prática na almofada de arroz).

Posição

Para aplicar as técnicas nas várias partes do corpo, você tem de colocar a criança numa posição que seja confortável para ela e que facilite a aplicação da técnica. Durante o tratamento, talvez a criança tenha de mudar de posição freqüentemente, possivelmente com a ajuda da mãe ou do pai. A mudança de posição da criança deve ser feita de maneira firme, mas delicada. Às vezes é aconselhável que um dos pais segure a criança no colo para tranqüilizá-la enquanto a massagem é feita. Mas isso só deve ser feito quando não interferir no tratamento.

Conduta

Seu comportamento ao se relacionar com a criança é da maior importância. Quando possível, é bom conquistar a confiança da criança conversando e se relacionando com ela de forma respeitosa. As crianças reagem positivamente aos adultos que lhes dão atenção e se relacionam com elas como pessoas. Quando as crianças já têm idade suficiente para se comunicar, explique o que está acontecendo e por quê. Seja receptivo a suas reações à massagem, pedindo *feedback* e respeitando-o. Enquanto as técnicas estiverem sendo aplicadas, talvez seja bom cantar músicas e contar piadas ou histórias para ganhar sua confiança.

Atenção pós-tratamento

Depois de terminar sua massagem, responda todas as perguntas que a mãe, o pai ou a criança tenham a fazer. Esse é um bom momento para reforçar sugestões preventivas, alimentares, de modo de vida e outras que vão ajudar a criança a melhorar. Verifique se a criança está bem vestida e protegida do vento, do frio e da umidade antes de ir embora. Se for praticável, discuta com a mãe ou o pai algumas técnicas básicas de massagem e pontos para estimular em casa.

Prevenção

氣

Uma das contribuições mais valiosas que a medicina chinesa oferece à cultura ocidental é sua ênfase em trabalhar com as desarmonias num nível relativamente sutil, antes que elas se manifestem como sintomas ou doença. Sempre que possível, discuta com as crianças e seus pais o que podem fazer para evitar a recorrência de uma enfermidade, em lugar de somente reagir à sua presença. Boas medidas preventivas variam para cada doença e indivíduo. Pense claramente sobre a doença e suas raízes e dê sugestões simples e realistas.

Alimentação

A alimentação é um fator crucial na abordagem geral da medicina chinesa em termos de tratamento pediátrico. Bob Flaws, em vários de seus livros (ver o

Apêndice G: Indicações), faz uma defesa muito clara e convincente da importância da alimentação nos cuidados preventivos e terapêuticos da pediatria. Uma discussão completa da dieta está além da proposta deste livro. Recomendo as indicações acima e outras para incorporar esse aspecto ao tratamento pediátrico.

Em geral, por causa do caráter inerentemente deficiente das funções do baço e do estômago, tipos e naturezas adequadas de alimentos podem desempenhar um papel crítico na saúde geral da criança. É importante evitar os extremos das comidas quentes, frias e gordurosas, além de praticar a moderação em todas as escolhas de alimentos (principalmente açúcares e laticínios). Com um pouco de atenção, os pais que podem averiguar o que seus filhos comem vão notar as correlações entre certos hábitos alimentares e o surgimento de problemas crônicos (nariz escorrendo, dores de ouvido e sintomas do gênero). Aconselhar mães e pais a partir de uma perspectiva alimentar chinesa pode desempenhar um papel relevante no plano geral do tratamento.

Modo de vida

A expressão modo de vida compreende tudo na vida das crianças que afeta suas funções energéticas. Ao diagnosticar um adulto, você faz perguntas sobre estresse no trabalho, relações afetivas, equilíbrio emocional e saúde sexual. No caso das crianças, você também deve fazer perguntas sobre seu modo de vida, diferindo dos adultos só nos detalhes. É importante mudar a perspectiva de diagnóstico do ponto de vista adulto e aprender a ver o mundo através dos olhos da criança. As questões do modo de vida afetam as crianças de maneira tão óbvia quanto os adultos e é necessário incluir esses elementos em seu diagnóstico geral e tratamento.

A mãe e o pai

Comunicar-se bem com os pais ou pessoas que cuidam da criança é essencial para o sucesso final de um tratamento. Gaste o tempo que for necessário para conquistar a confiança e a colaboração da mãe e do pai; as crianças podem sentir a falta desses fatores e se tornar menos cooperativas. Cada mãe ou pai precisa de algo diferente do terapeuta. Alguns podem querer saber como os diagnósticos são feitos e os pontos selecionados; outros podem fazer indagações a respeito de sua formação profissional. Seja como for, a mãe ou o pai está lhe confiando seu filho e é importante que surja uma relação de confiança entre vocês. Educar a mãe e o pai costuma ser tão importante quanto tratar das crianças. Em geral, mães e pais respondem positivamente no sentido de ajudar de alguma forma, tanto durante o tratamento quanto em casa. Incentive-os a se envolver e observe como isso afeta as crianças.

Tratar a mãe para tratar o filho

O adágio chinês "Tratar a mãe para tratar o filho" enfatiza a ligação profunda entre mãe e filho. Num sentido literal, principalmente com recém-nascidos que estão sendo amamentados pela mãe, a alimentação desta passa diretamente para a criança. No entanto, no sentido energético, essa relação continua sem a amamentação ou durante anos depois dela. Além dessa dinâmica, existe a base energética congênita transmitida à criança pela mãe e pelo pai. É claro que as configurações energéticas do pai e da mãe, principalmente da mãe, desempenham um papel significativo na vida da criança. Às vezes, a forma mais direta e eficiente de tratar a criança é tratar sua mãe.

A formação do terapeuta

É claro que sua competência de terapeuta vai depender em grande parte de sua habilidade na massagem pediátrica. Mas o estudo e prática da massagem são orientados basicamente para a técnica. Você também deve prestar bastante atenção ao cultivo e desenvolvimento de seu próprio qi interno. Uma coisa é compreender intelectualmente os conceitos de qi, diagnóstico e assim por diante; outra bem diferente é vivenciá-los numa situação clínica e ser capaz de influenciar as configurações energéticas de outras pessoas. Uma prática regular de chi kun ou qi gong é, por conseguinte, um aspecto importante de sua educação permanente.

4
Fisiologia e Patologia Energética

O DESENVOLVIMENTO DOS SISTEMAS ENERGÉTICOS das crianças é semelhante ao de seus sistemas estrutural e fisiológico. No momento do parto, todos esses sistemas ainda são imaturos, embora funcionem no nível necessário ao crescimento contínuo. Quanto mais nova a criança, tanto mais imaturo o sistema energético e tanto maior a diferença com relação ao de um adulto. Por esses motivos, você precisa entender que uma criança não é apenas uma versão menor de um adulto. E nem todas as crianças apresentam a mesma fisiologia energética. O termo criança abrange um grande leque de diferenças energéticas. A menos que seja especificamente identificada, a palavra criança é usada neste livro no seu sentido genérico.

Os detalhes de como aplicar massagem a uma determinada criança devem ser adaptados para sua idade – isto é, você precisa levar em conta o grau da fisiologia energética e da patologia energética e depois incorporá-los a seu diagnóstico e tratamento. Por isso, dividi este capítulo em fisiologia e patologia energética pediátrica. Os princípios gerais da MTC são válidos, embora neste livro somente aquelas áreas exclusivas das crianças sejam apresentadas.

Fisiologia energética

Um bebê começa sua vida com uma constituição corporal frágil, com insuficiência de qi e de sangue; com tendões, vasos sangüíneos e meridianos por formar; com shen instável, com qi defensivo fraco e com qi orgânico essencial imaturo.

A teoria de yin/yang descreve a criança como um ser com insuficiência de yang, ao mesmo tempo em que o yin não é produzido de forma plena. Yin designa os materiais corporais (essência, sangue, líquidos); yang refere-se às funções dos órgãos internos. Devido à imaturidade do yin e do yang, nem a base material nem a função energética da criança estão plenamente desenvolvidas, nem estão plenamente capacitadas.

Vitalidade e crescimento

Com a base congênita apropriada e os cuidados pós-natais, os bebês crescem rapidamente. Sua constituição física e funções energéticas desenvolvem-se vigorosamente. No primeiro ano de vida, as crianças desenvolvem-se mais depressa que nos estágios posteriores. Nesse primeiro ano sua altura, por exemplo, pode aumentar mais de duas vezes, e o peso, mais de três vezes; também adquirem a capacidade de se virar, sentar, engatinhar, ficar de pé e andar. Esse crescimento vigoroso indica a predominância do yang qi, que caracteriza a tendência energética geral da criança.

A teoria pediátrica clássica dos chineses descreve o curso normal de crescimento e desenvolvimento como um processo de "mudança e evaporação". Mudança e evaporação descrevem as condições de desequilíbrio entre yin e yang que se manifestam como febre, pulsos irregulares e suor. Em geral, esses episódios se resolvem em poucos dias sem tratamento e são considerados normais. Mudança refere-se à transformação dos cinco órgãos yin e ocorre uma vez a cada 32 dias (dez vezes no espaço de um ano). Evaporação refere-se à transformação das seis vísceras, induzida pelo calor acumulado, e ocorre uma vez a cada 64 dias (nove vezes em 576 dias). Esses são considerados eventos comuns e não devem ser vistos como doença. No entanto, quando a criança não recebeu os devidos cuidados durante esses períodos de mudança e evaporação, pode ficar mais suscetível a doenças.

Além do processo de mudança e evaporação, as crianças costumam passar por situações como choro, febre, perda de apetite, vômito e diarréia. A ocorrência periódica desses problemas é considerada normal. Quando o problema é o resultado natural da mudança e adaptação do corpo da criança ao meio ambiente, em geral ele se resolve em poucos dias e sem tratamento. Quando os sintomas duram mais ou se transformam numa resposta regular e padronizada a certas condições ambientais, o tratamento pode ser indicado.

Os problemas comuns (como vômito, diarréia e febre) e doenças normais da infância (como sarampo e catapora) em geral surgem de forma muito repentina e dramática. Em geral, essas condições são instáveis e podem parecer piores que aquelas dos adultos. Isso se deve ao fato de as reservas de qi, sangue e líquidos das crianças serem limitadas. Doenças muito esgotantes exaurem rapidamente todas as reservas.

A natureza mutável das crianças é fácil de ser observada em seu pulso, comportamento e reação a doenças. Vários fatores contribuem para essa dinâmica, inclusive deficiências e excessos inerentes aos órgãos.

Deficiências dos órgãos

Logo depois do nascimento, os meridianos e os órgãos internos ainda não estão completamente formados, e quando estão não se mostram inteiramente fortalecidos. O baço, o pulmão e o rim são especialmente delicados. À medida que a criança se desenvolve, o processo normal inclui o fortalecimento desses órgãos delicados. Com os cuidados pós-natais apropriados, esses órgãos não vão produzir nenhuma condição patológica endógena por si mesmos. No entanto, a falta dos cuidados devidos pode afetá-los facilmente.

O BAÇO

As funções normais do baço produzem muito qi e sangue, músculos fortes e crescimento vigoroso. As crianças consomem grandes quantidades de ying qi para seu crescimento e desenvolvimento constante, exigindo muito da função do baço. Por isso, a alimentação inadequada pode causar doenças com grande facilidade.

O baço é responsável pelo transporte e conversão dos alimentos em qi. Antes do nascimento, o bebê dependia da função do baço de sua mãe para provê-lo com a essência dos alimentos. O parto indica o começo do funcionamento – e estresse – desse órgão.

O PULMÃO

O pulmão depende do funcionamento vigoroso do estômago e do baço para ter força e resistência à enfermidade. Como a função do estômago e do baço é deficiente nas crianças, o pulmão também é fraco.

O pulmão controla o qi do corpo inteiro. Esse órgão já se desenvolveu antes do nascimento, mas não funciona. O parto também é o começo do funcionamento ativo e do estresse sobre esse órgão.

O RIM

O crescimento e desenvolvimento das crianças, a resistência às doenças e especificamente os ossos, a medula, os cabelos, as orelhas e os dentes estão todos intimamente associados à função do rim. Na verdade, o rim é o responsável pelos ossos e pela medula e serve de base congênita da saúde, do crescimento e do desenvolvimento. Depois do nascimento, o rim assume um papel muito importante nas responsabilidades do crescimento e desenvolvimento do corpo sem a mãe. Por causa dessas grandes demandas, o qi do rim costuma ser insuficiente.

Excessos inerentes

Além das deficiências dos órgãos das quais acabei de falar, as crianças manifestam vários excessos inerentes: qi do coração, yang qi e yang qi do fígado.

O CORAÇÃO

O excesso de fogo no coração pode ser um fator que contribui para a natureza geralmente instável do shen da criança. Shen é definido como o espírito que dá orientação e serve de base para os aspectos físicos e energéticos da criança. Dada a natureza hiperativa inerente do coração e as deficiências dos órgãos que cooperam com ele, é fácil entender por que o shen fica instável. O shen instável é óbvio nas expressões emocionais da criança, que mudam muito rapidamente de um extremo a outro, como o vento num dia tempestuoso. Trata-se de um aspecto normal da infância e não deve ser considerado patológico (embora talvez seja difícil lidar com ele). Outros exemplos normais de shen instável são o curto tempo em que as crianças conseguem prestar atenção a alguma coisa e o fato de relacionarem tudo a si mesmas.

Outro fator a considerar em relação ao shen instável é a facilidade com que as crianças se assustam. O medo extremo é particularmente perturbador para o shen, que já é instável. A pediatria chinesa clássica sublinha enfaticamente que o medo é um fator patológico a minimizar e também deve ser levado em conta durante o diagnóstico e o tratamento. O shen violentamente perturbado pelo medo pode não fazer a transição fácil e desobstruída para o equilíbrio que é característica de emoções menos extremas. O problema patológico resultante manifesta-se de várias formas, mas o medo e o shen instável são os elementos precipitadores.

Yang qi

Energeticamente, o estado do yang qi reflete a situação geral dos aspectos fisiológicos ativos. Nas crianças, o excesso de yang qi indica sua necessidade das funções fisiológicas básicas de transformação e mudança. Desde o nascimento, toda criança está envolvida num processo constante de transformação e mudança de estruturas energéticas e físicas. Esse é o papel genérico do yang qi. Além disso, para que a estrutura yin se desenvolva, a função transformadora do yang qi tem de ser muito intensa.

O desenvolvimento físico e energético de uma criança exige muito. A força motivadora por trás dessa transformação é, repetindo, o yang qi excessivo.

O yang qi do fígado

Um exemplo mais específico do processo de crescimento e transformação envolve o yang qi do fígado. Como o yang qi, o yang qi do fígado é inerentemente excessivo nas crianças. Enquanto o excesso de yang qi representa uma força motivadora genérica, o excesso de yang qi do fígado representa funções mais específicas.

A função de armazenamento e regulagem do sangue desempenhada pelo fígado tem um grande impacto sobre a disponibilidade de alimento para o corpo. O corpo da criança está num processo de crescimento constante, com uma necessidade muito grande dos nutrientes do sangue.

Da mesma forma, a função do fígado ajuda no processo digestivo do estômago/baço, desempenhando um papel importante na assimilação de nutrientes dos alimentos.

O controle dos tendões exercido pelo fígado está relacionado com a capacidade do corpo de se movimentar. Grande parte do desenvolvimento físico da criança está voltado para a coordenação do movimento e atividade corporal. Um fígado que funcione bem é necessário para a atividade física da criança e para que seu desenvolvimento motor alcance um bom nível.

Num sentido mais geral, a função básica do fígado corresponde à fase madeira (uma das cinco fases). Essa fase reflete o desenvolvimento, de forma muito parecida com a ascensão da seiva de uma árvore. O fígado proporciona à criança a determinação e o impulso para se mover para a frente, fornecendo combustível para a incrível velocidade necessária ao crescimento e ao desenvolvimento.

Patologia energética

Em geral, as condições patológicas das crianças se devem ao fato de terem órgãos internos delicados, qi defensivo fraco, insuficiência de qi e de sangue e meridianos, pele e músculos fracos. Quanto mais nova a criança, tanto mais suscetível à doença. Isso se deve à imaturidade relativa dos órgãos e de suas funções.

Esses fatores levam a deficiências nos órgãos, ao excesso, a síndromes de mudança e distúrbios sazonais. Como as crianças mostram uma base energética predominantemente yang, essas configurações gerais podem mudar rapidamente e, às vezes, são imprevisíveis.

Devido à imaturidade do yin e do yang, a transformação ocorre facilmente. Por exemplo: o primeiro estágio da diarréia costuma apresentar uma síndrome de excesso de calor devido à retenção de calor-umidade no estômago e no intestino. A retenção constante de calor consome rapidamente os líquidos yin imaturos, lesando dessa forma o yin. Inversamente, o qi deficiente do baço ou o yang limitado do baço, situação criada pela umidade, pode levar à lesão do yang. Graças à interdependência de yin e yang, pode haver lesão a ambos.

Deficiências dos órgãos

As deficiências energéticas inerentes do baço, do pulmão e do rim produzem as seguintes patologias gerais:

Baço/Estômago

A grande demanda da criança por qi produzido pela função do baço/estômago pode levar facilmente a transtornos relacionados à digestão. Devido a seu estado de imaturidade, o organismo da criança exige que o baço produza a essência dos alimentos em condições muito difíceis. Quando há cuidados e apoio necessários, o desenvolvimento se dá num ritmo acelerado. Mas alimentação inadequada, insuficiência de leite da mãe, bem como exposição a agentes patogênicos, podem perturbar facilmente esse equilíbrio delicado, o que se manifesta como sintomas digestivos e eliminatórios.

A deficiência do baço pode causar problemas com muita facilidade quando há alimentação inadequada, dietas muito quentes ou frias ou invasão de agentes patogênicos externos (IPE). O resultado é que o yang puro não consegue subir, o yin turvo não consegue descer e o qi do estômago fica desarmonioso. Essas condições se refletem em problemas gastrintestinais, dor ou distensão abdominal, arrotos, vômito, diarréia e desnutrição.

O PULMÃO

A insuficiência de qi do pulmão e a fraqueza do qi defensivo podem levar à facilidade de invasão por parte de agentes patogênicos externos e prejudicar as funções de dispersão e descida do pulmão. Nesse caso, pode haver manifestações como o resfriado comum, tosse, asma e pneumonia.

Como o pulmão é responsável pela pele e pêlos, sua deficiência inerente nas crianças resulta em fraqueza na junção da pele com os músculos. Essa importante defesa contra as IPEs não está suficientemente compacta para resistir a essas invasões externas. Tal situação é particularmente notável quando as influências sazonais se fazem sentir e atacam o pulmão. O resultado pode ser impedimento das funções de ventilação e descida do pulmão. Manifestações de acúmulo de calor, peito cheio, tosse e dispnéia podem ser o resultado.

O RIM

A natureza inerentemente deficiente do rim, agravada por cuidados pós-natais inadequados (e talvez por deficiências congênitas), pode levar à incapacidade de nutrir os ossos, a medula e os tendões. Desse modo, o desenvolvimento é prejudicado. A deficiência dupla do yin do rim e do fígado pode resultar em atrofia, retardamento do crescimento ou flacidez. Combinado à deficiência de yin do rim e do fígado, o excesso de yang do fígado pode produzir vento. O vento do fígado pode subir na presença de calor ou fogo, resultando em convulsões, espasmos ou opistótonos.

Os excessos

Os excessos inerentes de coração, yang e qi do fígado produzem as seguintes patologias gerais:

Coração

O excesso inerente de qi do coração é mais perceptível na natureza instável do shen. As patologias relativas a essa dinâmica podem incluir desequilíbrios emocionais, espirituais ou físicos. O shen instável também pode ser um fator que contribui para experiências originadas numa emoção extrema, e elas podem influenciar o funcionamento energético de qualquer órgão. Por exemplo: o medo extremo pode impactar de tal maneira o shen que o coração é afetado, resultando em choro noturno. A influência de situações emocionais extremas pode se estender a praticamente qualquer tipo de desarmonia.

Yang qi

O excesso inerente de yang qi é geral e não se reflete em nenhuma patologia específica, mas exerce uma grande influência sobre a natureza e o curso da maior parte das desarmonias. O surgimento repentino e dramático e a adaptabilidade das patologias estão relacionados ao excesso de yang qi. Uma rápida transformação de síndromes de um aspecto para seu oposto pode ser atribuída à facilidade incrível com que o yang qi se exaure, e o resultado é a falta do equilíbrio correspondente do yin.

Qi do fígado

As patologias relativas ao excesso de qi do fígado são semelhantes àquelas do yang qi por criarem mudanças rápidas no equilíbrio energético da criança. Expressões emocionais súbitas e violentas, como ter um ataque de raiva e pôr-se a gritar, refletem um problema do qi do fígado. Mas, em geral, as emoções são governadas pelo fígado. O fluxo desimpedido de qualquer qi emocional é indício de um qi do fígado equilibrado. Inversamente, a repressão, estagnação ou negação das emoções podem produzir comportamento difícil e problemas físicos.

A subida do yang do fígado pode se manifestar como dor de cabeça, cólera ou raiva incontroláveis, perturbações do sono ou irritabilidade. O vento interno do fígado pode produzir tiques nervosos ou convulsões. Quando o qi do fígado invade o estômago ou o baço, pode produzir irritabilidade, problemas abdominais, prisão de ventre e/ou diarréia, cansaço, gases ou vômito.

A Transformação das Síndromes

氣

A natureza das doenças infantis pode ser comparada à mudança rápida do calor para o frio e de excesso para deficiência. Isso acontece por causa das relações básicas instáveis entre os órgãos e suas funções, devidas à imaturidade de seu desenvolvimento.

Excesso/deficiência

Em geral, um problema de deficiência significa falta de qi vital saudável, enquanto um problema de excesso significa predominância de agentes patogênicos. A mudança de excesso para deficiência pode ocorrer rapidamente ou evoluir para uma combinação complicada das duas.

Calor/frio

Durante ataques de agentes patogênicos externos, as crianças em geral manifestam uma síndrome de excesso de calor. À medida que seu qi vital se esgota, o problema vai se transformando em uma síndrome de deficiência/frio. Depois de instalada, a doença pode se transformar rapidamente, passando de um excesso inicial a uma deficiência.

Transtornos sazonais

Devido à imaturidade do yang e do qi defensivo da criança, os agentes patogênicos externos podem penetrar facilmente. Portanto, as mudanças climáticas sazonais têm um grande impacto sobre as crianças até elas amadurecerem o suficiente para fortalecer seu qi defensivo.

Recuperação e resposta rápida ao tratamento

A combinação de deficiências e excesso hiperativo inerentes é a característica mais importante da patologia pediátrica. Em geral, as crianças são cheias de vitalidade; quando desequilibradas, suas reações são sensíveis e imediatas. A predominância do yang nas crianças é responsável pelo desenvolvimento e mudanças rápidas de uma doença. Também é responsável pelo vigoroso crescimento, desenvolvimento e grande capacidade que as crianças têm de se recuperar rapidamente.

Em relação aos adultos, as doenças das crianças costumam ser mais simples, mostrando menos variedade de sintomas, menos instabilidade emocional e manifestações múltiplas de uma doença. Devido a suas vigorosas funções fisiológicas, as crianças podem dispor rapidamente de seus grandes recursos energéticos internos. Com os cuidados apropriados, em geral sua recuperação e reação ao tratamento são rápidas.

5
Diagnóstico

O DIAGNÓSTICO É UM COMPONENTE CRUCIAL de um tratamento pediátrico com massagem. Um diagnóstico acurado é o primeiro passo para desenvolver princípios e plano de tratamento.

O processo de diagnóstico pediátrico tem alguns pontos em comum com o diagnóstico adulto. As mesmas áreas gerais são levadas em conta. Mas elas foram adaptadas para se acomodar às diferenças energéticas da criança. Você também deve considerar todos os exames médicos ou outros elementos de avaliação da medicina ocidental em seu diagnóstico.

O diagnóstico pediátrico é feito com quatro tipos de exame: o terapeuta deve observar, ouvir, interrogar e apalpar. Entre essas quatro condutas, a observação e a palpação talvez sejam mais importantes que os outros dois, porque as crianças são relativamente incapazes de comunicar sinais e sintomas sutis. Ouvir sobre os sintomas nem sempre é algo que acontece durante um exame. A fase de interrogatório deve ser feita ativamente tanto com a criança quanto com a mãe, pai ou outra pessoa que cuide dela, para conseguir o máximo possível de informações. Lembre-se de que as informações dos pais são de segunda mão; não confie tanto nelas quanto confiaria em respostas diretas de adultos inter-rogados sobre suas doenças.

Observação
氣

A observação desempenha um papel-chave no diagnóstico pediátrico. O exterior da criança reflete claramente todo e qualquer distúrbio porque a pele e os músculos são macios e respondem facilmente a estímulos. A natureza rapidamente cambiante da criança requer que os diagnósticos por meio da observação sejam feitos rápida e completamente ao longo de todo o tratamento. Você deve observar constantemente todas as mudanças e correlações. Essa observação lhe dá informações valiosas sobre o prognóstico da criança e o vigor de sua constituição.

Suas observações devem incluir ao menos dez áreas: a língua, a veia do dedo indicador, a pele, as áreas do rosto, a Base da Montanha, os olhos, o nariz, as orelhas, lábios e boca e as unhas.

Shen

Um dos aspectos mais importantes e óbvios a observar é o shen, ou espírito, da criança. Em geral, o shen de uma criança não é notável a menos que seja extremamente forte ou fraco. Um nível normal de shen indica uma constituição forte e um prognóstico relativamente favorável, mesmo que a doença seja séria. Observar a criança como um todo (o que inclui comportamento e atitudes) oferece um quadro nítido do shen. Os olhos são um indicador particularmente preciso. O shen forte reflete-se em olhos límpidos e brilhantes e uma manifestação de vitalidade em direção ao mundo exterior. Um shen fraco reflete um problema mais grave de qi debilitado e vai precisar de um tratamento mais rigoroso.

A veia do dedo indicador (VDI)

A observação da veia do dedo indicador (VDI) é um diagnóstico suplementar à palpação do pulso em crianças com menos de quatro ou cinco anos de idade. É um procedimento que remonta à dinastia Tang (618-907 d.C.)

O dedo indicador palmar é dividido em três segmentos, chamados de Cancela do Vento (segmento proximal), Cancela da Energia (segmento medial) e Cancela da Vida (segmento distal). Para observar o estado da VDI, segure o dedo da criança de modo a expor o lado da palma em toda a sua extensão. Com um ou dois dedos, empurre delicadamente os três segmentos, desde o proximal, para deixar a veiazinha visível. A veia em geral aparece nas juntas dos dedos, não nas áreas carnudas. Pode ser observada tanto no lado palmar quanto lateral do dedo indicador. Usar água fria ou álcool pode deixar a VDI mais nítida.

Diagnóstico pela VDI

Esse método de diagnóstico é usado principalmente para verificar a gravidade, profundidade e natureza de um agente patogênico externo, e se as dificuldades digestivas são do tipo quente ou frio.

A extensão da veiazinha reflete a gravidade geral da doença e a profundidade em que o distúrbio está se manifestando. A cor da veia indica a natureza quente/fria e de excesso/deficiência da enfermidade.

O diagnóstico pela VDI pode ser valioso, principalmente quando você está tentando diagnosticar crianças muito pequenas. Mas você não deve confiar somente nele para fazer um diagnóstico completo; é preciso combiná-lo a outros sinais e sintomas.

A pele

As cinco cores básicas da pele – azul, vermelha, amarela, branca e preta – correspondem, cada uma delas, a um órgão interno ou refletem doenças internas. As cores da pele são úteis para distinguir entre excesso/deficiência e calor/frio. Algumas cores observáveis da pele podem ser muito sutis. A observação deve ser feita à luz natural; dedicar algum tempo a esse exame pode levar a um diagnóstico mais acurado.

Áreas do rosto

Uma área facial de importância particular é a Base da Montanha (Shan gen). É a área que corresponde, grosso modo, ao Yin Tang (o Ponto Extra 5 da acupuntura para adultos). Esse ponto se localiza na parte superior do cavalete do nariz e entre as sobrancelhas. A Base da Montanha é um bom indicador do estado do estômago/baço. Uma veia ou mancha azulada na Base da Montanha indica uma deficiência de estômago/baço ou vento do fígado.

Os órgãos dos cinco sentidos

A língua é a manifestação externa do coração e também pode mostrar sinais gerais de excesso/deficiência e calor/frio.

As orelhas são manifestações externas dos rins e refletem o estado do meridiano da bexiga, que passa por essa região.

Os lábios e boca são manifestações externas do baço e refletem seu estado.

Os olhos, enquanto manifestação externa do fígado, são um claro indicador do estado desse órgão.

O nariz é a manifestação externa do pulmão e é um reflexo claro do estado desse órgão.

\textsc{Língua}	
Sinal	Estado
Vermelho claro, movimento desimpedido, úmida	Normal
Delicada, macia, move-se com facilidade	Normal
Saburra branca e fina	Normal
Pálida	Insuficiência de qi e sangue
Saburra branca fina	IPE ou frio
Úmida	Frio e umidade
Saburra branca grossa	Muco e umidade
Saburra cinza fina	IPE leve
Saburra branca pegajosa	Frio e umidade internos
Vermelho vivo	Calor interno
Saburra amarela e seca	Excesso de calor interno ou esgotamento dos líquidos
Vermelha, dura e rachada	Invasão do calor tóxico que sobe
Saburra negra e grossa	IPE forte
Amarela; a criança brinca com a língua, está cronicamente doente	Invasão do estômago por agente patogênico
Borda branca, saburra seca e centro escuro ou preto	Situação crítica
Vermelho-escura ou rubra	Ying qi e o sangue invadidos pelo calor patogênico
Arroxeada	Estagnação de qi e sangue
Saburra amarela e pegajosa	Calor úmido ou umidade turva no aquecedor médio
Amarela, suja, com saburra pegajosa	Retenção de alimento ou leite
Saburra seca e escamada	Deficiência de yin do rim ou esgotamento dos líquidos
Vermelho-claro com pontos vermelhos esparsos	Fogo do coração flamejante
Arroxeado pálido	Estagnação e estase de qi/sangue
Gordura	Acúmulo de muco e umidade, retenção de líquidos ou calor acumulado na parte superior do corpo
Retraída	Deficiência de sangue ou calor interno
Inchada, rígida	Convulsões
A criança brinca com a língua	Calor no coração
Coleante	Fogo e vento no coração
Amarelo chamuscado	Estagnação de calor
Amarelo sujo	Muco e umidade
Preta	Calor ou frio extremo com penetração profunda no corpo

VEIA DO DEDO INDICADOR (VDI)	
Sinal	Estado
Indistinta, não é superficial nem profunda, cor vermelha misturada com amarelo	Normal
Vermelha tingida de amarelo, indistinta e não fica exposta do segmento distal à Cancela do Vento	Normal
Fácil de ver, superficial e exposta	Externa
Difícil de ver, profunda e indistinta	Interna
Aparenta ser rasa	Doença leve
Aparenta ser profunda	Doença grave
Veia visível na Cancela do Vento (primeiro segmento)	IPE moderada, superficial
Veia visível na Cancela da Energia (segundo segmento)	Passa do exterior para o interior, afeta os meridianos
Veia visível na Cancela da Vida (terceiro segmento)	Invasão crítica de órgãos internos
Vermelho-vivo	IPE
Vermelho-claro	Deficiência e frio
Vermelha	Excesso de calor
Vermelho-escura	Acúmulo de calor
Amarelo sujo	Desarmonia do baço
Arroxeada ou vermelho-arroxeada	Calor interno
Pálida	Deficiência
A cor mantém-se depois que a veia é pressionada	Excesso
Irregular	Problema crônico
Estreira e fina	Dor abdominal
Azulada	Medo e dor graves
Azul-arroxeada	Convulsões, dor e estagnação do sangue
Azul-escura	Convulsões ou dor
Azul-escura/arroxeada	Vento do fígado; dispepsia e calor derivados de alimentação inadequada, obstrução do qi pelo muco, medo ou dor
Preta ou preto-arroxeada	Estagnação grave do sangue e colaterais que põe a vida em risco
Preto-azulada	Risco de vida
Móvel, solta	Superficial

PELE

Sinal	Estado
Azul	Fígado
Vermelha	Calor no coração
Amarela	Baço
Branca	Pulmão
Verde	Vento do fígado ou estômago/baço deficientes
Escura ou negra	Rim
Rosto azul	Convulsões
Rosto ruborizado	Excesso de calor
Rosto amarelo	Indigestão, baço debilitado, umidade, constituição fraca ou deficiência
Rosto branco	Frio e deficiência
Rosto escuro	Dor grave
Verde-esbranquiçada	Frio (yin perverso)
Azul-esverdeada	Calor e vento tóxico
Amarelo-avermelhada	Calor yang
Amarela com emaciação e abdômen inchado, distendido	Baço/estômago deficientes
Amarela e sem brilho com manchas brancas no rosto	Parasitas internos
Amarela com esclerótica amarela	Icterícia
Azul-arroxeada	Frio, dor, estagnação do sangue ou convulsões
Azul e pálida com vincos entre as sobrancelhas	Frio interno ou dor abdominal
Azul-acinzentada	Confusão mental ou convulsões
Azul com lábios arroxeados e respiração curta	Estagnação de qi e sangue devido à obstrução do qi do pulmão
Negra pálida	Deficiência congênita ou acúmulo de frio e obstrução
Molheira negra ou azul-escura (VC24)	Convulsões
Escura	Toxinas
Rubor intermitente vermelho-vivo nas maçãs do rosto	Excesso de yang devido a deficiência de yin
Pálida	Deficiência e frio
Pálida e inchada	Edema por deficiência de yang (edema yin)
Repentinamente acinzentada; pálida, membros frios e transpiração	Colapso do yang qi
Pálida com lábios pálidos	Deficiência de sangue
Pálida com transpiração	Deficiência de qi do pulmão e de qi defensivo
Pele pálida-amarelada	Deficiência do baço
Pele pálida e lustrosa	Deficiência de qi
Pele pálida com lábios e unhas vermelho-claros	Deficiência de sangue

Pele (continuação)

Sinal	Estado
Extremamente pálida com extremidades frias	Colapso repentino
Pele pálida com edemas	Deficiência de yang
Pele e lábios azul-escuros	Vento do fígado, frio ou dor abdominal muito grave
Pele azul-escura, espasmos, medo e palpitação	Convulsões
Pele azul-escura e taquipnéia	Estagnação do qi ou estase do sangue
Vermelha com rubor	Febre
Rubor localizado nas maçãs do rosto à tarde	Fogo yin deficiente
Pele amarelo-descorada	Deficiência de sangue
Pele amarelo-descorada e preto sujo	Deficiência (crítica) de fígado/rim

Áreas do Rosto

Sinal	Estado
Testa	**Coração**
Vermelha	Normal
Preta	Anormal
Preto-azulada	Convulsões, febre alta ou dor abdominal
Amarelada	Problemas de calor por deficiência de yin
Pálpebras, bochecha esquerda	**Fígado**
Azuladas	Normal
Brancas	Anormal
Vermelhas	Vento ou febre
Preto-azuladas	Convulsões, febre ou dor abdominal
Vermelho-pálidas	Início de febre, tosse ou muco
Bochecha direita, protuberância frontal	**Pulmão**
Brancas	Normal
Vermelhas	Anormal
Muito vermelhas	Doença respiratória
Lóbulos da orelha, queixo	**Rim**
Vermelhos	Calor
Narinas	**Estômago**
Entre as narinas e cantos da boca	**Baço**

A BASE DA MONTANHA (SHAN GEN)

Sinal	Estado
Veia azul	Deficiência de estômago/baço
Mancha azulada	Estágio inicial de deficiência estômago/baço
Cor preta	Vento e frio no rim
Pálida	Acúmulo de muco no pulmão
Azul-escura	Vento do fígado

OLHOS

Sinal	Estado
Sem brilho e sem vida	Deficiência
Lacrimosos	Resfriado comum forte ou sarampo
Esclerótica vermelha	Vento e calor
Pálpebras inchadas	Edema
Cor-de-rosa e viscosos	Calor do fígado
Pálpebras vermelhas e excesso de lágrimas	Sarampo
Olhar vago	Calor ou desnutrição
Órbitas encovadas ou fundas	Exaustão do fígado
Cegueira repentina	Exaustão de yin e sangue
Olhar fixo	Exaustão do qi do fígado
Dilatação da pupila	Fraqueza do estômago/baço
Pupilas baças, amareladas ou pequenas	Doença prolongada, cura difícil
Esclerótica amarela	Calor-umidade internos ou umidade no baço (icterícia)
Esclerótica amarela e turva	Acúmulo de umidade e estase
Esclerótica levemente azulada	Fraqueza constitucional e fígado hiperativo
Pontos pretos na esclerótica	Parasitas intestinais
Pupilas dilatadas/contraídas	Exaustão do qi do rim
Leve opacidade corneal	Desnutrição
Sujos e amarelos com íris contraída	Doença prolongada e intratável
Cantos vermelhos com rachaduras	Retenção de calor-umidade em um ou nos dois intestinos
Membrana branca invadindo a córnea	Desnutrição
Olhar de raiva	Excesso de qi do fígado
Dilatação pronunciada da pupila	Deficiência de qi do estômago/baço
Branco do olho visível na parte de baixo	Subida do vento do fígado

NARIZ	
Sinal	Estado
Amarelo	Normal
Vermelho e seco	Calor
Escorrendo	IPE
Muco espesso ou narinas secas	Calor no pulmão
Narinas trêmulas ou curvadas para fora, ênfase na inspiração, falta de fôlego e suor profuso	Esgotamento do pulmão
Vermelho	Calor e deficiência de yin do baço
Sangramento	Acúmulo de calor no meridiano do pulmão
Narinas trêmulas	Bloqueio do qi do pulmão ou pneumonia
Narinas secas	Calor ou secura no pulmão
Nariz entupido ou escorrendo	Frio e vento no pulmão
Vermelho com a ponta seca	Calor no baço
Amarelíssimo	Falência do baço
Sarampo na ponta	Exposição completa e melhora rápida

ORELHAS	
Sinal	Estado
Sensação de calor ou rubor nas orelhas	Ataque de frio e vento
Inchaço das orelhas e dor com secreção	Ascensão do fogo flamejante do fígado/vesícula biliar
Inchaço difuso em volta do lóbulo	Invasão de calor e vento tóxico na vesícula biliar
Informes e enrugadas	Esgotamento crítico da água do rim
Veiazinhas azul-escuras	Agitação do vento do fígado

LÁBIOS E BOCA	
Sinal	Estado
Inflamação da garganta	Calor e vento, IPE
Gengivas vermelhas e inchadas, rachadas	O fogo do estômago flameja e sobe
Atraso no aparecimento dos dentes	Deficiência de qi do rim
Amígdalas inflamadas	Retenção de calor no pulmão/estômago
Aftas ou sapinho	Calor acumulado no coração/baço

Lábios e Boca (continuação)

Sinal	Estado
Grânulos brancos	Calor patogênico
Lábios pálidos	Deficiência de baço e sangue
Lábios vermelho-vivos	Calor patogênico
Lábios cor de cereja	Lesão ao qi e ao yin
Lábios vermelhos e queimados	Calor reprimido no coração e no baço
Azul-escuro em volta dos lábios	O fígado invade o baço, ou convulsões
Lábios de cor azul-escura	Frio ou estase do sangue
Boca e lábios secos	O calor esgota os líquidos
Lábios queimados arroxeados ou pretos	O calor do sangue lesa o yin
Lábios vermelhos, inchados e doloridos	Calor no baço
Lábios enrugados	Esgotamento do baço
Saliva escorrendo pelos cantos da boca	Frio no baço
Ranger de dentes durante o sono	Dispepsia por calor no estômago/baço ou parasitas

UNHAS

Sinal	Estado
Arroxeadas	Calor
Vermelhas	Frio
Azul-escuras	Dor no coração
Pretas	Esgotamento do qi do fígado
Pálidas e frágeis	Deficiência de sangue
Dedos arroxeados ou esbranquiçados	Estagnação do qi, estase do sangue e deficiência do yang do coração

Palpação
氣

Usar a palpação para fazer o diagnóstico infantil é ligeiramente diferente do processo usado com adultos. Como os adultos têm uma estrutura mais densa, a palpação concentra-se basicamente nos pulsos, pontos e meridianos. As crianças apresentam uma estrutura corporal relativamente mais aberta e acessível, de modo que você pode obter informações com a palpação direta do corpo.

Abdômen

No caso das crianças, apalpar o abdômen costuma ser um substituto da palpação dos pulsos. O abdômen é um indicador importante de muitos problemas específicos e gerais. Quanto menor a criança, tanto maior a proporção do abdômen em relação ao corpo todo. Esse fator é uma boa oportunidade de avaliar um aspecto de fácil acesso e compreensão da doença infantil: o abdômen reflete uma porção muito relevante da atividade energética. Desenvolver a habilidade em fazer diagnóstico e tratamento abdominal é vital para a massagem pediátrica.

Pele

A pele reflete as relações do órgão com IPEs, transformação de líquidos e temperatura.

Corpo

A palpação do corpo pode dar informações valiosas em relação aos efeitos dos desequilíbrios internos sobre a integridade e desenvolvimento estrutural.

Pulsos

O diagnóstico pelos pulsos só é útil depois que a criança atinge de cinco a sete anos de idade. Mesmo então, você pode usar só um dedo para apalpar todas as três posições do pulso. À medida que a criança vai ficando maior, dois e depois três dedos podem ser usados para a tomada do pulso. A ênfase do diagnóstico dos pulsos é menor nas crianças que nos adultos. Mas, à medida que as crianças se desenvolvem, o pulso vai adquirindo uma importância cada vez maior.

ABDÔMEN

Sinal	Estado
Mole, flexível e quente	Normal
A criança prefere o calor	Frio
A criança prefere o frio	Calor
Mole com dor que é aliviada pela pressão	Deficiência e frio
Duro com dor agravada pela pressão	Excesso de calor
Duro com dor aguda	Excesso
Distendido com uma sensação de pouca profundidade sob pressão	Distensão provocada por gases
Sons de líquidos	Acúmulo de líquidos
Agitação, gritos ou choro quando o abdômen é tocado	Dor abdominal
Abdômen rijo, duro	Acúmulo e estagnação em um ou nos dois intestinos
Distensão abdominal com sons de percussão como de um tambor	Estagnação de qi

PELE

Sinal	Estado
Quente sem transpiração	Invasão de agentes patogênicos externos (IPE) na superfície
Fria com transpiração excessiva	Deficiência de yang e de qi defensivo
Pele inchada que fica com a marca dos dedos ao ser pressionada	Edema por retenção de umidade
Marca dos dedos desaparece quando deixa de haver pressão	Vento patogênico no pulmão prejudicando a regulagem da água
Seca	Esgotamento dos líquidos (desidratação por causa de alimentação inadequada, vômitos ou diarréia)
Seca com perda da elasticidade	Desidratação (consumo de qi e líquidos)
Músculos relaxados, pele flácida e amarelo-descorada	Deficiência de qi do baço
Calor abrasador nas palmas e plantas dos pés	Deficiência de yin ou excesso de calor interior do yang ming
Calor abrasador no peito com respiração curta	Retenção de muco e calor no pulmão
Abdômen duro e muito quente	Acúmulo e estagnação num dos intestinos ou em ambos

CABEÇA/PESCOÇO/CORPO

Sinal	Estado
Cabeça ligeiramente côncava com fechamento incompleto da moleira	Normal (antes dos 18 meses de idade)
Dor de cabeça, aversão ao frio e febre	Exterior
Dor abdominal, diarréia, membros frios	Interior
A criança esfrega a cabeça e os olhos	Dor de cabeça ou tontura
Fechamento incompleto da moleira	Deficiência de qi do rim
Moleira côncava depois de vômitos ou diarréia	Deficiência dos líquidos corporais
Moleira levantada com febre alta e vômito	Calor e fogo chamejante
Nódulos linfáticos doloridos no pescoço	Toxinas e muco
Membros cronicamente frios	Deficiência de yang
Pescoço flácido, físico delgado, tendões e ossos fracos, pele encarquilhada, barriga da perna emaciada e artelhos arqueados ou deformados (com expressão abobalhada, lábios enrugados, boca cheia de baba e pouco cabelo e sem cor)	Deficiência congênita e/ou desequilíbrio alimentar
Cabeça grande, mandíbula pouco desenvolvida, moleira anterior alargada e pupilas viradas para baixo	Atraso no fechamento da moleira
Membros inferiores encurvados ou deformados, pouco cabelo, moleiras aumentadas e deformidade na parede torácica	Raquitismo
Músculos relaxados, pele flácida e amarelo-descorada	Deficiência de qi do baço
Pouco cabelo, descorado e frágil, que cai	Deficiência de sangue
A criança senta-se ereta, taquipnéia com respiração difícil devido ao muco	Asma
Agitação, gritos ou choro quando o abdômen é tocado	Dor abdominal
Rigidez no pescoço, espasmos musculares e opistótonos	Convulsões
A criança deita-se de costas, imóvel e apática	Deficiência devida a doença prolongada ou grave

PULSOS

Sinal	Estado
Superficial	Exterior
Forte	Excesso
Fraco	Deficiência, frio e vento ou IPE
Lento	Vento e frio
Rápido	Vento e calor
Escorregadio	Vento e muco
Lento e irregular	Vento e umidade
Profundo	Interior
Forte	Excesso
Fraco	Deficiência ou estagnação de qi
Rápido	Calor
Lento	Frio
Lento (menos de 5 a 6 por respiração)	Frio
Forte	Excesso, obstrução ou frio
Fraco	Deficiência ou frio
Vigoroso	Frio ou estagnação
Débil	Deficiência de yang
Rápido (mais de 8 por respiração)	Calor
Forte	Excesso de calor
Fraco	Calor por deficiência de yin
Superficial	Calor externo
Profundo	Calor interno
Em corda	Dor abdominal ou convulsões
Agitado (oscilante)	Acúmulo excessivo de calor e muco, ou retenção de alimentos
Tênue e flutuante	Deficiência de qi e sangue ou umidade, ou IPE
Tenso	Excesso
Débil	Deficiência
Deficiente	Deficiência de qi e sangue
Cheio	Dominância de IPE ou deficiência de qi saudável
Escorregadio	Retenção de muco, alimento não digerido ou excesso de calor
Fibroso e tenso	Fígado, vesícula biliar ou retenção de muco

Pulsos (continuação)	
Sinal	Estado
Fibroso e rápido	Calor
Fibroso e lento	Frio
Irregular, intermitente e lento	Excesso de yin, estagnação de qi ou estase do sangue
Irregular e abrupto	Hiperatividade do yang, estagnção do qi, estase do sangue, retenção de muco ou alimento não digerido

Ausculta e olfação

氣

Sentir os cheiros da criança e ouvi-la são procedimentos que dão informações importantes sobre seu estado geral, bem como sobre alguns problemas específicos. A ausculta pediátrica inclui voz/ruídos e respiração.

Voz e ruídos

A voz e os ruídos produzidos por uma criança podem dar informações suplementares muito úteis sobre os órgãos ou localização de uma desarmonia.

Respiração

O tipo de respiração da criança também dá informações sobre os órgãos envolvidos numa doença e sua gravidade.

VOZ E RUÍDOS

Sinal	Estado
Voz clara, a criança fala alto	Normal
Fala pouco e de maneira fria	Deficiência
Tosse, voz rouca, muco abundante e obstrução nasal	Frio e vento, IPE
Tosse, voz contida, catarro grosso e amarelo, difícil de expectorar	Calor retido no pulmão
Tosse crônica e voz rouca	Deficiência de qi do pulmão
Tosse, voz rouca que soa como um bambu que está quebrando	Laringite ou difteria
Tosse seca	Secura no pulmão
Tosse fluente com descarga desimpedida de muco/catarro	Doença de gravidade moderada
Voz trêmula	Baço
Voz alta	Excesso, IPE
Risinhos, fala monótona	Coração
Fala entrecortada e em voz alta, tocando o peito	Estômago
Choro débil e voz fraca	Deficiência
Choro com lágrimas	Excesso
Choro sem lágrimas	Deficiência
Choro que não pára com os métodos normais, pára e volta, estridente, sem pressa e depois ansioso	Dor abdominal
Choro com sacudidelas da cabeça e calor	Dor de cabeça
Choro com recusa de alimento e baba	Feridas na boca
Voz abafada (forte e depois fraca)	IPE grave
Voz abafada (fraca e depois forte)	Lesão interna
Voz abafada e espirros	Excesso de agentes patogênicos externos
Voz fraca e respiração curta	Deficiência de ying qi
Voz fraca e tons baixos	Deficiência de qi do rim
Gritos e xingamentos	Dor no fígado
Testa franzida e gemidos	Dor de cabeça
Gemidos, sacode a cabeça, toca as bochechas	Dor de dente
Geme e não consegue ficar de pé	Dor na parte inferior das costas
Tosse difícil sem descarga	Doença grave
Tosse muito rouca e catarro amarelo e pegajoso	Calor e vento externo
Tosse com um som alto e claro e descarga de catarro claro	Frio e vento externo
Tosse paroxística e ruidosa na inspiração	Coqueluche

Voz e Ruídos (continuação)

Sinal	Estado
Tosse produtiva e dispnéia	Doença pulmonar
Tosse rouca, "de cachorro"	Difteria
Balbucios incoerentes	O fogo invade o yin
Voz rouca	Garganta; distúrbios nas cordas vocais ou acúmulo de vento interno, muco e calor
Tagarelice e febre	Excesso de yang
Fala relutante e frio	Deficiência de yin
Grito agudo	Dor severa
Coma ou delírio	Invasão do pericárdio por agentes patogênicos

RESPIRAÇÃO

Sinal	Estado
Respiração ofegante, depois distensão do diafragma	Pulmão
Distensão do diafragma, depois respiração ofegante	Baço
Respiração deficiente com som trêmulo	Baço
Respiração ofegante, respiração asmática, tremor nas narinas e gorgolejo na garganta	Acúmulo de muco no pulmão
Respiração asmática, ombros levantados, dispnéia, agitação, voz rouca, pele e lábios azul-arroxeados	Obstrução crítica da garganta devido à dor de garganta
Respiração débil e sons vocais de choro ao respirar	Colapso do qi do pulmão
Respiração forte, seca	Excesso de IPE
Respiração ofegante, tosse produtiva e dispnéia	Doença pulmonar
Respiração débil com som de soluço durante a inspiração	Esgotamento do qi do pulmão

Interrogatório
氣

Embora a fase de interrogatório possa ser menos produtiva com crianças do que com adultos, você deve explorá-la, tanto com a criança quanto com a mãe ou pai. Muitas vezes a mãe ou o pai acham que certas informações não são relevantes quando, na verdade, podem ser muito úteis para um diagnóstico acurado. A fase de interrogatório pode ser mais longa com as crianças, dadas as limitações de sua capacidade de comunicação e/ou memória dos pais.

É possível interrogar até crianças pequenas com palavras simples e respeito, e que esse procedimento pode levar a informações valiosas. É crucial falar com paciência com as crianças e ouvir atentamente. Muitas vezes os adultos inibem as crianças por falarem demais. Saber ouvir pode fornecer dados importantes numa situação difícil.

O interrogatório pediátrico inclui temperatura, urina e fezes, transpiração, alimentação, sede e comportamento.

Temperatura

As informações sobre a temperatura da criança podem lhe dar pistas importantes sobre os tipos e gravidade das IPEs.

Urina e fezes

A qualidade da urina e das fezes é um indicador muito importante da função de estômago/baço e síndromes de excesso/deficiência e calor/frio.

Transpiração

O grau de transpiração da criança também indica o estágio das IPEs; além disso, é um indicador geral do estado de yin/yang e qi/sangue.

Alimentação

Informações sobre a alimentação fornecem dados importantes sobre a qualidade da nutrição da criança, a possível etiologia de sua doença e o funcionamento do baço/estômago. Reflete a natureza geral da doença.

\	TEMPERATURA
SINAL	ESTADO
Prefere o frio	Calor
Prefere o calor	Frio
Febre, calafrios, sem transpiração ou com transpiração espontânea e aversão ao vento	Vento e frio, IPE
Corpo e palmas das mãos constantemente febris	Deficiência de yin ou lesão interna
Febre, calafrios e ausência de transpiração	Vento e frio, IPE
Febre, aversão ao vento e transpiração	Vento e calor, IPE
Febre persistente e ausência de calafrios	Calor patogênico interno em movimento
Febre, a criança aconchega-se para se manter quente, pele pálida, boca fria, nariz entupido, descarga nasal e espirros	Calor externo
Febre, boca quente, urina escura, prisão de ventre; a criança sente sede, expõe a cabeça e estica os membros	Calor interno
Alternância de calafrios e febre	Metade externo, metade interno
Febre constante que se prolonga sem síndromes externas, com palmas e plantas dos pés quentes	Lesão interna ou deficiência de yin
Febre alta e prolongada no verão, sede, hiperidrose e anúria	Calor de verão
Pele amarela, abdômen quente e febre noturna	Excesso de comida
Febre noturna e comida azeda, fétida e não digerida no vômito ou nas fezes	Dispepsia de leite
Febre noturna, sonolência, plenitude e distensão abdominal, vômito e diarréia	Dispepsia de comida
Febre noturna, diarréia com líquido esverdeado e choro de medo	Dispepsia ou medo
Febre noturna contínua, emagrecimento e cabeça e abdômen aumentados	Desnutrição
Febre noturna, emagrecimento, tosse, hemoptise, irritação e palmas e plantas dos pés quentes	Calor por deficiência de yin ou síndrome de tuberculose
Membros fracos, pele cinza, lábios pálidos, suor espontâneo e ligeira aversão ao frio	Deficiência de yang
Calafrios e ausência de febre	Frio interno ou deficiência de yang
Lassidão, pele pálida e lustrosa, lábios pálidos, suor espontâneo e ligeira aversão ao frio	Deficiência de yang ou febre

URINA E FEZES

Sinal	Estado
Fezes amarelas, nem muito duras nem muito moles	Normal
Urina amarelo-claro	Normal
Urina escassa e escura no calor	Normal
Urina de cor clara num bebê com doença febril	Está havendo melhora
Fezes moles ou diarréia	Deficiência
Urina freqüente ou enurese	Deficiência de qi vital
Fezes moles e freqüentes	Deficiência do baço
Urina marrom	Coração
Urina vermelho-escura ou marrom	Hematúria
Urina turva	Dispepsia devida a alimentação inadequada
Urina amarelo-avermelhada escura	Calor e umidade
Urina amarelo-avermelhada, oligúria, disúria	Descida de calor e umidade
Urina clara e sem cheiro	Frio, deficiência de baço/rim ou deficiência da bexiga
Urina em gotas com dor perfurante	Estrangúria
Muita urina clara à noite ou enurese	Deficiência de qi do rim
Fezes pegajosas e fétidas	Calor
Fezes aquosas e fétidas	Frio
Prisão de ventre com sinais de calor	Estase de yang
Prisão de ventre com sinais de frio	Estase de frio
Diarréia aquosa, fezes encatarradas e fétidas, ardor no ânus e sinais de calor	Excesso de calor
Diarréia marrom e escassez de urina	Umidade e calor
Fezes secas ou parecidas com cocô de cabrito, depois de vários dias, ou falta de defecação	Excesso de calor em um dos intestinos ou em ambos, deficiência de yin ou esgotamento dos líquidos
Fezes soltas com massas branco-leitosas, ou fezes amarelas com partículas de alimentos não digeridos e cheiro de ovo estragado	Diarréia aquosa incessante com alimentos não digeridos
Fezes com catarro, sangue e tenesmo	Disenteria ou calor e umidade em um dos intestinos, ou em ambos
Fezes sanguinolentas com cor de molho de soja em bebês que estão mamando no peito, com choro ocasional	Obstrução em um dos intestinos ou em ambos
Fezes moles com cheiro fétido	Estagnação de calor e umidade internos
Fezes moles com massas coaguladas	Dispepsia devida a alimentação inadequada
Diarréia aquosa incessante com alimento não digerido	Deficiência de baço/rim

Urina e Fezes (continuação)

Sinal	Estado
Diarréia pálida, aquosa, espumante	Vento frio exógeno
Fezes vermelhas ou brancas e pegajosas ou com consistência de geléia	Acúmulo de calor e umidade
Fezes escuras e ataques de choro	Obstrução em um dos intestinos ou em ambos
Fezes secas e constipação	Calor interno por deficiência de yin
Fezes azedas, fétidas e moles	Alimentação inadequada
Fezes fétidas	Calor flamejante em um dos intestinos ou em ambos
Fezes claras, frias e fétidas	Frio em um dos intestinos ou em ambos
Constipação no início de uma doença	Excesso de calor no intestino grosso
Constipação prolongada	Esgotamento dos líquidos corporais
Fezes claras, diluídas, com cheiro de peixe podre	Frio
Disenteria com pus e sangue nas fezes	Excesso de calor no intestino grosso
Diarréia aquosa	Descida de água e umidade

TRANSPIRAÇÃO

Sinal	Estado
Leve suor na testa durante o sono	Normal
Sem transpiração; febre ou calafrios	Exterior, excesso
Suor, febre e calafrios	Exterior, deficiência
Suor sem calafrios; febre e aversão ao calor	Interior
Lassidão com transpiração depois de esforço	Deficiência de yang
Suor espontâneo durante o dia depois de esforço leve	Deficiência de qi
Suor noturno	Deficiência de yin e qi ou deficiência de yin
Suor espontâneo e profuso durante o dia	Deficiência de qi e qi defensivo fraco
Suor profuso e contínuo	Esgotamento do yang (colapso crítico)

ALIMENTAÇÃO	
Sinal	Estado
Dor de estômago aliviada depois de comer	Deficiência
Dor de estômago que piora depois de comer	Excesso
Prefere comida quente	Frio no estômago e frio em um dos intestinos ou em ambos
Prefere comida fria	Calor no estômago e calor em um dos intestinos ou em ambos
Fome, mas sem apetite, com aperto no estômago	Muco no estômago ou obstrução pelo fogo
Aumento da ingestão de comida, fome e perda de peso	Fogo flamejante no estômago
Bom apetite com distensão abdominal	Baço fraco e estômago forte
Distensão abdominal depois de comer	Estagnação de qi e indigestão
Falta de apetite com plenitude ou distensão abdominal	Excesso de comida
Ingestão excessiva de comida, fezes emaciadas	Hiperfunção do estômago/baço (desnutrição)
Anorexia, prisão de ventre e arrotos freqüentes	
Anorexia e diarréia concorrente	
Polifagia excessiva, magreza e vícios alimentares inusitados	Parasitas

SEDE	
Sinal	Estado
Sede extrema, a criança prefere líquidos frios	Calor interno
Bebe muito líquido	Agentes patogênicos yang invadindo o interior
Sede sem desejo de beber	Perda do yin verdadeiro

COMPORTAMENTO	
Sinal	Estado
Agitada durante o dia, quieta à noite	Yang
Agitada durante a noite, quieta de dia	Yin
Muito quieta	Deficiência de qi
Agitada	Agentes patogênicos fortes

6
TÉCNICAS

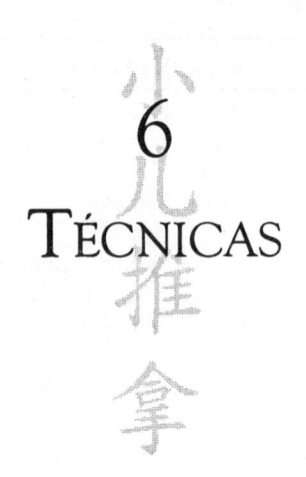

ENTRE AS CARACTERÍSTICAS QUE DISTINGUEM a tuiná dos outros tipos de massagem, estão a grande quantidade e complexidade das manipulações. Esse fato também explica por que há poucos profissionais qualificados em tuiná no Ocidente. Embora alguns movimentos das mãos sejam simples e semelhantes aos de outros tipos de massagem, outros são específicos e requerem precisão, destreza e graça. A diferença entre uma técnica de "massagem" e uma manipulação de tuiná é que o principal objetivo desta última é influenciar as estruturas energéticas e físicas do corpo. Isso pode parecer uma distinção sutil, mas é exatamente essa sutileza que separa a tuiná dos outros tipos de manipulação física.

A massagem pediátrica chinesa envolve numerosas técnicas, tanto básicas quanto complexas. É possível conseguir resultados muito bons com o uso competente de várias técnicas básicas. Mas, como uma bailarina, quanto mais habilidade e graça você puder ter em seu desempenho através de um grande número de técnicas, tanto melhores os resultados que pode conseguir durante um tratamento.

Toque

Massagear é tocar. O tipo de toque, a profundidade da pressão e a delicadeza geral da técnica são considerações importantes. Lembre-se de que é fácil ter acesso à energia da criança e que a massagem não requer uma pressão muito grande para ser eficaz. Com adultos você talvez precise de mais pressão para conseguir os resultados desejados, mas esse não é o caso com as crianças.

Embora seja difícil descrever o tipo certo de toque em palavras, uma regra geral é limitar a pressão ao nível da pele. Não tente pressionar profundamente os músculos. Com uma pressão leve você vai conseguir realizar o movimento da técnica muito rápida e vigorosamente. Leve, rápido e vigoroso são as palavras-chaves quando você está praticando essas técnicas. Os livros e fitas de vídeo podem ajudar muito nesse processo de aprendizado, mas, sempre que possível, peça ajuda a um terapeuta experiente.

Requisitos das técnicas

Os quatro requisitos de uma boa técnica são duração, pressão, delicadeza e ritmo (uniformidade). Esses são os padrões mínimos para produzir o efeito desejado.

Duração

A técnica deve ser aplicada com um nível elevado de competência durante tempo suficiente para obter o efeito desejado. Realizar adequadamente um movimento durante dois minutos e depois decair para uma técnica malfeita não basta.

Pressão

A técnica deve ser aplicada com pressão suficiente para tratar a desarmonia energética da criança. Pressão não significa força física. A pressão usada numa técnica é o efeito energético que resulta do movimento apropriado da mão.

Delicadeza

A técnica não deve gerar mais dor do que aquela que a criança já está sentindo. Toda técnica deve ser aplicada de forma eficiente e eficaz, mas também deve levar em conta o grau de tolerância da criança.

Ritmo ou uniformidade

É a forma suave, regular e contínua de aplicar a técnica ao ponto. Dos quatro requisitos, o ritmo talvez seja o mais difícil de dominar. Cada técnica tem seu próprio ritmo. É uma característica muito subjetiva, difícil de descrever com palavras. Apesar disso, o ritmo é muito reconfortante e agradável quando existe, e sua falta se torna muito evidente.

É impossível ensinar a realização perfeita de uma técnica num livro; você precisa ser orientado por um profissional qualificado. Apresento as informações aqui como lembrete aos estudiosos, assim como um guia para os terapeutas que já têm uma certa habilidade com a manipulação.

Tonificação e sedação
氣

A tonificação é usada para suplementar uma deficiência, para fortalecer um elemento que está fraco. A sedação é usada para diminuir um estado de excesso de energia ou para resolver um problema de estagnação. Essa é uma distinção importante em toda a medicina chinesa, mas particularmente com crianças. Como sua natureza energética é relativamente instável, as crianças são facilmente afetadas por essas técnicas.

Você pode fazer tonificação e sedação por meio da escolha de uma técnica e de um tipo de manipulação. Algumas técnicas (como fricção) são inerentemente tonificantes. Outras (como empurrar separando) são inerentemente sedativas. Entre as características das técnicas de tonificação temos pressão leve, velocidade lenta e longa duração. As técnicas de dispersão são realizadas com pressão forte, velocidade rápida e pouca duração.

Sua opção por tonificar ou sedar é um processo clínico constante. É importante não adquirir o hábito de usar a mesma técnica e suas características. As crianças variam consideravelmente. Mesmo com um único indivíduo, o curso de uma doença pode mudar rapidamente. Sempre faça diagnóstico e reavalie sua opção para saber se a técnica é a melhor para o momento. Lembre-se de que um diagnóstico acurado é crucial para a seleção da técnica apropriada - e, às vezes, de características da técnica.

Na China, as técnicas de tuiná são treinadas numa almofada de arroz antes de serem praticadas num paciente. Dependendo da técnica, você pode vir a precisar de muitas horas de prática antes de adquirir competência. A almofada de arroz é um bom método de treinamento e deve ser adotada por qualquer aluno sério. Veja o Apêndice A: Prática das Técnicas em Almofada de Arroz.

As técnicas de massagem são divididas em simples e múltiplas. As técnicas simples são repetições básicas do mesmo movimento sobre um ponto. Neste capítulo vou descrever as técnicas simples de maneira geral. O movimento específico da técnica vai depender do ponto selecionado.

As técnicas múltiplas são mais complexas, exigindo a realização de vários tipos de manipulação ao mesmo tempo ou em seqüência. Você precisa ter muita competência com todas as técnicas simples antes de tentar incorporar as técnicas múltiplas em seus tratamentos.

Técnicas simples

氣

Técnicas de pressão

Esse conjunto de técnicas envolve a aplicação de pressão simples estacionada sobre o ponto escolhido.

PRESSIONAR

Técnica: use o indicador, o dedo médio ou a palma da mão para pressionar o ponto. Aumente gradualmente a pressão de leve para forte. A profundidade e a força dependem da doença. Depois de uma boa pressão, pressione e gire.

Efeito: aquece os meridianos, desobstrui os colaterais, tranqüiliza a mente, alivia a dor.

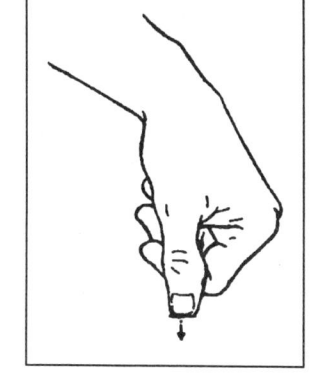

PRESSIONAR

PRESSIONAR E FAZER MOVIMENTOS CIRCULARES

Técnica: essa técnica começa com uma pressão à qual depois é acrescentado um movimento giratório com as partes da mão apresentadas abaixo. Movimente a mão e o punho desde o cotovelo com um movimento relaxado, rítmico e oscilatório. A parte da mão em contato com o ponto deve permanecer imóvel. Seu antebraço realiza um movimento de espiral estreita que desce até o ponto em forma de funil. O movimento deve ser uniforme, suave e rítmico, trazendo a pele junto com o movimento de sua mão.

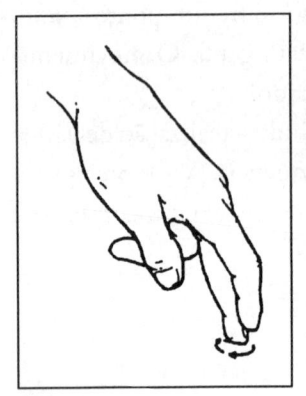

PRESSIONAR E FAZER MOVIMENTOS CIRCULARES COM 1 DEDO

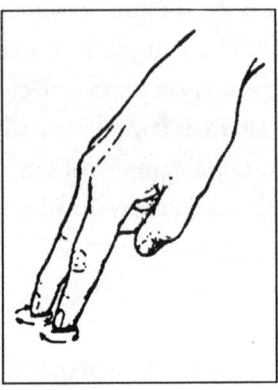

PRESSIONAR E FAZER MOVIMENTOS CIRCULARES COM 2 DEDOS

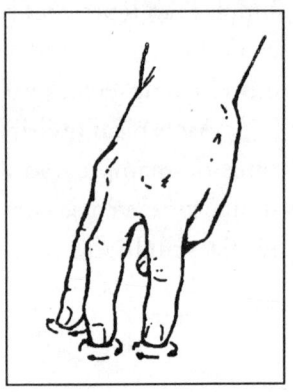

PRESSIONAR E FAZER MOVIMENTOS CIRCULARES COM 3 DEDOS

Efeito: faz mover o qi, ativa o sangue, limpa os meridianos, harmoniza os colaterais, desobstrui os órgãos.

Dedos (1, 2, 3): usando um, dois ou três dedos (dependendo do ponto), comece com uma pressão e passe gradualmente para o movimento de pressão e rotação, concentrando sua atenção na ponta dos dedos ou nas protuberâncias da mão.

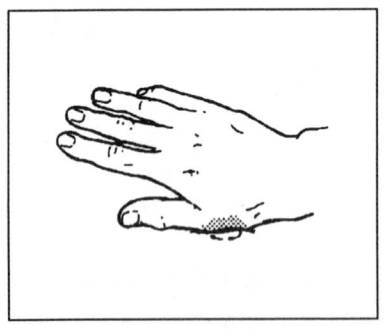

PRESSIONAR E FAZER MOVIMENTOS CIRCULARES COM A BORDA DA MÃO

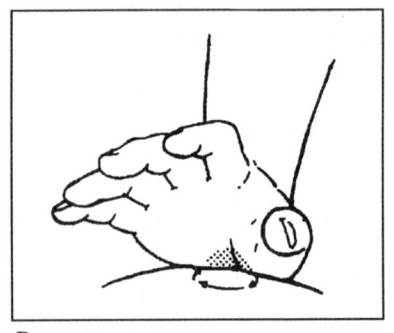

PRESSIONAR E FAZER MOVIMENTOS CIRCULARES COM A BASE DA MÃO

Com a borda da mão: você usa a maior eminência tenar como o único contato com o ponto a ser massageado. Sua mão e seu punho devem formar um pequeno ângulo com o corpo da criança para você conseguir um bom contato. O movimento giratório vem principalmente do punho solto e flexível.

Com a base da mão: use o centro da base da palma de sua mão. Esse procedimento requer menos movimento do punho e mais movimento de seu antebraço e ombro.

PRESSIONAR COM A UNHA DO POLEGAR

Técnica: use a unha do polegar para aplicar pressão gradualmente e penetrar cada vez mais. Não corte a pele. Depois aplique pressão giratória para aliviar a dor.

Efeito: acalma o medo, acalma a mente, abre passagens, drena orifícios, ameniza convulsões e espasmos.

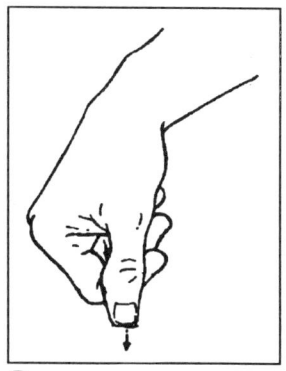

PRESSIONAR COM A UNHA DO POLEGAR

Técnicas de empurrar

Nas técnicas de empurrar, você usa os dedos individualmente, mas também em combinação de polegar, indicador e dedo médio, ou a borda da palma da mão para empurrar com força numa direção específica em relação ao ponto. Sua técnica deve ser aplicada com leveza e rapidez, mas sem irritar a pele.

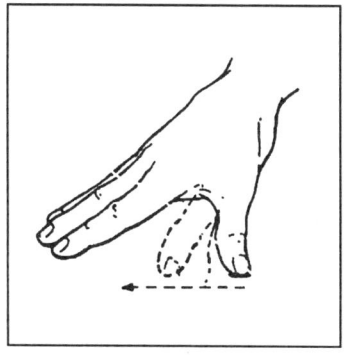

EMPURRAR COM O POLEGAR 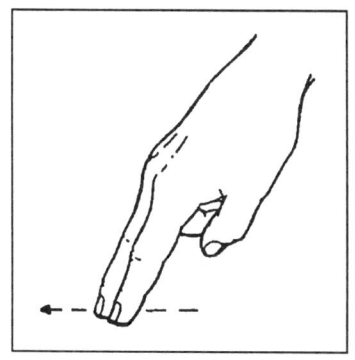   *EMPURRAR COM O DEDO INDICADOR*

Empurrar

Técnica: realize a técnica de empurrar numa direção linear ao longo do ponto (linha) com que você pretende trabalhar para evitar outros pontos ou meridianos.

Efeito: relaxa os tendões, ativa o sangue, desobstrui os meridianos, alivia a dor.

Friccionar

Técnica: usando a parte ulnar – e não a lateral – da palma de sua mão, realize um movimento vigoroso e repetitivo de vai-e-vem. Você deve usar muito pouca força ou pressão, embora a fricção deva ser feita rapidamente para produzir o efeito desejado.

Efeito: aquece e desobstrui meridianos e colaterais, tonifica a deficiência, revigora o yang original.

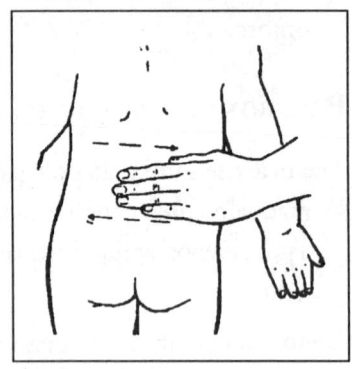

Friccionar

Empurrar e fazer movimentos circulares

Técnica: essa técnica é semelhante àquela de pressionar e fazer movimentos circulares, só que o ponto de contato de sua mão não fica estacionário: move-se junto com a superfície da pele. Dependendo do ponto escolhido, gire em movimento circular de acordo com o tamanho do ponto e com a doença em questão. Seus dedos e sua mão devem estar relaxados e se adaptar à forma da região do corpo. Um punho flexível e solto é importante para manter um movimento uniforme, rítmico. A direção da rotação depende da doença.

Efeito: regula o qi, harmoniza o sangue, desobstrui os colaterais.

Dedo indicador e médio: use a protuberância de seu dedo indicador e médio para realizar um movimento circular sobre a área de um ponto pequeno.

Dedo indicador, médio e anular: use a protuberância desses dedos para realizar um movimento circular sobre a área do ponto.

Com o centro da base da mão: use a pequena eminência ulnar ou o centro da base de sua mão para fazer uma rotação circular. A ação do pulso deve acompanhar o movimento.

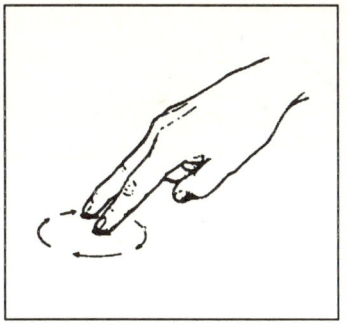

Empurrar e fazer movimentos circulares com dedos indicador e médio

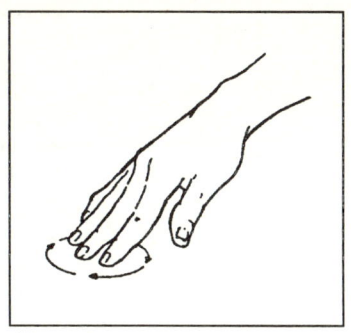

Empurrar e fazer movimentos circulares com dedos indicador, médio e anular

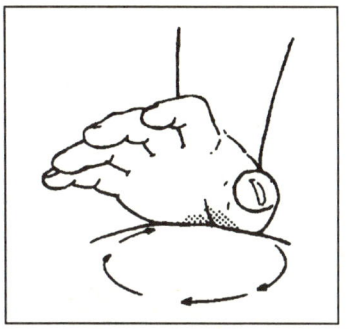

Empurrar e fazer movimentos circulares com a base da mão

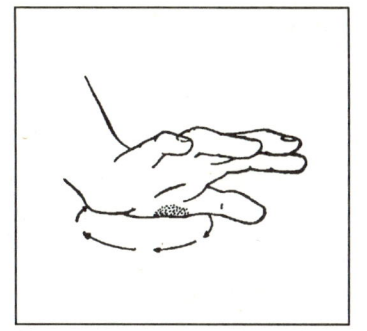

Empurrar e fazer movimentos circulares com a maior eminência tenar

Com a maior eminência tenar: use a parte grande e carnuda de sua maior eminência tenar para entrar em contato com o ponto. Um pulso solto posicionado em ângulo tem condições de realizar um movimento giratório sobre o ponto.

Empurrar separando

Técnica: usando as pontas da protuberância dos polegares ou sua grande eminência tenar, empurre a partir do centro do ponto, separando ambas as mãos simultaneamente, levando-as em direção à periferia. O movimento é unidirecional e rápido, com pouca pressão. O tamanho e a região onde está o ponto vão determinar a especificidade do movimento.

Efeito: regula e harmoniza o yin/yang, movimenta o qi, ativa o sangue, separa o puro do turvo, drena o turvo.

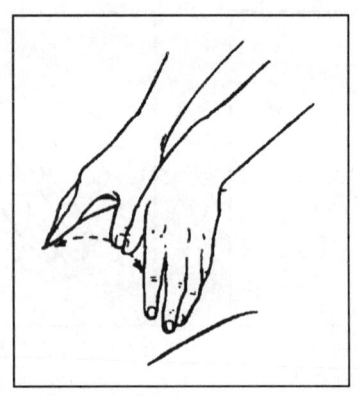

EMPURRAR SEPARANDO

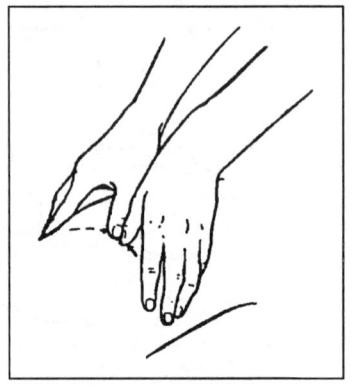

EMPURRAR JUNTANDO

Técnica: é semelhante à de empurrar separando (acima), só que a direção do movimento é da periferia para o centro. Usando a ponta de ambos os polegares ou sua grande eminência tenar, empurre da periferia para o centro do ponto.

Efeito: regula e harmoniza o yin/yang, movimenta o qi, ativa o sangue.

EMPURRAR JUNTANDO

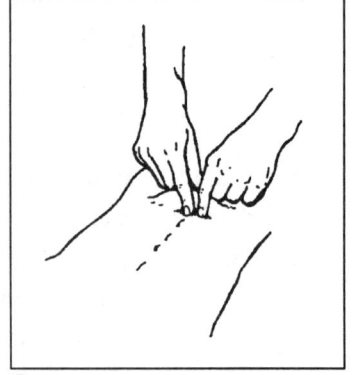

PUXAR BELISCANDO A REGIÃO DA COLUNA VERTEBRAL

Técnica: comece no sacro com uma mão de cada lado da coluna. Pegue a pele com ambos os polegares e indicadores. Levante delicadamente a pele e solte-a, movendo-se ao longo da coluna, puxando-a, levantando-a e afastando-a da coluna. Continue até a altura da 7ª. cervical. Essa técnica só é usada em uma direção, de baixo para cima.

Efeito: regula yin/yang, qi, sangue; harmoniza os órgãos; promove a função regular dos meridianos; tonifica a deficiência.

PUXAR BELISCANDO A REGIÃO DA COLUNA VERTEBRAL

Pegar

Técnica: usando o polegar e o indicador, pegue delicadamente a pele no local do ponto, erguendo-a rápida e repetidamente até o ponto começar a ficar vermelho.

Efeito: induz a transpiração, alivia o exterior, abre orifícios, acalma a mente, regula e harmoniza o qi e o sangue.

Esfregar

Técnica: usando a palma da mão ou a protuberância dos dedos indicador, médio e anular, esfregue o ponto delicada e lentamente.

Efeito: harmoniza o aquecedor médio, retifica o qi.

Esfregar e fazer rolar

Técnica: segure a parte do corpo a ser trabalhada com as palmas de ambas as mãos, uma de cada lado. Esfregue as palmas uma na outra e depois faça um movimento vigoroso de vai-e-vem das palmas sobre o corpo da criança, um movimento que deve ser rápido e rítmico. Procure movimentar as mãos lentamente, mas de forma a produzir um movimento vigoroso na parte do corpo.

Efeito: regula o qi, harmoniza o sangue, relaxa tendões e vasos.

Martelar

Técnica: bata de leve no ponto com a ponta do dedo ou com o nó médio de um dedo. O movimento deve ser leve, uniforme e rítmico.

Efeito: acalma o medo, tranqüiliza a mente, relaxa espasmos.

Beliscar e espremer

Técnica: usando ambos os polegares e indicadores, belisque e esprema a pele do ponto com movimentos provenientes dos quatro pontos cardeais, rápida e repetidamente, até a pele do ponto começar a ficar vermelha.

Efeito: resolve estase, dispersa acúmulos, relaxa tendões, harmoniza o sangue.

Sacudir

Técnica: segure as pontas dos ossos que formam a articulação afetada. Sacuda com movimentos oscilatórios, para trás e para a frente, aumentando a amplitude do movimento e a velocidade de acordo com a doença. Faça movimentos delicados, lentos e rítmicos.

Efeito: harmoniza o qi e o sangue, desobstrui meridianos e colaterais, melhora o movimento das articulações.

Amplitude de movimento

Técnica: essa técnica depende do movimento potencial da parte do corpo em questão. Cada articulação ou área move-se de forma própria. Segure a parte do corpo de modo a facilitar todo o leque do movimento que ela pode realizar naturalmente. Comece com movimentos lentos, delicados e circulares. Aumente a velocidade, mantendo um movimento delicado e rítmico, depois desacelere devagar e termine com movimentos lentos.

Efeito: abre e desobstrui meridianos e colaterais, movimenta o qi, harmoniza o qi e o sangue.

Esfregar as mãos uma na outra

Técnica: esfregue vigorosamente as mãos uma na outra, usando pouca pressão mas movimentos rápidos e repetidos de vai-e-vem. Depois de gerar um calor significativo (qi), durante quinze a vinte segundos aproximadamente, cubra o ponto com elas.

Efeito: tonifica deficiências, aquece os meridianos e colaterais, nutre o yang original.

Técnicas múltiplas
氣

O Dragão Negro Mexe a Cauda

Localização: cotovelo e mindinho.

Técnica: segure o cotovelo e o mindinho; balance 20-30 vezes.

Efeito: abre bloqueios e obstruções, facilita a passagem da urina, relaxa os intestinos.

O Dragão Azul Mexe a Cauda

Localização: mão e cotovelo, Marzinho.

Técnica: apóie segurando o Marzinho. Pegue quatro dedos e balance para a direita e para a esquerda de 20 a 30 vezes.

Efeito: reduz a febre, relaxa os intestinos, alivia o peito.

Esporear o Cavalo para Atravessar a Galáxia

Localização: do centro da palma até o Grande Lago.

Técnica: pressione e gire o Palácio Interior do Trabalho, depois empurre até o Grande Lago, distal a proximal, 10-20 vezes, ou pegue (rapidamente) e depois solte ao longo do ponto 10-20 vezes.

Efeito: desobstrui os meridianos, movimenta o qi, facilita o movimento das articulações.

O Macaco Colhe Maçãs

Localização: pontas e lóbulos das orelhas, bilateral.

Técnica: pegue e levante a ponta das orelhas 10-20 vezes, depois belisque e empurre os lóbulos para baixo 10-20 vezes.

Efeito: movimenta o qi, resolve muco, acalma o medo, tonifica o baço e o estômago.

O Velho Puxa a Rede de Pescar

Localização: polegar.

Técnica: pressione com a unha do polegar, depois belisque o meridiano do baço; balance 20-40 vezes.

Efeito: tonifica o baço, promove a digestão.

A Fênix Bate as Asas

Localização: cotovelo ao punho.

Técnica: apoiando o cotovelo, pressione, e pressione com a unha do polegar a depressão que fica antes da extremidade mais baixa do rádio e da ulna. Depois balance o antebraço direito para a esquerda 20-30 vezes.

Efeito: elimina o muco, acalma a mente, regula e harmoniza o qi e o sangue.

A Fênix Abre Uma Asa

Localização: punho e palma da mão.

Técnica: pegue e belisque o Palácio Interior do Trabalho e o Palácio Exterior do Trabalho com uma das mãos, balançando a mão da criança com a outra.

Efeito: uniformiza o fluxo de qi, harmoniza o sangue, aquece os meridianos, tonifica deficiência.

A Fênix Abre as Asas

Localização: punho e dorso da mão.

Técnica: pressione com a unha do polegar o ponto da Tranqüilidade e Vigor e o ponto da Agilidade Incrível ao mesmo tempo que balança o punho para cima e para baixo 20-50 vezes.

Efeito: aquece o meridiano do pulmão, alivia dispnéia e distensão, acalma o medo e a palpitação, elimina a disfagia.

Pressionar e Girar a Porta do Espírito, a Cauda da Tartaruga e o Osso dos Sete Segmentos

Localização: umbigo, cóccix até a 2ª. vértebra lombar.

Técnica: pressione e gire a Porta do Espírito e a Cauda da Tartaruga simultaneamente. Empurre o Osso dos Sete Segmentos (para cima para tonificar, para baixo para dispersar ou sedar) de 40 a 80 vezes.

Efeito: *Tonificação* – estanca diarréia e disenteria. *Sedação* – elimina umidade e calor do intestino grosso.

Pressionar o Poço do Ombro

Localização: dedos indicador e anular, ombro.

Técnica: pressionar, e pressionar o Poço do Ombro com a unha do dedo médio; depois pegar com o dedo indicador e anular e esticar, em seguida fazer movimentos circulares e balançar 20-30 vezes.

Efeito: promove a circulação do qi no corpo inteiro; uma boa técnica para encerrar um tratamento.

A Fênix Vermelha Acena a Cabeça

Localização: dedo médio e cotovelo.

Técnica: segurando o cotovelo e pegando o dedo médio, balance para cima e para baixo.

Efeito: abre passagens, uniformiza o fluxo de qi, nutre o sangue e tranqüiliza a mente.

A Fênix Vermelha Mexe a Cauda

Localização: Palácio Interior do Trabalho, Palácio Exterior do Trabalho e ponta do dedo médio.

Técnica: pressionar o Palácio Exterior do Trabalho e o Palácio Interior do Trabalho com a unha do polegar e do indicador de uma das mãos enquanto pressiona a ponta do dedo médio com a unha e balança 10-20 vezes.

Efeito: harmoniza o qi e o sangue, acalma o medo.

Fazer Balançar o Marzinho

Localização: mão, Marzinho, articulação do cotovelo.

Técnica: segurando o cotovelo e o Marzinho, cruze a Boca do Tigre da criança com a sua Boca do Tigre e pressione o Pequeno Centro Celestial; torça sua mão e balance o antebraço para cima e para baixo 20-30 vezes.

Efeito: uniformiza o fluxo de qi, gera sangue, desobstrui meridianos, ativa colaterais.

Esfregar e Esfregar/Fazer Rolar ao Longo da Corda

Localização: abaixo das Costelas até a Margem do Abdômen

Técnica: peça a outra pessoa que segure a criança enquanto seus cinco dedos fazem movimentos circulares e esfregam circularmente ambas as laterais, indo do ponto Abaixo das Costelas até a Margem do Abdômen de 50 a 100 vezes.

Efeito: uniformiza o fluxo de qi, resolve muco, elimina opressão do peito, drena e dispersa estagnação e acúmulos.

Torcer a Orelha e Virar a Cabeça

Localização: ambos os lóbulos e a cabeça.

Técnica: torça e aperte vigorosamente os lóbulos de ambos os lados de 20 a 30 vezes; depois segure a cabeça com ambas as mãos e vire a cabeça para a esquerda e para a direita de 10 a 20 vezes.

Efeito: acalma o medo, harmoniza o qi e o sangue.

O Solitário Ganso Selvagem Ronda

Localização: antebraço, palma da mão e polegar.

Técnica: empurrar o Meridiano do Baço, as Três Cancelas, as Seis Vísceras Ocas e o Palácio Interior do Trabalho. Repetir de 10 a 20 vezes.

Efeito: harmoniza o qi e o sangue, elimina inchaços e distensões.

Pressionar e Soltar Rápido

Localização: Lago da Curva até a ponta dos dedos.

Técnica: pressionar o Lago da Curva com quatro dedos e passar rapidamente para o Tendão Principal. Repetir de 3 a 4 vezes. Depois pegue o Lado Yin e o Pântano Yang, curvando os quatro dedos para cima e para baixo sucessivamente de 20 a 50 vezes.

Efeito: ativa o qi, limpa os pulmões, resolve muco.

O Tigre Devora a Presa

Localização: Visita Subserviente, as Montanhas Kun Lun.

Técnica: tamborile os dedos na Visita Subserviente e nas Montanhas Kun Lun (os pontos devem estar protegidos pela roupa ou por um pano).

Efeito: essa técnica de primeiros socorros ajuda a recuperar a consciência, abre orifícios, tranqüiliza a mente e acalma o medo.

Dois Dragões Brincam com uma Pérola

Localização: meio do antebraço.

Técnica: com o indicador e o dedo médio, pressione o Tendão Principal até o Lago da Curva (isto é, distal a proximal).

Efeito: regula o qi, harmoniza o sangue, acalma o medo.

Duas Fênix Abrem as Asas

Localização: ambas as orelhas, cabeça e rosto.

Técnica: pegue ambas as orelhas com o indicador e o dedo médio, levantando-as várias vezes. Depois pressione com a ponta dos dedos e com a unha de 10 a 20 vezes cada: o Salão da Autoridade, o Grande Yang, a Convergência da Audição, o Maxilar, o Centro Humano, a Molheira.

Efeito: expele o vento frio, aquece o meridiano do pulmão.

As Vespas Saem das Cavernas

Localização: Palácio Interior do Trabalho, Cancela Interna, Água (Oito Símbolos Interiores), o Palácio do Fogo.

Técnica: pressionar com a unha o Palácio Interno do Trabalho e o Tendão Principal. Empurre separando a Grande Linha Transversal; belisque e esprema a área que vai do Tendão Principal à Cancela Interna. Finalmente pressione com a unha o Palácio da Água e o Palácio do Fogo de 15 a 30 vezes.

Efeito: promove a transpiração, alivia o exterior.

7
A Localização dos Pontos

A MAIORIA DAS PESSOAS QUE PRATICA A MEDICINA ORIENTAL tem uma grande familiaridade com os pontos de acupuntura dos adultos. No caso da pediatria, a definição e manipulação dos pontos assume formas ligeiramente diferentes.

Em geral, um ponto designa um lugar onde o qi se acumula e pode ser manipulado. Essa é uma definição muito abrangente e não implica necessariamente grande exatidão em termos de localização, tamanho e outras características. Para os objetivos da massagem pediátrica, é melhor definir os pontos como áreas do que como pontos propriamente ditos, pois muitos deles não têm o tamanho nem a forma de um ponto tal como o entendemos. Para os acupunturistas acostumados a inserir agulhas ou massagistas que aplicam pressão com os dedos, essa distinção é importante. Um exemplo: o ponto Três Passagens é uma linha situada no lado radial do meio do antebraço, indo do processo estilóide até a prega transversal do cotovelo.

Como já disse no Capítulo 4, o desenvolvimento dos sistemas de meridianos e pontos não está completo assim que a criança nasce; é um processo contínuo durante toda a infância. Com o correr dos séculos, os pediatras chineses descobriram e classificaram os pontos pediátricos com base em sua experiência clínica. Desse modo, surgiu um conjunto distinto de pontos pediátricos.

Alguns pontos de massagem em crianças são semelhantes aos pontos de acupuntura dos adultos, mas outros são exclusivos da pediatria. Além disso, os pontos das crianças que têm correspondentes nos adultos devem ser definidos e usados de acordo com o conceito de ponto pediátrico. Em alguns casos, os nomes e localizações dos pontos são semelhantes nas crianças e nos adultos. Mas a função energética pode ser diferente. Para os terapeutas que só tratam de adultos, o tratamento de crianças requer uma certa mudança de atitude e abordagem dos pontos.

Os pontos pediátricos nunca foram ocidentalizados pela substituição do nome chinês por um número. Neste livro, usei as versões dos nomes chineses para o inglês (que devem ser devidamente interpretados no caso de tradução para outras línguas) com o objetivo de incentivar você a se familiarizar com o caráter do ponto, que em geral se reflete em seu nome. Não usei a transliteração *pin yin* porque a maioria dos terapeutas não tem fluência em chinês; seria criar mais um obstáculo para compreender a natureza do ponto. Mas, para os leitores fluentes em chinês, apresento a transliteração *pin yin* e os números de acupuntura para cada ponto ao lado da tradução para o inglês (ou outras línguas). Ver também o Apêndice D: Nomes dos Pontos.

Até o terapeuta mais experiente do mundo vai querer rever os pontos que se seguem para obter uma nova perspectiva de seu uso no tratamento das crianças.

A Região da Mão

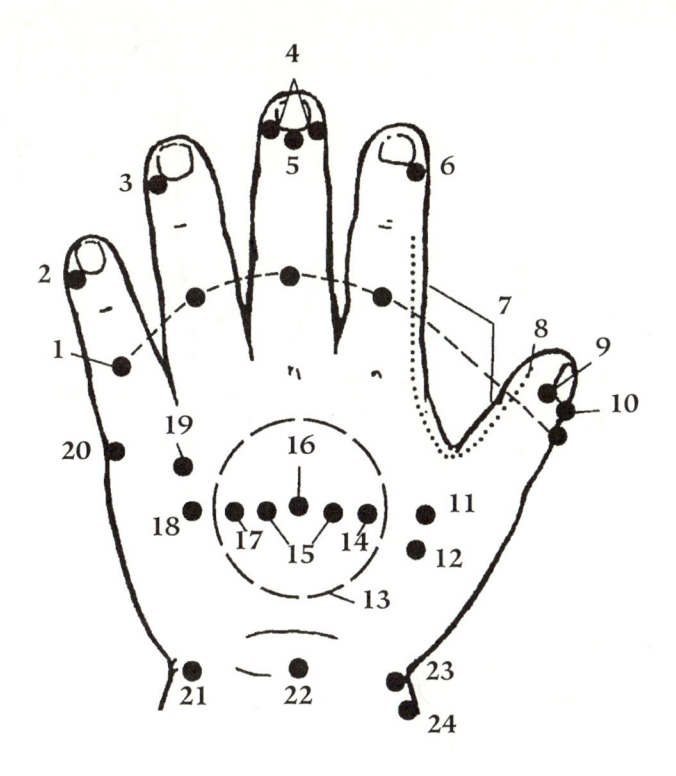

NOMES DOS PONTOS DAS COSTAS DAS MÃOS

20 Fundo do Desfiladeiro	2 Pantanozinho	13 Oito Símbolos Exteriores
24 Seqüência Interrompida	10 Som Mais Grave de Metal	3 Eixo da Galeria
8 Entrada Celestial da Boca do Tigre	9 Rosto da Mãe	12 Carga Leve
19 Ilhota Central	6 Som do Metal	4 Prumo Simétrico
16 Palácio Exterior do Trabalho	21 Alimentação dos Velhos	7 Boca do Tigre
1 Cinco Articulações Digitais	5 Dragão Velho	17 Dois Cavalos
14 Agilidade Incrível	22 Um Vento Aconchegante	15 Portas de Duas Folhas
		11 Vale da União
		18 Tranqüilidade e Vigor
		23 Pântano Yang

A LOCALIZAÇÃO DOS PONTOS

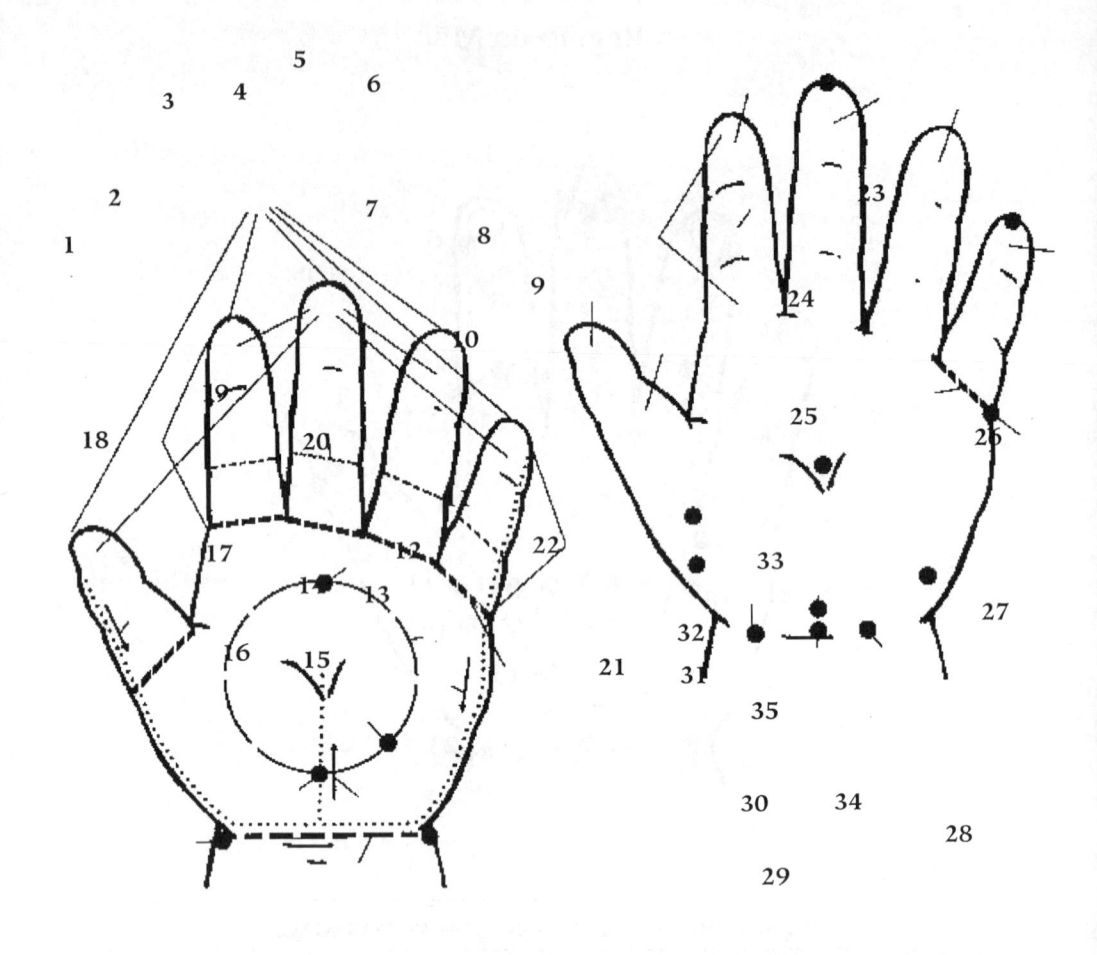

NOMES DOS PONTOS DAS PALMAS DAS MÃOS

13 Tendão Azul
5 Eixo Central
15 Tendão Principal
33 Palácio do Fogo (Oito Símbolos Interiores)
12 Lado do Peixe
30 Peixe Procura a Lua Embaixo d'Água
24 Cinco Meridianos
25 Quatro Linhas Transversais
7 Meridiano da Vesícula Biliar
35 Porta do Céu na Mão

4 Meridiano do Coração
32 Oito Símbolos Interiores
20 Palácio Interior do Trabalho
19 Linha do Rim
1 Meridiano do Rim
2 Topo do Rim
26 Meridiano do Int. Grosso
29 Grande Linha Transversal
6 Meridiano do Fígado
3 Meridiano do Pulmão
18 Pequena Linha Transversal da Palma da Mão
14 Pequeno Centro Celestial

22 Meridiano do Int. Delgado
21 Pequenas Linhas Transversais
28 Concha do Caramujo
9 Meridiano do Baço
10 Meridiano do Estômago
23 Dez Reis
8 Três Cancelas Digitais
27 Transporte de Terra para Água
31 Transporte de Água para Terra
34 Água (Oito Símbolos Interiores)
16 Tendão Branco
11 Porta de Madeira
17 Lago Yin

O Fundo do Desfiladeiro – Hou xi – ID 3

Localização: depressão na extremidade ulnar da prega transversal da palma da mão (a junção entre a pele vermelha e branca, próxima à quinta articulação metacarpal).

Técnica: pressão com a unha de 20 a 40 vezes.

Efeito: limpa e revigora o rim, promove a eliminação da urina.

Indicações: disúria, urina escura.

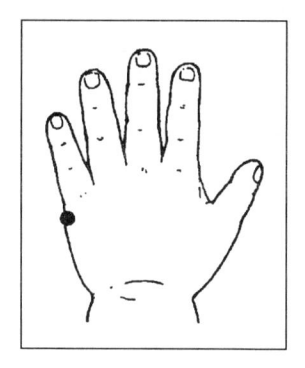

O Tendão Azul – Qing jin

Localização: na prega transversal do punho, na palma da mão, no meio do caminho entre o Tendão Principal (ponto mediano) e o Pântano Yang (extremidade radial).

Técnica: pressionar e fazer movimentos circulares de 20 a 40 vezes, ou pressionar com a unha de 3 a 5 vezes.

Efeito: elimina o calor do pericárdio, melhora a visão.

Indicações: conjuntivite, visão turva.

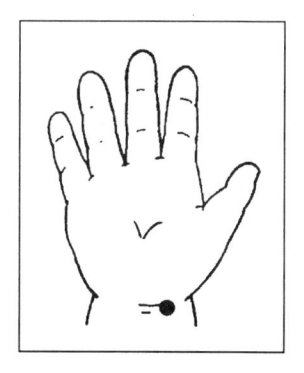

A Seqüência Interrompida – Lie que – P 7

Localização: 1,5 cun acima da prega transversal do punho, acima do processo estilóide radial.

Técnica: pegar de 5 a 10 vezes, ou pressionar com a unha de 5 a 10 vezes.

Efeito: tranqüiliza a mente, acalma o medo, induz a transpiração, alivia o exterior, refresca o cérebro, impede a ascensão do qi adverso.

Indicações: convulsões, resfriado comum sem transpiração, dor de cabeça, tonteira, coma, desvio do olho e da boca, dentes cerrados.

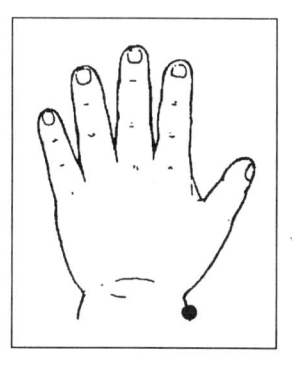

A Entrada Celestial da Boca do Tigre – Tian men ru hu kou

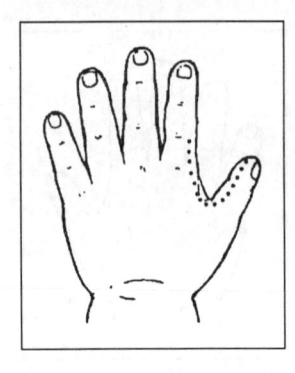

Localização: no polegar, vindo da ponta, passando pelo lado ulnar (borda lateral) até a rede.

Técnica: empurrar no sentido distal-proximal de 100 a 300 vezes, depois pressionar e fazer movimentos circulares na Porta de Madeira de 30 a 60 vezes.

Efeito: uniformiza o fluxo de qi, harmoniza a circulação do sangue, aquece os meridianos, dispersa o frio, faz parar o vômito e a diarréia, promove a digestão, acalma o paciente.

Indicações: anidrose, dentes cerrados, dor de garganta, peito cheio.

O Eixo Central – Zhong chong PC 9 (CS 9)

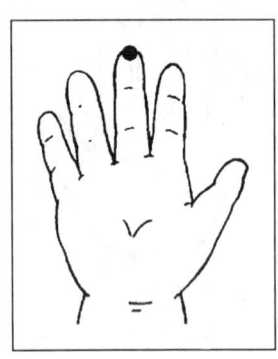

Localização: dedo médio, centro da ponta.

Técnica: pressionar profundamente com a unha de 5 a 10 vezes, depois pressionar e fazer movimentos circulares de 10 a 20 vezes.

Efeito: induz a transpiração, reduz a febre, tranqüiliza a mente, acalma o medo, alivia espasmos.

Indicações: aversão ao frio, corpo quente sem transpiração, irritação, opressão, febre héctica, plantas dos pés ou palmas das mãos quentes, convulsões agudas ou crônicas, sapinhos, língua inchada.

A Ilhota Central – Zhong zhu – TA 3

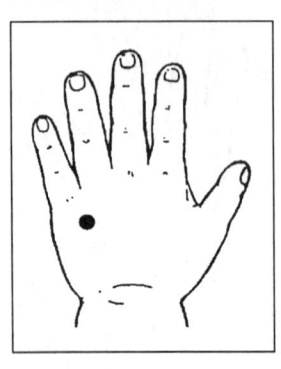

Localização: com o punho fechado, no dorso da mão entre o quarto e o quinto metacarpos, na depressão proximal da articulação metacarpofalangeal.

Técnica: pressionar e fazer movimentos circulares de 100 a 300 vezes, ou pressionar com a unha de 10 a 20 vezes.

Efeito: elimina vento e calor.

Indicações: doenças febris.

O Tendão Principal – Zhong jin

Localização: ponto médio da prega transversal palmar do punho.

Técnica: pressionar e fazer movimentos circulares de 100 a 300 vezes, ou pressionar com a unha de 3 a 5 vezes.

Efeito: dispersa o calor, alivia espasmos, tranqüiliza a mente, acalma o medo, reduz a febre, dispersa a estagnação.

Indicações: convulsões, esgotamento mental, diarréia, vômito, úlceras na boca, choro noturno, febre, dor de dente.

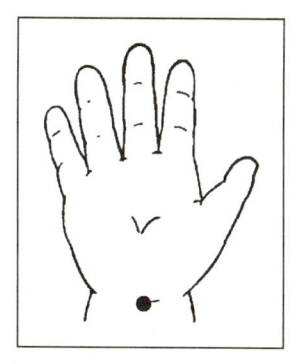

O Palácio Exterior do Trabalho – Wai lao gong

Localização: centro do dorso da mão (oposto ao Palácio Interior do Trabalho).

Técnica: fazer movimentos circulares e empurrar de 100 a 200 vezes, ou pressionar com a unha de 3 a 5 vezes, depois fazer movimentos circulares e pressionar de 100 a 300 vezes.

Efeito: aquece o yang, dispersa o frio patológico, consolida e aquece o aquecedor inferior, dispersa o calor externo, promove a digestão, remove a estagnação, alivia a dor.

Indicações: fezes com alimento não digerido, borborigmos, diarréia, disenteria fria, dor abdominal, hérnia, prolapso do ânus, parasitas intestinais, doenças exógenas, enurese, distensão abdominal, febre héctica, corpo quente, dor de cabeça.

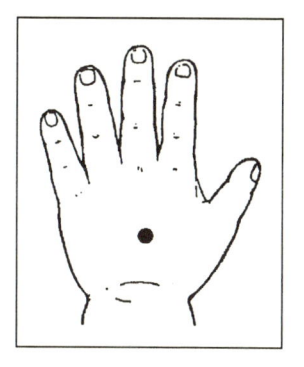

O Palácio do Fogo (Oito Símbolos Interiores) – Li gong

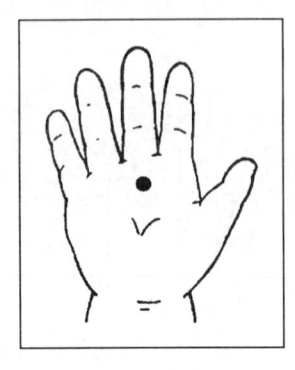

Localização: na palma, o ponto das doze horas nos Oito Símbolos Interiores (ver a p. 90).

Técnica: empurrar de 100 a 200 vezes, ou pressionar com a unha de 10 a 20 vezes.

Efeito: elimina o excesso de calor.

Indicações: excesso de calor devido a influências patogênicas externas.

O Lado do Peixe – Yu ji – P 10

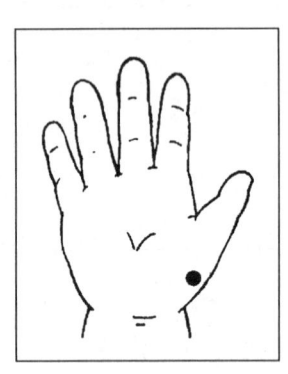

Localização: na maior eminência tenar, no lado radial do osso do primeiro metacarpo (na junção da carne vermelha com a branca).

Técnica: pressionar com a unha de 5 a 10 vezes, depois pressionar e fazer movimentos circulares de 20 a 40 vezes.

Efeito: acalma o medo, elimina a distensão abdominal, promove a digestão, remove a estagnação.

Indicações: convulsões, opistótonos, distensão ou opressão abdominal.

O Peixe Procura a Lua Embaixo D'Água – Shui di lao yue

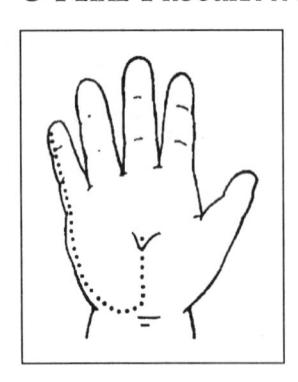

Localização: borda lateral da ponta do mindinho, passando pelo Pequeno Centro Celestial e chegando ao Palácio Interior do Trabalho.

Técnica: empurrar de 100 a 500 vezes.

Efeito: elimina o calor patológico.

Indicações: todos os sintomas de calor, principalmente aqueles que envolvem o coração.

As Cinco Articulações Digitais – Wu zhi jie

Localização: articulação mediana dorsal de todos os cinco dedos.

Técnica: pressionar de 3 a 5 vezes; ou pressionar e fazer movimentos circulares de 100 a 200 vezes; ou pressionar com a unha de 3 a 5 vezes, depois pressionar e fazer movimentos circulares de 100 a 300 vezes.

Efeito: tira da inconsciência, pára convulsões, abre orifícios, resolve muco, dispersa frio e calor, dispersa agentes patogênicos externos.

Indicações: convulsões, espasmos, coma, tosse, nariz escorrendo, falta de apetite, sintomas exógenos.

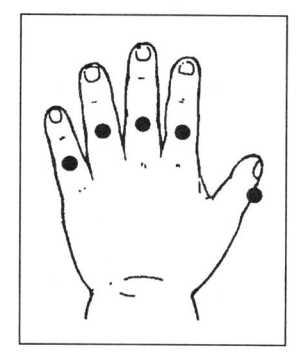

Os Cinco Meridianos – Wu jing

Localização: no lado palmar, os segmentos distais de todos os cinco dedos.

Técnica: fazer movimentos circulares e empurrar de 50 a 100 vezes, ou empurrar de 50 a 100 vezes, ou pressionar com a unha de 5 a 10 vezes, ou pressionar e fazer movimentos circulares de 20 a 30 vezes.

Efeito: tonifica o baço, elimina umidade, promove a digestão, remove estagnações, elimina gases, harmoniza os cinco órgãos zang.

Indicações: febre, opressão no peito, distensão abdominal, diarréia, espasmos nos membros.

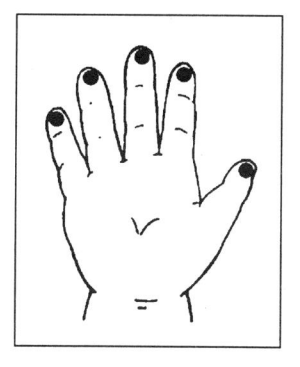

As Quatro Linhas Transversais – Sui wen – Ponto extra 25

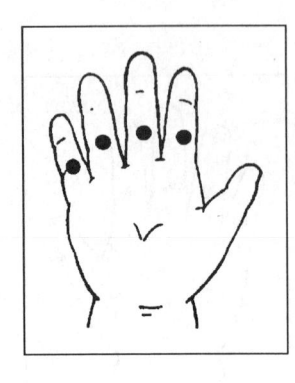

Localização: no lado palmar da mão, as transversais no segundo segmento de todos os quatro dedos.

Técnica: pressionar com a unha de 3 a 5 vezes, depois pressionar e fazer movimentos circulares de 30 a 50 vezes, ou empurrar para trás e para a frente de 300 a 400 vezes.

Efeito: alivia o peito, relaxa o diafragma, promove a digestão, resolve muco.

Indicações: distensão abdominal, plenitude ou opressão no peito, dispnéia, tosse produtiva, lábios rachados, dor abdominal, falta de apetite.

O Meridiano da Vesícula Biliar – Dan jing – VB

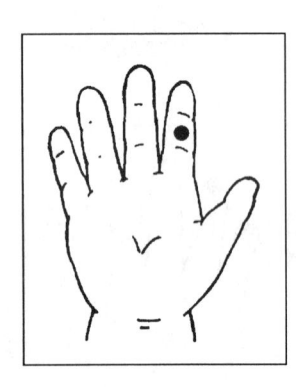

Localização: dedo indicador, lado palmar da segunda falange.

Técnica: *sedar:* empurrar no sentido distal-proximal de 100 a 500 vezes; *tonificar:* pressionar e fazer movimentos circulares de 100 a 500 vezes.

Efeito: pacifica e relaxa a vesícula biliar, dispersa o calor da vesícula biliar.

Indicações: dor de ouvido, inflamação do meridiano da vesícula biliar.

A Porta do Céu na Mão – Shou tian men

Localização: sobre os Oito Símbolos Interiores, a palma esquerda na altura da posição das 4 horas e a palma direita na altura da posição das 8 horas (ver a p. 90).

Técnica: empurrar da ponta do polegar até a Porta do Céu na Mão de 30 a 60 vezes, ou pegar a Porta do Céu na Mão e fazer balançar o Marzinho de 5 a 10 vezes.

Efeito: movimenta o qi, harmoniza o sangue, promove a digestão, alivia a dispepsia.

Indicações: desarmonia de qi e sangue, indigestão, estagnação de alimento, vômito, diarréia.

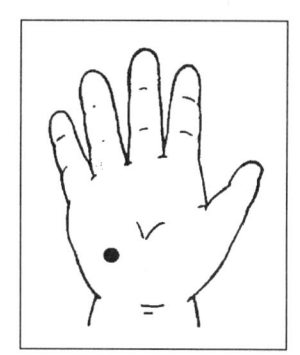

O Meridiano do Coração – Xin jing – C

Localização: dedo médio, protuberância palmar da falange distal.

Técnica:* *tonificar*: pressionar e fazer movimentos circulares de 100 a 500 vezes; *dispersar*: empurrar no sentido proximal a distal de 100 a 500 vezes.

Efeito: elimina o calor, acalma o medo.

Indicações: febre alta, coma, urina escura e em pouca quantidade, erupções na boca e na língua, disúria, irritação, palmas das mãos e plantas dos pés quentes, opressão no peito, sapinho.

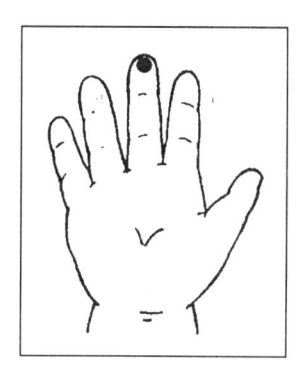

---

* Clinicamente, o Meridiano do Coração não costuma ser manipulado diretamente. Os problemas de calor podem ser reduzidos empurrando a Água da Galáxia. A tonificação pode ser feita pressionando e girando o Meridiano do Baço. Uma exceção é o calor extremo no coração, que pode ser eliminado diretamente.

A Agilidade Incrível – Wei ling

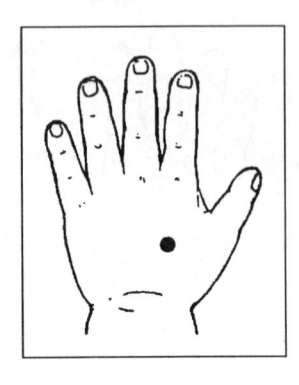

Localização: parte dorsal da mão, entre o segundo e o terceiro metacarpos (lado radial do Palácio Exterior do Trabalho).

Técnica: pressionar de 3 a 5 vezes, depois pressionar e fazer movimentos circulares de 30 a 50 vezes; ou pressionar com a unha de 3 a 5 vezes, depois pressionar e fazer movimentos circulares de 100 a 300 vezes.

Efeito: tira do coma, tranqüiliza a mente, recupera de desmaio, expele o frio das extremidades, pára convulsões.

Indicações: zumbidos, dor de cabeça, inconsciência convulsiva, desmaio súbito.

Os Oito Símbolos Interiores – Nei ba gua

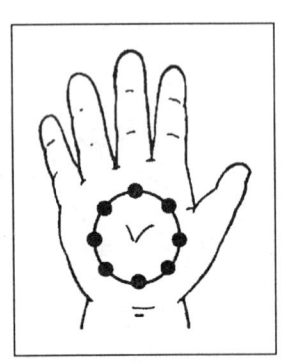

Os oito símbolos interiores

Localização: um círculo de 1 cun de raio em volta do ponto do meio da palma da mão (Palácio Interior do Trabalho).

Os Oito Símbolos Interiores referem-se ao Ba Gua chinês. Cada um dos oito símbolos designa um elemento da natureza em particular que pode ser manipulado para se obter um determinado efeito.

Para quem tem familiaridade com o I Ching, ou com o Ba Gua, a localização dos oito elementos pode ser descrita pela analogia com um mostrador de relógio. Olhe para a palma da mão esquerda e imagine ali o círculo dos Oito Símbolos Interiores. Na junção do terceiro dedo com a palma estão as doze horas. O Céu (Qian) está na posição das quatro horas; a Água (Kan) está na posição das seis horas; a Montanha (Gen) está na posição das oito horas; o Trovão (Zhen) está na posição das nove horas; o Vento (Xun) está na posição das dez horas; o Fogo (Li) está na posição das doze horas; a Terra (Kun) está na posição das duas horas; e o Lago (Dui) está na posição das três horas.

Os números das horas da palma direita estão na ordem inversa; os elementos situados na posição das doze e das seis horas são os mesmos.

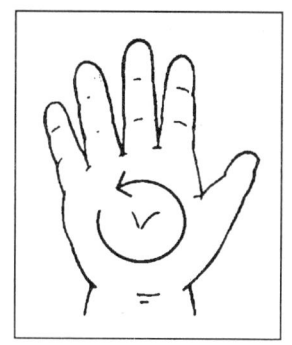

Técnica: fazer movimentos circulares e empurrar de 100 a 500 vezes.

FLUXO NORMAL (MÃO DIREITA)

A direção da rotação em torno dos Oito Símbolos Interiores é importante. Há duas direções para o movimento: o fluxo normal e o contrafluxo. No fluxo normal, o movimento toma o sentido horário na mão esquerda da criança e anti-horário na mão direita. No contrafluxo, o movimento toma o sentido anti-horário na mão esquerda da criança e horário na mão direita.

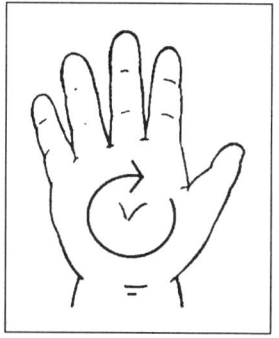

O efeito do fluxo normal é aumentar o qi, o que significa fazê-lo mover-se para cima no corpo. Isso é típico da ação tonificante para crianças. Mas, em algumas doenças, o qi já está se movendo para cima no corpo e o problema seria agravado por mais movimento ascendente. Um exemplo: a tosse e o vômito caracterizam-se pelo movimento

CONTRAFLUXO (MÃO DIREITA)

ascendente. Para esses tipos de problema, você deve empurrar os Oito Símbolos Interiores na direção do contrafluxo. O efeito do contrafluxo é fazer o qi descer no corpo.

Efeito: regula e remove obstrução do qi e do sangue, harmoniza os cinco órgãos zang, alivia o peito, resolve muco, relaxa o diafragma, promove a digestão, impede a subida do qi adverso do estômago. *Fluxo normal:* faz o qi subir. *Contrafluxo:* faz o qi descer.

Indicações: tosse, diarréia, distensão abdominal, estagnação de alimentos, vômito, dispnéia (muco ou catarro), dispepsia, distensão abdominal, anorexia, opressão no peito, irritação, agitação.

O Palácio Interior do Trabalho – Nei lao gong – PC 8 (CS 8)

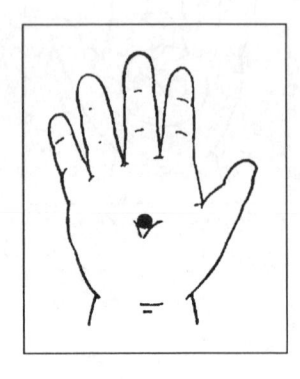

Localização: centro da palma da mão; o indicador ou dedo médio flexionado tocam o ponto.

Técnica: pressionar e fazer movimentos circulares de 50 a 300 vezes, ou fazer movimentos circulares e empurrar de 30 a 100 vezes, ou martelar de 50 a 300 vezes.

Efeito: elimina o calor, alivia sintomas exteriores, faz as convulsões pararem.

Indicações: medo, convulsões, febre do resfriado comum, síndromes de excesso de calor, síndromes de calor por deficiência de yin, febre cardíaca, irritação, calor interno, sapinho, gengivas rachadas, febre alta, espasmos.

A Linha do Rim – Shen wen

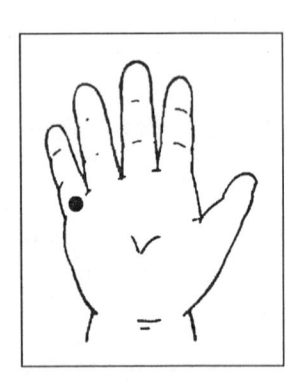

Localização: base do mindinho, prega transversal palmar.

Técnica: pressionar e fazer movimentos circulares de 100 a 500 vezes, ou pressionar de 100 a 300 vezes.

Efeito: elimina vento, faz os olhos brilharem, dispersa caroços e estagnação, elimina o calor estagnante, leva o fogo para fora.

Indicações: olhos vermelhos, sapinho, síndromes do calor tóxico, conjuntivite, estomatite miótica, calor interno com frio externo.

O Meridiano do Rim – Shen jing – R

Localização: ponta do mindinho, protuberância palmar.

Técnica: *tonificar:* pressionar e fazer movimentos circulares de 100 a 500 vezes; *sedar:* empurrar no sentido distal a proximal.

Efeito: *tonificação:* fortalece os rins e o yang; *sedação:* elimina o calor estagnante do aquecedor inferior.

Indicações: deficiências congênitas, fraqueza depois de doença, diarréia matutina, enurese, tosse, asma, urinação freqüente, disúria, convulsões, epilepsia, dor de dente, cinco flacidezes, cinco retardamentos, seqüelas de paralisia.

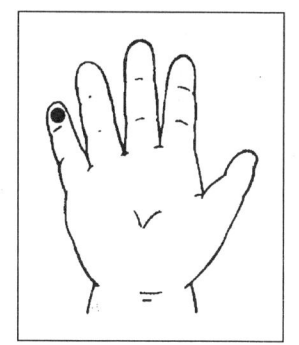

O Topo do Rim – Shen ding

Localização: mindinho.

Técnica: pressionar e fazer movimentos circulares de 100 a 500 vezes; ou pressionar com a unha de 5 a 10 vezes, depois pressionar e fazer movimentos circulares de 50 a 100 vezes.

Efeito: faz a essência primordial se contrair, tonifica o exterior, faz a transpiração parar.

Indicações: suor noturno e/ou espontâneo, atraso no fechamento da moleira ou fontanela.

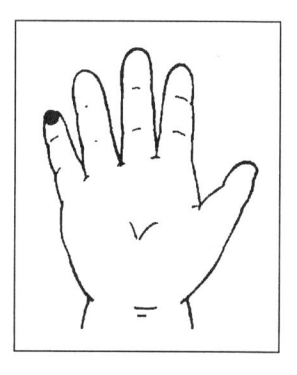

O Meridiano do Intestino Grosso – Da chang jing – IG

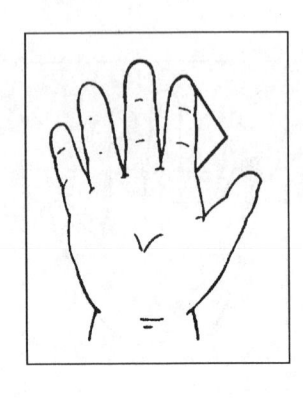

Localização: dedo indicador, na borda medial, da ponta até a rede.

Técnica: *tonificar:* empurre na direção distal a proximal de 100 a 500 vezes.; *sedar:* empurrar no sentido proximal a distal de 100 a 500 vezes.

Efeito: *tonificação:* regular a função do intestino grosso; *sedação:* dispersa o calor do intestino grosso, relaxa as vísceras.

Indicações: diarréia, disenteria, prisão de ventre, dor abdominal, inchado e vermelhidão anal.

Grande Linha Transversal – Da heng wen

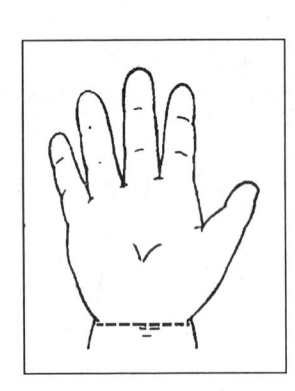

Localização: prega do punho palmar.

Técnica: 1. pressionar e fazer movimentos circulares de 100 a 500 vezes; 2. empurrar separando de 100 a 300 vezes; 3. empurrar juntando de 100 a 300 vezes.

Efeito: 1. elimina gases, reprime o qi perverso, equilibra yin/yang, remove alimentos estagnados; 2. equilibra yin/yang, harmoniza e regula os órgãos zang; 3. resolve muco, dispersa estagnação.

Indicações: 1. vômito, alternância de calafrios e febre, asma com escarro, estagnação de alimentos, distensão abdominal, diarréia; 2. convulsões, epilepsia, coma, espasmos, retenção de alimentos, diarréia, disenteria; 3. excesso de muco.

O Pantanozinho – Shao ze – ID 1

Localização: mindinho, lado ulnar, abaixo do canto da unha.

Técnica: pressionar bem forte com a unha de 5 a 10 vezes.

Efeito: induz a transpiração, baixa a febre, desobstrui a garganta, resolve muco, faz a tosse parar, limpa o intestino delgado e o calor do coração.

Indicações: dor de cabeça, tosse, febre sem transpiração, sapinho, inflamação da garganta, língua inchada.

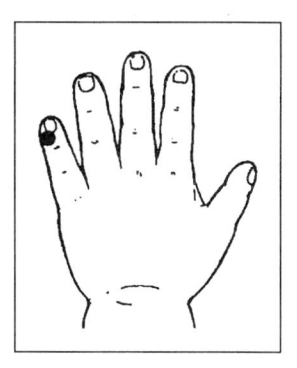

O Som Grave do Metal – Shao shang – P 11

Localização: polegar, lado radial, logo abaixo do canto da unha.

Técnica: pressionar bem forte com a unha de 5 a 10 vezes.

Efeito: elimina o vento, alivia o exterior, elimina o calor, acaba com a irritação, resolve muco ou umidade.

Indicações: resfriado comum, tosse, inchaço, dor de garganta, sapinho, dispnéia (catarro ou muco), irritação, agitação, sede, opressão no peito, vômito, soluços, malária.

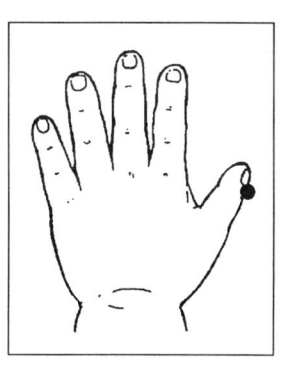

O Meridiano do Fígado – Gan jing – F

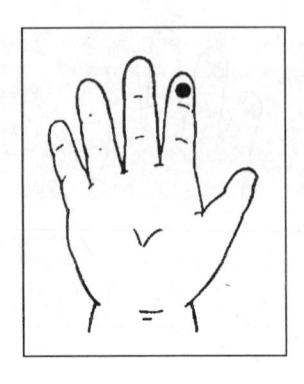

Localização: dedo indicador, protuberância palmar da falange distal.

Técnica:* *tonificar:* pressionar e fazer movimentos circulares de 100 a 500 vezes; *sedar:* empurrar na direção proximal a distal de 100 a 500 vezes.

Efeito: elimina o calor, acalma o medo.

Indicações: febre alta, coma, urina escassa e escura, erupções na boca e na língua, disúria, irritação, palmas das mãos e plantas dos pés quentes, opressão no peito, sapinho, disúria, urina muito escura, diarréia, distensão abdominal.

O Meridiano do Pulmão – Fei jing – P

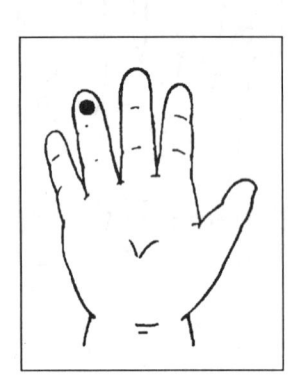

Localização: quarto dedo (anular), protuberância da falange distal.

Técnica: *sedar:* empurrar na direção distal a proximal de 100 a 500 vezes; *tonificar:* fazer movimentos circulares e pressionar de 100 a 500 vezes.

Efeito: desobstrui a garganta, faz a tosse parar, uniformiza o fluxo do qi, resolve muco, relaxa as vísceras; *tonificação:* fortalece os pulmões; *sedação:* elimina o excesso de calor do pulmão.

Indicações: resfriado comum, tosse, asma com escarro, prisão de ventre, febre, peito cheio, dispnéia (catarro ou muco), garganta seca.

---

* Clinicamente, não é habitual tonificar o Meridiano do Fígado. Se necessário, isso pode ser feito com a tonificação do Meridiano do Rim. Uma exceção pode ser o tratamento da cachumba ou parotidite.

O Rosto da Mãe – Mu sai

Localização: parte inferior da unha do polegar, no meio da linha central.

Técnica: pressionar de 3 a 5 vezes com a unha.

Efeito: faz parar sangramento e vômito.

Indicações: sangramento, vômito.

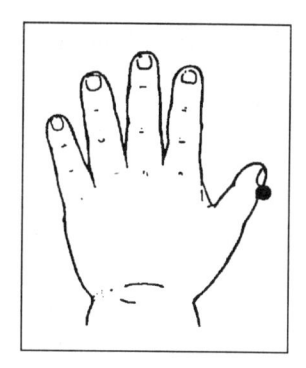

O Som do Metal – Shang yang – IG 1

Localização: dedo indicador, lado radial, abaixo do canto da unha.

Técnica: pressionar bem forte com a unha de 5 a 10 vezes.

Efeito: expele gases, dispersa o calor, ventila e retifica o qi do pulmão, resolve muco, uniformiza o fluxo de qi.

Indicações: calafrios e febre, malária, febre sem transpiração, surdez, boca seca, prisão de ventre, opressão, tosse, dispnéia.

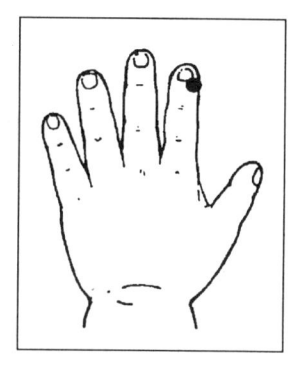

A Alimentação dos Velhos – Yang lao – ID 6

Localização: protuberância ulnar dorsal, depressão no lado radial do processo estilóide dorsal.

Técnica: pressionar com a unha de 3 a 5 vezes, depois pegar de 10 a 15 vezes.

Efeito: tonifica o baço, acalma o medo, baixa a febre.

Indicações: dispepsia, palpitação (medo), febre héctica.

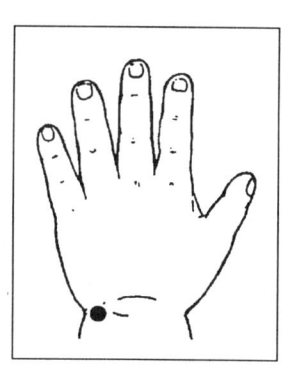

O Dragão Velho – Lao long

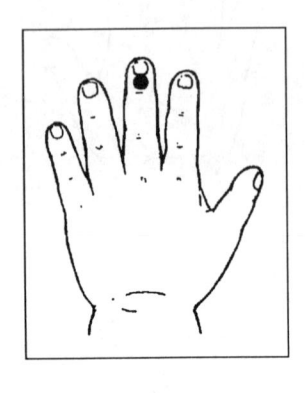

Localização: embaixo da parte central da unha, no ponto mediano da linha mediana.

Técnica: pressionar com a unha de 3 a 10 vezes.

Efeito: rerecupera da inconsciência, faz as convulsões pararem, baixa a febre e diminui o fogo patológico, abre orifícios, recupera o yang.

Indicações: convulsões febris agudas, febre, irritabilidade, medo, agitação, febre vespertina, mente obtusa ou apática, gemidos ou gritos, coma.

Um Vento Aconchegante – Yi wo feng

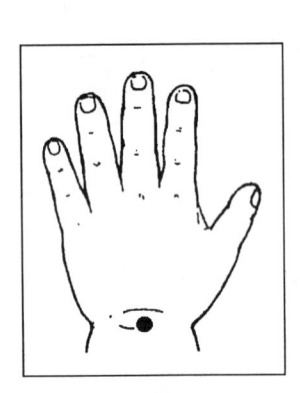

Localização: punho dorsal, ponto central da prega transversal.

Técnica: pressionar e fazer movimentos circulares de 100 a 300 vezes, ou pressionar com a unha de 10 a 20 vezes, ou empurrar separando de 50 a 100 vezes (empurrar separando resulta numa estimulação menos intensa do que pressionar com a unha).

Efeito: esquenta o aquecedor médio, aumenta a circulação de qi, alivia a dor abdominal, alivia a dor nas articulações, expele vento frio, aquece e conecta o interior com o exterior, acalma o medo, tranqüiliza a mente, alivia a dor, alivia sintomas externos.

Indicações: dor abdominal, borborigmos, resfriado comum, inchaço e dor nas articulações, convulsões, artralgia.

Os Oito Símbolos Exteriores – Wai ba gua

Localização: dorso da mão, círculo em volta do Palácio Exterior do Trabalho (oposto aos Oito Símbolos Interiores).

Técnica: fazer movimentos circulares e empurrar de 300 a 500 vezes, com um movimento no sentido horário em volta da mão esquerda da criança, e anti-horário em volta da mão direita da criança.

Efeito: promove a circulação do qi, harmoniza o sangue, remove e dispersa estagnação.

Indicações: opressão no peito, distensão abdominal, prisão de ventre, desarmonia zang/fu, estagnação do qi ou do sangue.

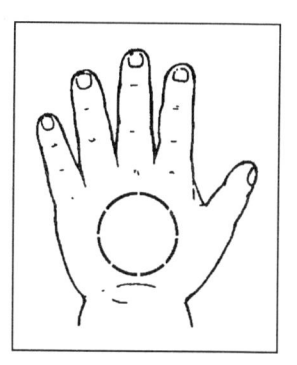

A Pequena Linha Transversal da Palma da Mão – Zheng xiao heng wen

Localização: base do mindinho, lado palmar, borda ulnar da linha transversal.

Técnica: pressionar e fazer movimentos circulares de 100 a 300 vezes, ou empurrar para a frente e para trás.

Efeito: elimina o calor, dispersa estagnação, ventila os pulmões, resolve tosse e muco.

Indicações: dispnéia (catarro ou muco), tosse, febre, sapinho.

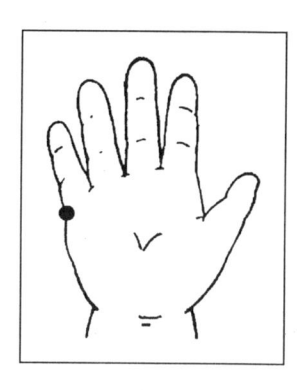

O Eixo da Galeria – Guan chong – TA 1

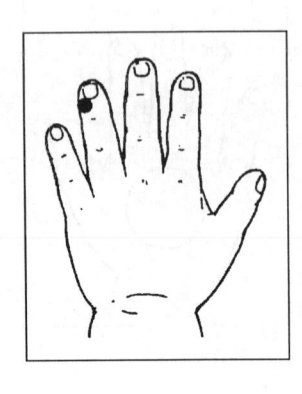

Localização: quarto dedo (anular), lado ulnar, abaixo do canto da unha.

Técnica: pressionar bem forte com a unha de 5 a 10 vezes.

Efeito: limpa a cabeça e os olhos, promove o funcionamento do triplo-aquecedor, alivia o peito e o diafragma, tranqüiliza a mente.

Indicações: dor de cabeça, mente obtusa ou apática, vista fraca, boca seca, dor de garganta, sufocamento, anorexia.

O Pequeno Centro Celestial – Xiao tian xin

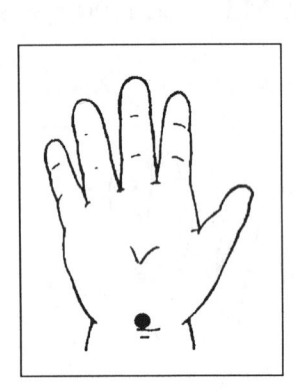

Localização: base da palma na junção dos tenares maior e menor, logo acima da linha transversal do punho.

Técnica: pressionar e fazer movimentos circulares de 100 a 300 vezes, ou martelar de 30 a 100 vezes, ou pressionar com a unha de 3 a 5 vezes.

Efeito: abre orifícios, elimina estagnação, faz as convulsões pararem, tranqüiliza a mente, deixa os olhos brilhantes, elimina o calor patogênico, promove a urinação, acalma o medo, dispersa a estagnação.

Indicações: convulsões, epilepsia, visão turva, vermelhidão nos olhos, dor e inchaço nos olhos, excesso de lágrimas, moleira ou fontanela aberta, febre alta, coma, irritação, agitação, choro noturno, insônia, anúria, sarampo ou catapora incompletas.

O Meridiano do Intestino Delgado – Xiao chang jing – ID

Localização: dedo mindinho, borda ulnar da ponta à base.

Técnica:* *sedar:* empurrar na direção proximal distal de 100 a 500 vezes.

Efeito: elimina o calor, promove a urinação, elimina o calor patogênico do coração que está invadindo o intestino delgado.

Indicações: diarréia, urina escassa, anúria, febre alta, febre vespertina, enurese, urina escura, sapinho.

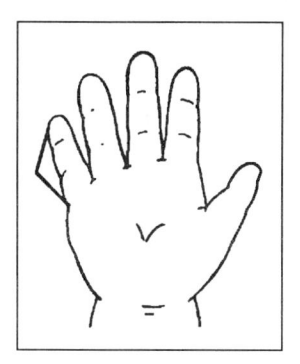

As Pequenas Linhas Transversais – Sui heng wen

Localização: as linhas transversais do lado palmar de todos os cinco dedos, onde os dedos se ligam à palma.

Técnica: pressionar com a unha de 2 a 5 vezes, ou empurrar para trás e para a frente de 50 a 100 vezes, ou pressionar e fazer movimentos circulares de 100 a 300 vezes.

Efeito: elimina o calor, elimina a irritação, dispersa a estagnação, resolve muco.

Indicações: febre, irritabilidade, sapinho, tosse, dispnéia.

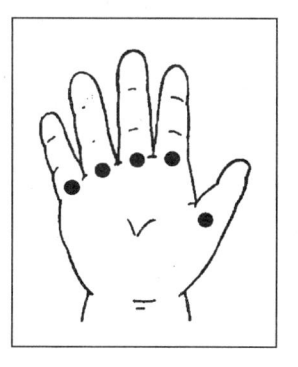

---

* Clinicamente, o Meridiano do Intestino Delgado não costuma ser tonificado.

A Concha do Caramujo – Luo si

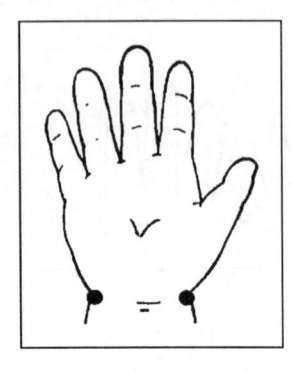

Localização: extremidades distais bilaterais dos ossos ulna e rádio nos pontos medial e lateral extremos.

Técnica: pressionar e fazer movimentos circulares (dois dedos) de 100 a 500 vezes.

Efeito: alivia a tosse, impede a subida do qi adverso.

Indicações: tosse, asma, IPE.

O Meridiano do Baço – Pi jing – BP

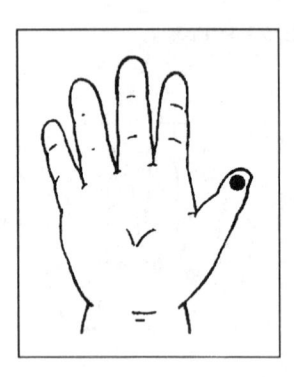

Localização: polegar, na falange distal.

Técnica: *tonificar:* pressionar e fazer movimentos circulares de 300 a 500 vezes; *sedar:* empurrar na direção proximal a distal de 300 a 500 vezes.

Efeito: *tonificação:* fortalece o estômago e o baço, tonifica o sangue, resolve muco; *sedação:* elimina estagnação de alimentos, promove a digestão, elimina umidade.

Indicações: deficiência de baço e estômago, anorexia, emagrecimento, agitação, diarréia, indigestão, prisão de ventre, falta de apetite, disenteria, con-vulsões, muco úmico, icterícia, distensão abdo-minal, transpiração espontânea, suor noturno, atrofia muscular, sarampo ou catapora incompletos.

O Meridiano do Estômago – Wei jing – E

Localização: polegar, lado palmar, segundo segmento.

Técnica: *tonificar:* pressionar e fazer movimentos circulares de 300 a 500 vezes; *sedar:* empurrar na direção proximal a distal de 300 a 500 vezes.

Efeito: faz parar o vômito, impede a subida do qi adverso, promove a digestão, elimina o calor.

Indicações: vômito, soluço, sede, falta de apetite, fogo patológico do estômago, distensão abdominal, anorexia, diarréia.

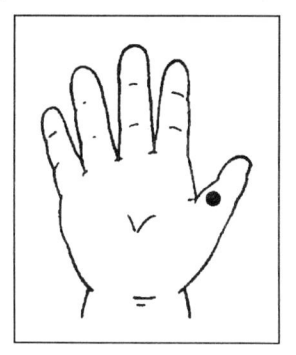

Carga Leve – Gan zai

Localização: dorso da mão, proximal até o Vale da União, na interseção do primeiro e segundo metacarpos.

Técnica: pressionar com a unha de 5 a 10 vezes, então fazer movimentos circulares de 50 a 100 vezes.

Efeito: recupera o yang, reanima da inconsciência.

Indicações: convulsões, desmaios, perda súbita da consciência, extremidades frias.

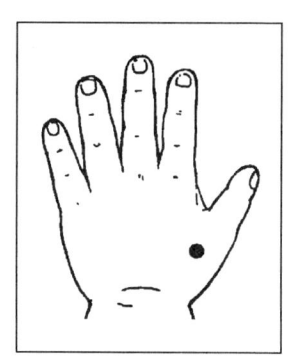

Prumo Simétrico – Duan zheng

Localização: dedo médio, pontos bilaterais nos cantos da unha.

Técnica: pressionar com a unha (bilateralmente) de 5 a 10 vezes, ou pressionar e fazer movimentos circulares de 10 a 20 vezes.

Efeito: elimina o fogo do coração e do fígado, acalma o medo, tranqüiliza a mente, impede a subida do qi adverso, tonifica o baço, harmoniza o estômago; *radial:* tonifica o qi ascendente; *ulnar:* tonifica o qi descendente.

Indicações: convulsões; radial: diarréia, disenteria; ulnar: vômito, epistaxe.

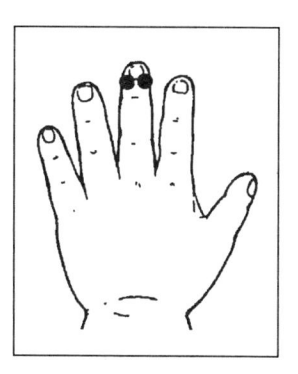

Os Dez Reis – Shi wang – Ponto extra 24

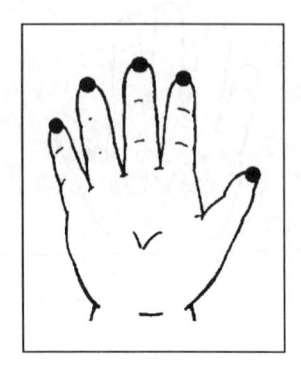

Localização: as pontas de todos os cinco dedos.

Técnica: pressionar com a unha de 3 a 5 vezes.

Efeito: reanima da inconsciência, baixa a febre, acalma o medo, tranqüiliza a mente, elimina o fogo, alivia espasmos, elimina irritação.

Indicações: convulsões agudas, mente obtusa ou apática, choro noturno, espasmos, febre alta, agitação, mau humor.

As Três Cancelas Digitais – Zhi san guan

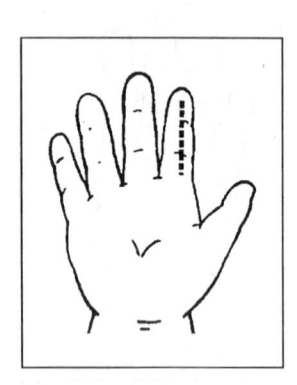

Localização: dedo indicador, lado palmar, os três segmentos: Vento (Proximal), Qi (mediano), Vital (distal).

Técnica:* empurrar no sentido distal a proximal de 100 a 200 vezes.

Efeito: harmoniza o sangue, desobstrui passagens, apaga o fogo do fígado e da vesícula biliar, elimina o calor do intestino grosso.

Indicações: febre, aversão ao frio, diarréia, disenteria, convulsões.

---

* Clinicamente, as Três Cancelas Digitais são mais usadas para diagnóstico do que para tratamento; ver o Capítulo 5.

A Boca do Tigre – Hu kou

Localização: a rede entre o polegar e o indicador, desde o nó do dedo indicador até a segunda articulação do polegar.

Esse ponto é usado como marco nas descrições de técnicas (ver, por exemplo, "A Entrada Celestial da Boca do Tigre").

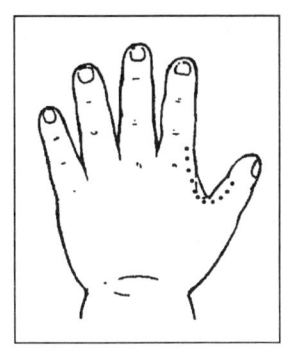

O Transporte de Terra para Água – Yun tu ru shui

Localização: da ponta radial do polegar, passando por toda a borda da palma numa curva até o dedo mindinho.

Técnica: empurrar com o polegar de 100 a 300 vezes.

Efeito: limpa o calor e a umidade do estômago/baço, reabastece a água insuficiente, suplementa a água do rim.

Indicações: diarréia, distensão abdominal, borborigmos, indigestão, vômito, disenteria.

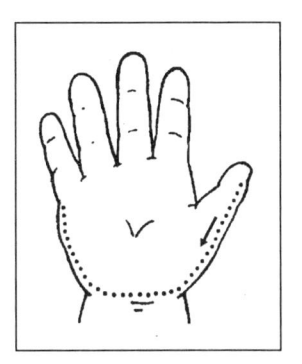

O Transporte de Água para Terra – Yun shui ru tu

Localização: da base do dedo mindinho passando por toda a borda da palma da mão até o polegar medial.

Técnica: empurrar com o polegar de 100 a 300 vezes.

Efeito: umedece a secura, promove o peristaltismo, promove a urinação, tonifica o baço, promove a digestão, remove estagnações.

Indicações: disúria, urina amarela, prisão de ventre, constituição fraca, distensão abdominal, desnutrição, anorexia, diarréia, disenteria, retenção de alimentos.

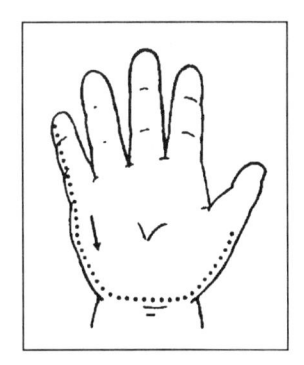

Os Dois Cavalos – Er ma

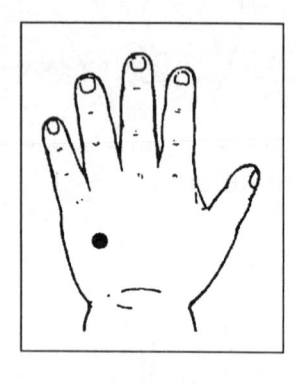

Localização: dorso da mão no lado ulnar do centro (Palácio Exterior do Trabalho), entre o quarto e o quinto dedo.

Técnica: pressionar e fazer movimentos circulares de 100 a 300 vezes, ou pressionar com a unha de 5 a 10 vezes.

Efeito: tonifica ou reforça o yin do rim, tonifica o yang do rim, recupera o yang, leva o fogo ao lugar original, promove a circulação do qi, dispersa estagnações.

Indicações: disúria, indigestão, dor abdominal, constituição fraca, prolapso do reto, enurese, tosse, asma, urina escura, dor de dente, umidade e muco, ranger de dentes, coma, lombalgia, zumbidos, flacidez nas pernas, inchaço ou dor no pescoço.

As Portas de Duas Folhas – Er shan men

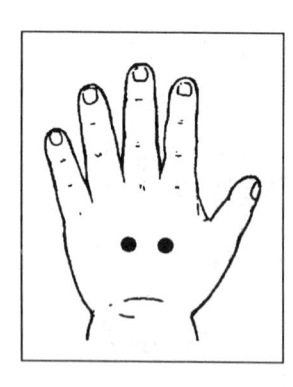

Localização: dorso da mão, as duas depressões de ambos os lados do centro (Palácio Exterior do Trabalho).

Técnica: pressionar ambos os pontos de 3 a 5 vezes, ou pressionar e fazer movimentos circulares de 300 a 500 vezes.

Efeito: promove a diaforese, alivia o exterior, promove a circulação uniforme de qi e sangue que relaxa músculos e tendões, expele o vento, desobstrui os colaterais, alivia dispnéia.

Indicações: sintomas febris devidos a vento ou frio patogênicos, anidrose, asma com escarro, peito cheio, convulsões, febre sem transpiração, resfriado comum, dispnéia (catarro ou muco), tosse, sarampo ou catapora incompletos.

O Vale da União – He gu – IG 4

Localização: dorso da mão, entre o primeiro e o segundo metacarpos no aspecto radial, no fim da prega na rede entre o polegar e o indicador.

Técnica: pressionar e fazer movimentos circulares de 100 a 200 vezes; ou pressionar com a unha de 3 a 5 vezes, depois pressionar e fazer movimentos circulares de 50 a 100 vezes.

Efeito: induz a transpiração, alivia o exterior, dispersa a estagnação, elimina o calor, alivia a dor.

Indicações: dor de cabeça, rigidez no pescoço, febre sem transpiração, epistaxe, dor de garganta, dor de dente, trismo, prisão de ventre, vômito, subida do qi adverso.

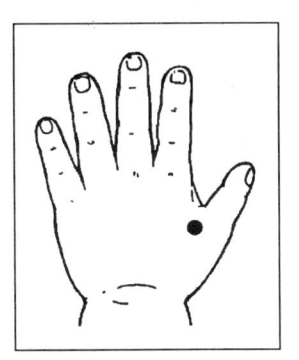

Tranqüilidade e Vigor – Jing ning

Localização: dorso da mão, na depressão entre o quarto e quinto metacarpos, no lado ulnar do Palácio Exterior do Trabalho.

Técnica: pressionar de 3 a 5 vezes, depois esfregar; ou pressionar com a unha de 3 a 5 vezes, e depois pressionar e fazer movimentos circulares de 100 a 300 vezes.

Efeito: promove a digestão, remove estagnação de alimentos, alivia o peito, relaxa o diafragma, promove a circulação do qi.

Indicações: asma com escarro, ânsia de vômito, massas abdominais, plenitude peitoral ou abdominal, acúmulo de estagnação, dispnéia (catarro ou muco), respiração ofegante.

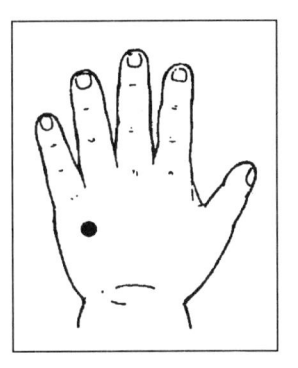

A Água (Oito Símbolos Interiores) – Kan gong

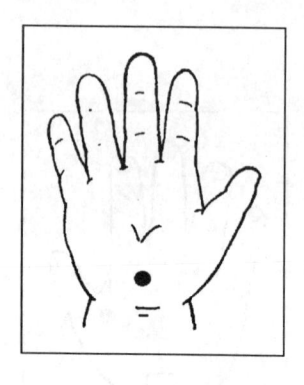

Localização: palma da mão, no ponto correspondente às seis horas nos Oito Símbolos Interiores (ver a p. 90).

Técnica: pressionar com a unha de 10 a 20 vezes, ou empurrar de 100 a 200 vezes.

Efeito: promove a diaforese, alivia o exterior.

Indicações: influências patogênicas externas, problemas pulmonares.

O Tendão Branco – Bai jin

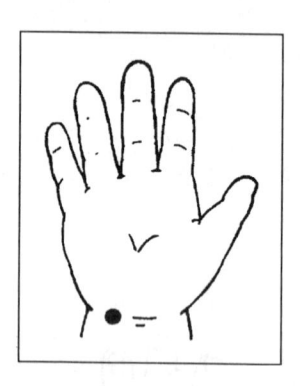

Localização: prega transversal do punho no lado da palma, a meio caminho entre o Tendão Principal (ponto mediano) e o Lago Yin (pequena eminência tenar).

Técnica: pressionar com a unha de 3 a vezes, ou pressionar e fazer movimentos circulares de 50 a 100 vezes.

Efeito: uniformiza a circulação do qi, resolve muco, alivia o peito, relaxa o diafragma.

Indicações: opressão no peito, dispnéia (catarro ou muco).

A PORTA DE MADEIRA – BAN MEN

Localização: no centro da prega transversal do punho na parte dorsal.

Técnica: Tonificar: Pressionar e girar 100-300 vezes. Sedar: Empurrar 100-200 vezes.

Efeito: Alivia convulsões, elimina estagnação de alimentos, promove a digestão, drena o excesso de calor do estômago e do baço, tonifica o baço, harmoniza o estômago, refresca o diafragma.

Indicações: convulsões agudas ou crônicas; opistótonos, indigestão, vômitos, diarréia, respiração ofegante.

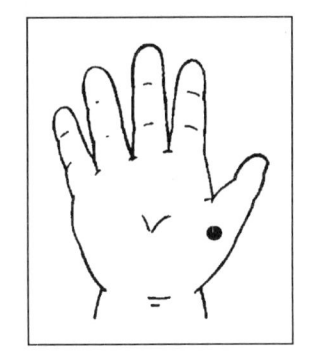

YANG MARSH – YANG XI

Localização: extremidade radial da prega dorsal e transversal do punho;

Técnica: pressionar com a unha de 5 a 10 vezes, depois pressionar e fazer movimentos circulares de 50 a 100 vezes.

Efeito: controla a malária, faz a diarréia parar.

Indicações: malária, diarréia.

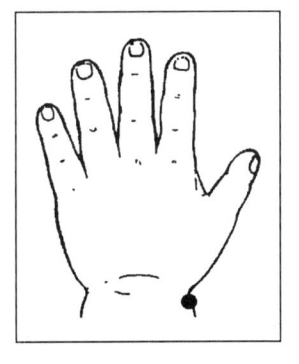

O LAGO YIN – YIN QI

Localização: pequena eminência tenar (o canto da extremidade mais baixa da palma, lado ulnar).
Esse ponto é usado como marco nas descrições de técnicas (como Pressionar e Soltar Rápido).

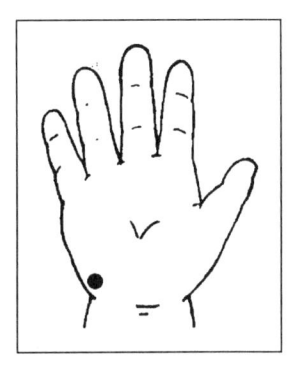

A Região dos Braços

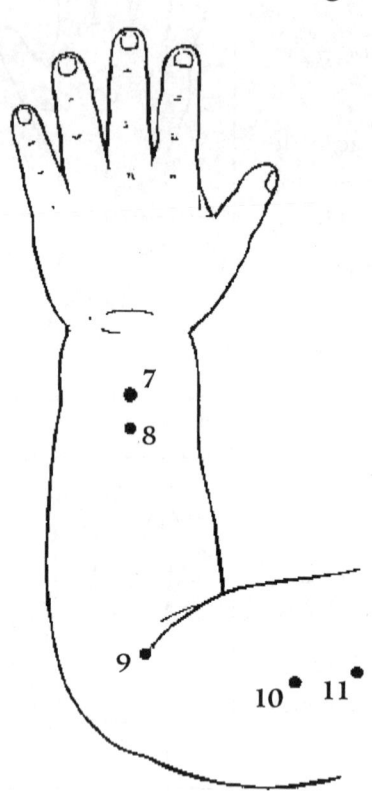

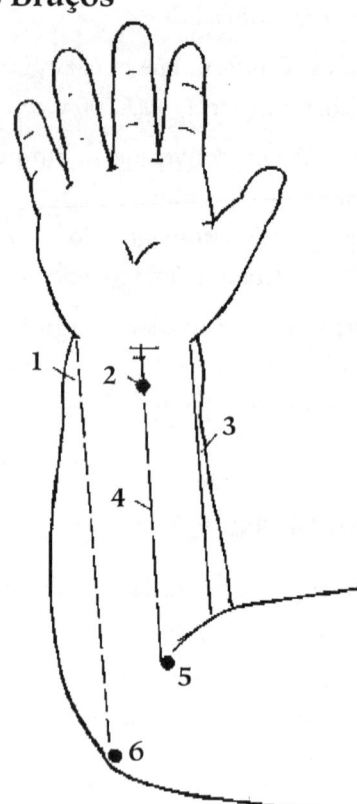

NOMES DOS PONTOS DOS BRAÇOS

8 Poço Yang do Braço	9 Lago da Curva	10 Parte Superior do Braço
2 Cancela Interna	11 Osso do Ombro	5 Grande Lago
6 Marzinho	1 Seis Vísceras Ocas	4 Água da Galáxia
7 Cancela Exterior	3 Três Cancelas	

O Poço Yang do Braço – Bo yang qi

Localização: 3 cun acima do centro da prega transversal do punho no lado dorsal.

Técnica: pressionar e fazer movimentos circulares de 300 a 500 vezes; ou pressionar com a unha de 5 a 7 vezes, depois pressionar e fazer movimentos circulares de 10 a 30 vezes.

Efeito: impede a subida do qi adverso, faz o fogo descer, dispersa o calor.

Indicações: tonteira, dor de cabeça, convulsões, epilepsia, prisão de ventre, disúria, urina escura, fezes secas, diarréia, enurese.

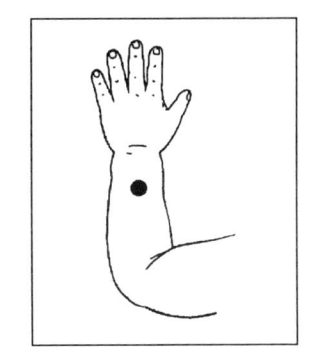

A Cancela Interna – Nei guan PC 6 (SC 6)

Localização: 2 cun acima da prega transversal do punho no aspecto medial do antebraço, entre os dois tendões.

Técnica: pressionar com a unha de 10 a 20 vezes, ou pressionar e fazer movimentos circulares de 100 a 200 vezes.

Efeito: promove a diaforese, alivia o exterior.

Indicações: influências patogênicas externas.

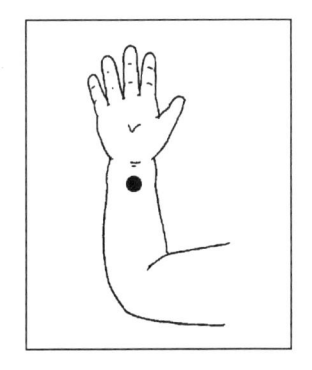

O Marzinho – Shao hai – C 3

Localização: entre a extremidade ulnar da linha transversal do cotovelo e o epicôndilo umeral medial.

Técnica: pressionar e fazer movimentos circulares de 30 a 50 vezes; ou pressionar de 3 a 5 vezes, depois pressionar e fazer movimentos circulares de 30 a 35 vezes; ou pegar e balançar de 30 a 50 vezes.

Efeito: fluxo uniforme de qi, ativa o sangue.

Indicações: plenitude torácica e abdominal, ou peito cheio, convulsões.

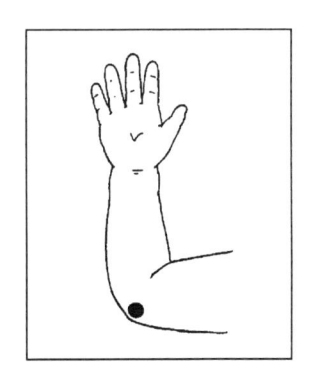

A Cancela Externa – Wai guan – TA 5

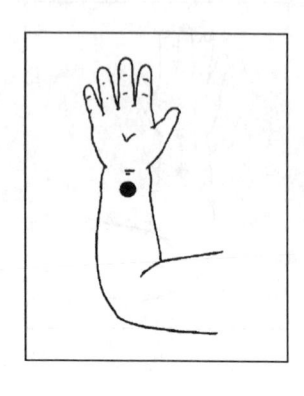

Localização: 2 cun acima da prega transversal do punho na parte dorsal, entre o rádio e a ulna.

Técnica: pressionar e fazer movimentos circulares de 100 a 300 vezes, ou pressionar com a unha de 3 a 7 vezes, depois pressionar e fazer movimentos circulares de 50 a 100 vezes.

Efeito: expele o vento, dispersa o frio, alivia a dor.

Indicações: diarréia, dor nas costas, lombalgia, resfriado comum, aversão ao frio.

O Lago da Curva – Qu qi – IG 11

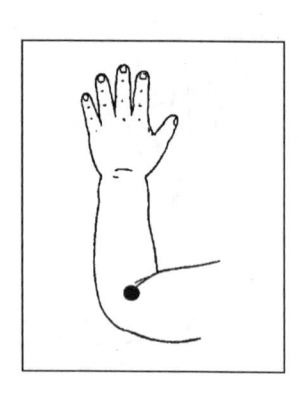

Localização: com o cotovelo flexionado, a extremidade lateral da pregada transversal do cotovelo.

Técnica: pressionar com a unha de 5 a 7 vezes, depois pressionar e fazer movimentos circulares de 30 a 50 vezes.

Efeito: elimina a estagnação, induz a transpiração, alivia o exterior, elimina o calor, alivia dores.

Indicações: extremidades superiores dormentes ou incapazes de se movimentar, dor no dedo com o movimento, resfriado comum, febre, arroto, vômito, tosse, dispnéia.

O Osso do Ombro – Jian yu IG15

Localização: a depressão que aparece na borda anterior da articulação acromioclavicular quando o braço é levantado lateralmente e flexionado.

Técnica: pressionar e fazer movimentos circulares de 100 a 300 vezes.

Efeito: relaxa os tendões, abre canais e colaterais.

Indicações: convulsões, rigidez e atrofia dos membros superiores.

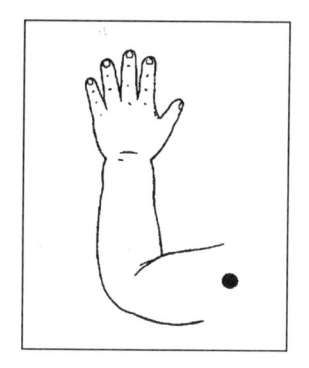

As Seis Vísceras Ocas – Liu fu

Localização: borda inferior do osso ulna, do cotovelo até a prega do punho.

Técnica: empurrar no sentido proximal a distal de 100 a 500 vezes.

Efeito: elimina o calor, refresca o sangue, desintoxica, resolve inchaço, alivia a dor.

Indicações: febre alta, irritabilidade, fezes secas, sede, desejo de bebidas frias, síndromes febris, convulsões, sapinho, língua inchada, úlceras gengivais, dor de garganta, inchaço, cachumba, feridas, calor reprimido, acúmulo estagnante nos intestinos, disenteria, prisão de ventre.

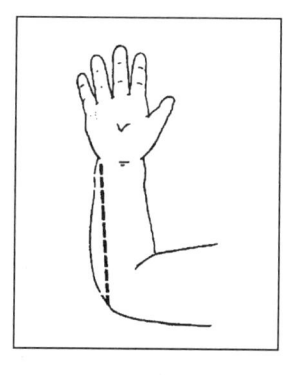

AS TRÊS CANCELAS – SAN GUAN

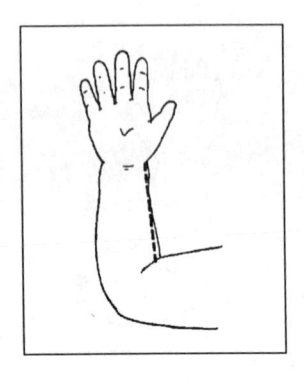

Localização: borda radial do antebraço, da prega do punho até a articulação do cotovelo.

Técnica: empurrar no sentido distal a proximal de 100 a 500 vezes (aumentar esse número nas síndromes de frio).

Efeito: reforça o qi, tonifica o yang, dispersa o frio patogênico, alivia síndromes exteriores, tonifica a deficiência, promove o fluxo do qi, ativa o sangue, desobstrui colaterias, cultiva e suplementa a essência.

Indicações:* dor abdominal, diarréia, fraqueza depois de doença, aversão ao frio, membros fracos, anorexia, icterícia, anemia, sarampo ou catapora incompletos, pólio, furúnculos, transpiração espontânea, deficiência de qi e sangue, constituição fraca, deficiência de yang.

A PARTE SUPERIOR DO BRAÇO – BI NAO IG14

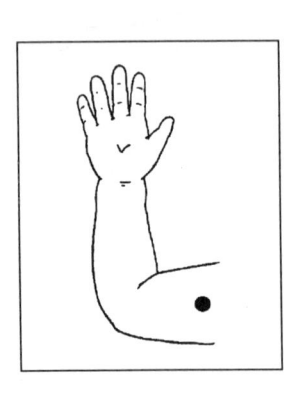

Localização: parte superior do braço na linha mediana lateral, logo acima da inserção do músculo deltóide.

Técnica: pressionar e fazer movimentos circulares de 10 a 300 vezes.

Efeito: relaxa e alivia a tensão muscular dos olhos.

Indicações: problemas oculares, estrabismo divergente, estrabismo convergente.

---

* Contra-indicações: síndromes de excesso de calor.

O Grande Lago – Hong qi

Localização: prega transversal do cotovelo, no lado ulnar do tendão do bíceps do braço.

Técnica: pressionar e fazer movimentos circulares de 50 a 100 vezes; ou pegar de 3 a 5 vezes; ou pressionar com a unha de 3 a 5 vezes, depois pressionar e fazer movimentos circulares de 10 a 20 vezes.

Efeito: tranqüiliza a mente, acalma o medo, elimina o calor do pericárdio.

Indicações: espasmos nas extremidades superiores, convulsões.

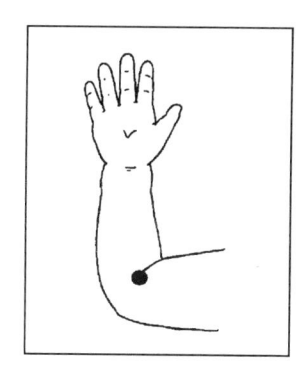

A Água da Galáxia – Tian he shui

Localização: antebraço, aspecto medial, na linha mediana, da prega do punho até a prega do cotovelo.

Técnica: empurrar no sentido distal a proximal de 100 a 500 vezes.

Efeito: elimina calor e fogo patogênicos, alivia o exterior, elimina o calor do coração, elimina irritabilidade e mau humor, acalma o medo, resolve síndromes de excesso e deficiência de calor.

Indicações: deficiência de yin e calor, síndrome febril, febre do resfriado comum, febre periódica, excesso de calor interno, irritabilidade, agitação, sede, língua rígida, convulsões, choro de medo, mau humor, distensão abdominal, calor no estômago/baço, estomatite miótica, sapinho, gengivas inchadas, úlcera, tosse, dispnéia (catarro ou muco), fezes secas, urina escura, síndromes de excesso e calor.

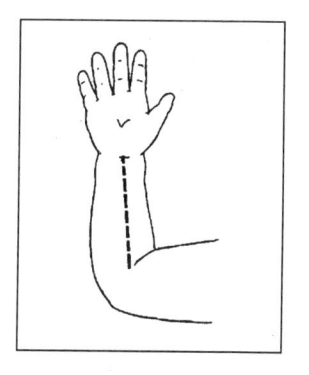

A Região Anterior do Tronco

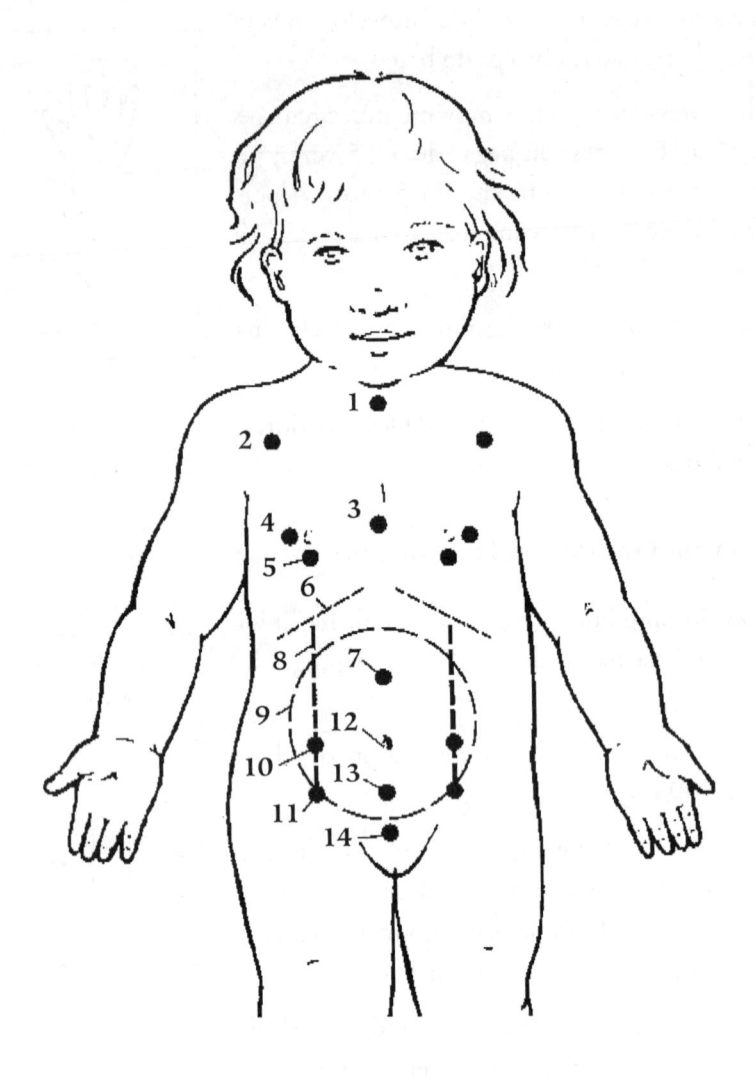

NOMES DOS PONTOS DA PARTE ANTERIOR DO TRONCO

9 Abdômen	3 Base do Seio	14 Osso Curvo
7 Centro do Abdômen	1 Lareira Celestial	13 Campo do Elixir
11 Canto do Abdômen	10 Pino Celestial	4 Parte Externa do Mamilo
6 Yin Yang do Abdômen	2 Tesouro Central	12 Porta do Espírito
8 Abaixo das Costelas	3 Centro do Peito	

116 A LOCALIZAÇÃO DOS PONTOS

O Abdômen – Fu

Localização: região epigástrica.

Técnica: fazer movimentos circulares e empurrar fazendo 36 rotações no sentido horário, e depois 36 no sentido anti-horário. Repetir durante 5 a 7 minutos, ou empurrar separando a partir da linha mediana para as laterais de 50 a 100 vezes.

Efeito: promove a digestão, aquece o yang, tonifica o estômago e o baço, regula as funções gastrintestinais, alivia dispepsia, dispersa o qi estagnante, alivia dor ou distensão abdominal.

Indicações: dor abdominal, indigestão, vômito, diarréia, prisão de ventre, distensão ou dor abdominal, borborigmos, retenção de alimento, desnutrição.

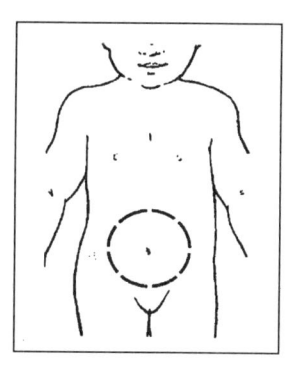

O Centro do Abdômen – Zhong wan – VC12

Localização: na linha mediana do abdômen, no meio do caminho entre o umbigo e o processo xifóide.

Técnica: pressionar e fazer movimentos circulares de 100 a 200 vezes, ou empurrar a partir da Lareira Celestial até o Centro do Abdômen.

Efeito: tonifica estômago/baço, promove a digestão.

Indicações: distensão abdominal, indigestão, diarréia, perda de apetite, arroto, dispnéia, dispepsia, vômito, dor de estômago.

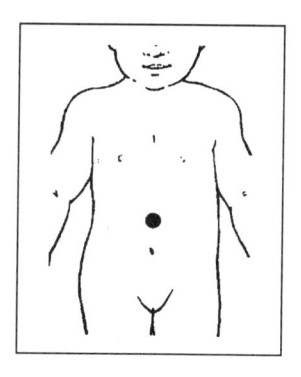

O Canto do Abdômen – Du jiao

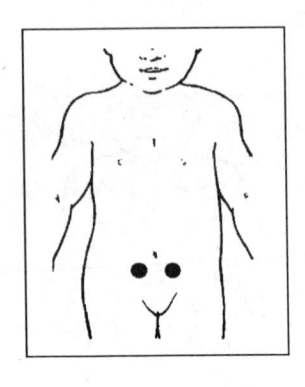

Localização: 2 cun abaixo e lateralmente ao umbigo.

Técnica: pegar de 3 a 5 vezes.

Efeito: alivia a dor abdominal devida ao frio patogênico ou alimentação irregular, dispersa o frio, elimina o calor, dispersa estagnação, faz a diarréia parar, relaxa os intestinos.

Indicações: dor abdominal (principalmente por frio patogênico), diarréia, prisão de ventre, disenteria.

Yin Yang do Abdômen – Fu yin yang

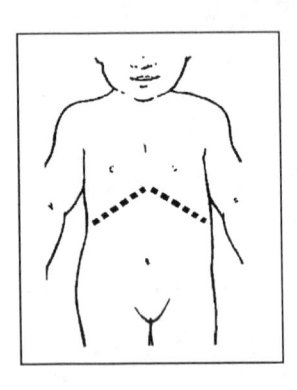

Localização: quadrantes abdominais superiores.

Técnica: fazer movimentos circulares e empurrar de 100 a 200 vezes, ou empurrar separando de 50 a 300 vezes.

Efeito: tonifica estômago/baço, promove a digestão, promove o fluxo de qi, alivia a dor, faz o vômito parar, estanca a diarréia.

Indicações: dor ou distensão abdominal, indigestão, vômito, náusea, dispepsia, diarréia.

Abaixo das Costelas – Xie lei

Localização: na parte inferior do sulco costal na linha vertical do mamilo, do sulco costal até o Canto do Abdômen.

Técnica:* empurrar da parte superior para a inferior de 100 a 300 vezes.

Efeito: regula o fluxo de qi, resolve muco, regula o intestino grosso, remove estagnação de alimento, elimina a distensão, promove a digestão.

Indicações: indigestão, peito cheio, distensão abdominal (muco), retenção de alimento estagnado, dor abdominal, prisão de ventre, borborigmos.

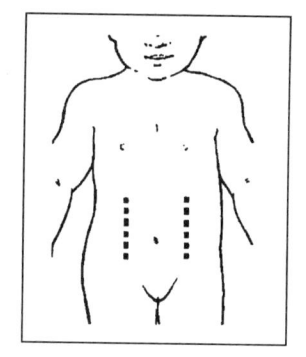

A Base do Seio – Ru gen – E 18

Localização: abaixo dos mamilos, a distância correspondente a uma costela (quinto espaço intercostal).

Técnica: pressionar e fazer movimentos circulares de 50 a 100 vezes.

Efeito: regula o qi do pulmão, resolve tosse e muco.

Indicações: asma, tosse, peito cheio.

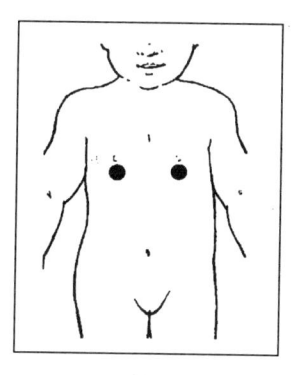

---

* Enfatizar mais a região medial, mais perto da linha mediana, é mais eficaz contra a diarréia.

A Lareira Celestial – Tian tu VC 22

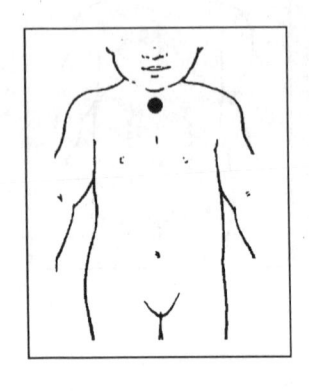

Localização: centro da fossa supraesternal, acima da depressão supraesternal.

Técnica: pressionar e fazer movimentos circulares de 30 a 50 vezes, ou beliscar e espremer de 3 a 5 vezes, ou pressionar com a unha de 3 a 5 vezes.

Efeito: elimina obstrução por muco, dispersa o calor, desobstrui a garganta, impede a subida do qi adverso, alivia dispnéia, faz o vômito parar.

Indicações: dispnéia, dor de garganta, voz rouca, eliminação insuficiente de muco, tosse, afonia repentina, vômito.

Primeiros socorros: a pressão forte induz o vômito.

O Pino Celestial – Tian shu E 25

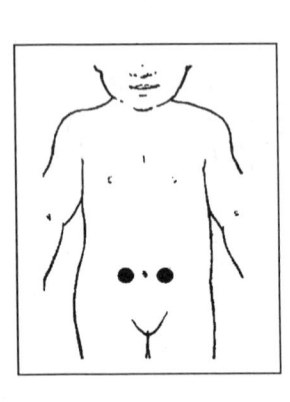

Localização: 2 cun lateralmente ao umbigo.

Técnica:* pressionar e fazer movimentos circulares de 50 a 100 vezes, ou pegar de 3 a 5 vezes, ou empurrar (para baixo) a partir do Pino Celestial de 30 a 50 vezes (para movimentar o alimento estagnado).

Efeito: regula o intestino grosso, regula a circulação do qi, remove estagnação de alimentos, promove o transporte de líquidos, elimina a distensão, promove a digestão.

Indicações: dor abdominal, diarréia, prisão de ventre, distensão abdominal, indigestão por estagnação de alimentos, borborigmos, disenteria, edema.

---

* Veja também "Abaixo das Costelas".

O Tesouro Central – Zhong fu – P 1

Localização: lateral e acima do esterno ao lado do primeiro espaço intercostal.

Técnica: pressionar e fazer movimentos circulares de 100 a 300 vezes, ou beliscar e espremer até o ponto ficar vermelho.

Efeito: tonifica os pulmões, elimina a congestão, dispersa acúmulos.

Indicações: problemas de pulmão, pneumonia.

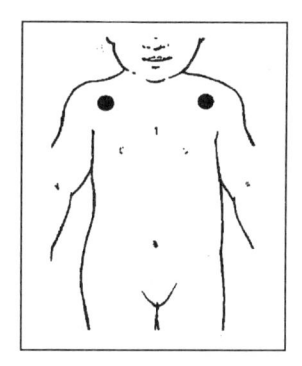

O Centro do Peito – Dan zhong – CV 17

Localização: na linha mediana do peito, entre os mamilos (na altura do quarto espaço intercostal).

Técnica: pressionar e fazer movimentos circulares de 30 a 60 vezes, ou beliscar e espremer de 30 a 60 vezes, ou empurrar separando de 50 a 100 vezes, ou empurrar (para baixo) de 50 a 100 vezes.

Efeito: regula o qi do pulmão, faz a tosse parar, alivia o peito, uniformiza o fluxo de qi, alivia dispnéia.

Indicações: congestão do peito, asma, tosse, vômito, náusea, dispnéia (catarro ou muco), respiração difícil ou ofegante, distensão do diafragma, soluço, muco, bronquite.

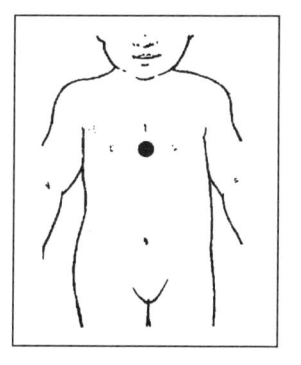

O Osso Curvo – Qu gu – VC 2

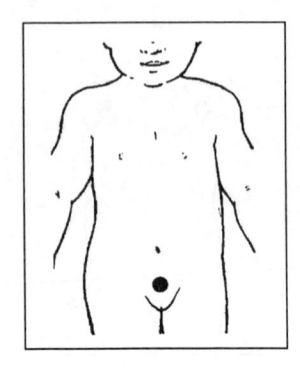

Localização: ponto central do osso púbico em sua borda superior.

Técnica: pressionar e fazer movimentos circulares de 200 a 500 vezes.

Efeito: tonifica o rim, tonifica o aquecedor inferior.

Indicações: enurese.

O Campo do Elixir – Dan tian

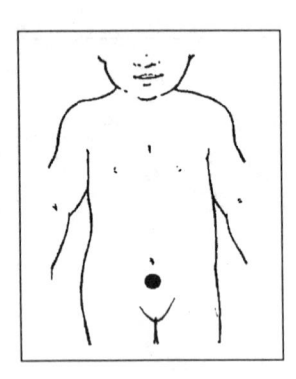

Localização: 3 cun abaixo do umbigo na linha mediana.

Técnica: pressionar e fazer movimentos circulares de 100 a 300 vezes, ou fazer movimentos circulares e empurrar de 30 a 50 vezes.

Efeito: tonifica os rins.

Indicações: diarréia, dor abdominal, enurese, prolapso do reto, hérnia, anúria, deficiência congênita de qi.

A Parte Externa do Mamilo – Ru pang

Localização: do lado de ambos os mamilos.

Técnica: pressionar e fazer movimentos circulares de 30 a 50 vezes.

Efeito: relaxa o peito, facilita o fluxo de qi.

Indicações: tosse, dispnéia (catarro ou muco), opressão ou dor no peito, disfagia.

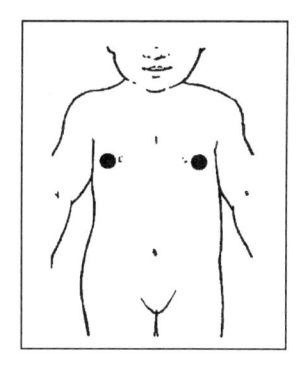

A Porta do Espírito – Shen que – VC 8

Localização: no umbigo.

Técnica: pressionar e fazer movimentos circulares de 100 a 500 vezes, ou fazer movimentos circulares e empurrar de 100 a 300 vezes.

Efeito: aquece o yang, tonifica a deficiência, tonifica o baço para aliviar diarréia, regula a função gastrintestinal, alivia dispepsia, dispersa o qi estagnante, promove a digestão, alivia a dor abdominal.

Indicações: dispepsia, borborigmos, indigestão, retenção de alimentos, desnutrição; *tonificação:* para deficiência do baço, diarréia, indigestão, distensão abdominal; *sedação:* prisão de ventre, indigestão, distensão e dor abdominal.

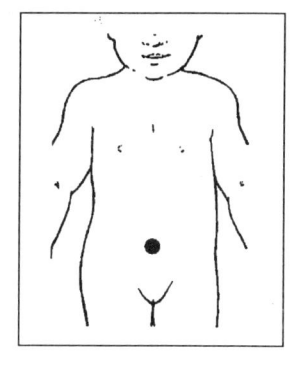

A Região Posterior do Tronco

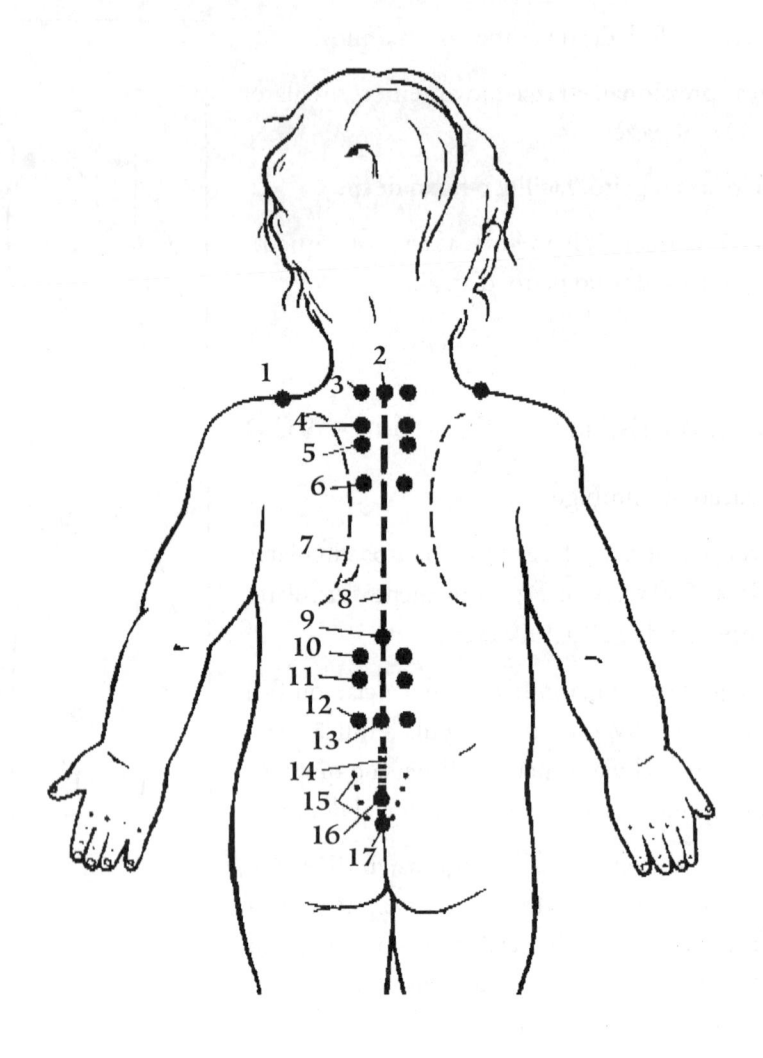

NOMES DOS PONTOS DA PARTE POSTERIOR DO TRONCO

14 Osso dos Sete Segmentos	12 Ponto do Rim nas Costas	8 Coluna Vertebral
3 Respiração Tranqüila	13 Porta da Vida	10 Ponto do Baço nas Costas
9 Pino Central	16 Ponto Lombar das Costas	11 Ponto do Estômago nas Costas
15 Oito Orifícios Sacrais	5 Ponto dos Pulmões nas Costas	
2 Martelão	7 Omoplatas	17 Cauda da Tartaruga
6 Ponto do Coração nas Costas	1 Poço do Ombro	4 Porta do Vento

O Osso dos Sete Segmentos – Qi jie gu

Localização: linha mediana sacral, da 2ª. vértebra lombar (a Porta da Vida) até o cóccix (Cauda da Tartaruga).

Técnica: empurrar de 100 a 300 vezes, ou fazer movimentos circulares e empurrar de 100 a 200 vezes, ou friccionar até aquecer.

Efeito: relaxa os intestinos, faz a diarréia parar, alivia prisão de ventre; *empurrar para baixo:* alivia a prisão de ventre; *empurrar para cima:* faz a diarréia parar.

Indicações: diarréia, prisão de ventre, disenteria, prolapso do reto. *Empurrar para baixo:* prisão de ventre; *empurrar para cima:* diarréia.

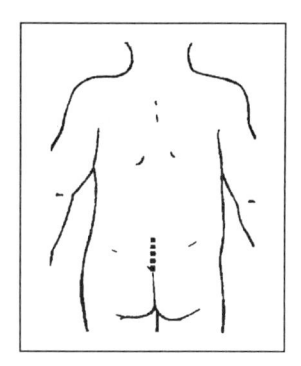

A Respiração Tranqüila – Ding chuan – Ponto extra 14

Localização: parte superior das costas, 0,5 cun lateralmente ao Martelão.

Técnica: pressionar e fazer movimentos circulares de 100 a 300 vezes.

Efeito: alivia tosse, dispersa o qi estagnado do pulmão, facilita o funcionamento do pulmão.

Indicações: asma, tosse, rubéola.

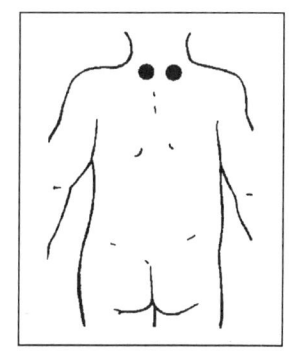

O Pino Central – Zhong shu – VG 7

Localização: linha mediana das costas, entre a 10ª. e a 11ª. vértebras torácicas.

Técnica: pressionar e fazer movimentos circulares de 50 a 100 vezes.

Efeito: tonifica o rim, consolida a cintura.

Indicações: lombalgia, coluna rígida, dificuldade de flexionar ou esticar as costas.

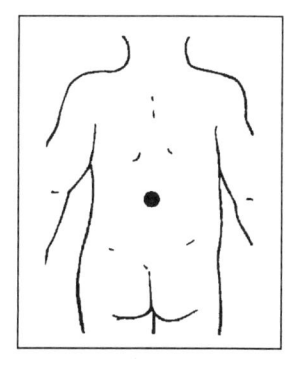

Os Oito Orifícios Sacrais – Ba liao – B 31-34

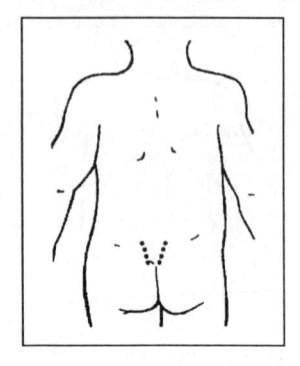

Localização: no sacro, os quatro buracos de cada lado da linha mediana.

Técnica: esfregar até aquecer.

Efeito: tonifica, aquece e consolida o aquecedor inferior.

Indicações: enurese.

O Martelão – Da zhui – VG 14

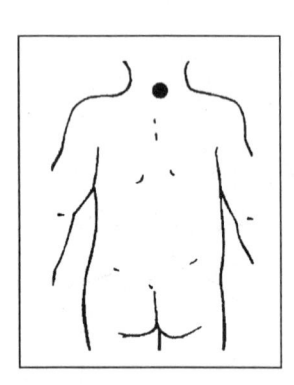

Localização: linha mediana da parte superior das costas, entre a 7ª. vértebra cervical e a 1ª. torácica.

Técnica: pressionar e fazer movimentos circulares de 50 a 100 vezes.

Efeito: induz a transpiração, alivia o exterior, alivia dispnéia, faz parar o vômito, elimina o calor, expele o vento, relaxa espasmos, remove ataque exógeno, elimina o calor do coração e dos pulmões.

Indicações: febre exógena, rigidez no pescoço, dispnéia, vômito, diarréia, convulsões, opistótonos, resfriado comum, dor no ombro.

O Ponto do Coração nas Costas – Xin shu – B 15

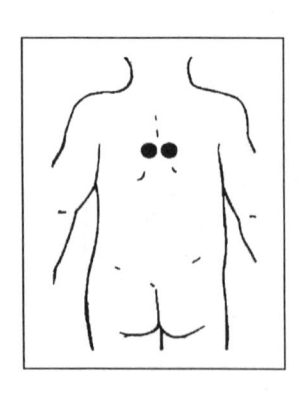

Localização: 1,5 cun lateralmente à linha mediana da coluna, na altura da 5ª. vértebra torácica.

Técnica: pressionar e fazer movimentos circulares de 50 a 100 vezes.

Efeito: tonificar o coração, eliminar o excesso de calor, acalmar o espírito.

Indicações: agitação, convulsões, síndromes de excesso de calor.

O Ponto do Rim nas Costas – Shen shu – B 23

Localização: parte inferior das costas, na altura da 2ª. vértebra lombar, lateralmente à coluna, de ambos os lados.

Técnica: pressionar e fazer movimentos circulares de 100 a 300 vezes.

Efeito: tonifica os rins, aquece o yang, suplementa e tonifica a essência.

Indicações: deficiência dos rins, diarréia, enurese, fraqueza lombar.

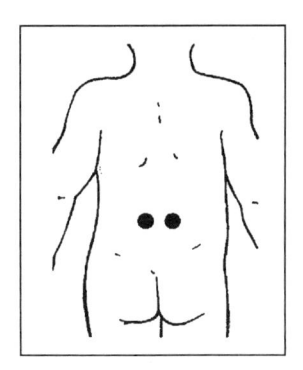

A Porta da Vida – Ming men – VG 4

Localização: na linha mediana da parte inferior das costas, abaixo do processo espinhoso da 2ª. vértebra lombar.

Técnica: pressionar e fazer movimentos circulares de 100 a 300 vezes, ou friccionar até aquecer.

Efeito: tonifica os rins, aquece o yang, suplementa e tonifica a essência.

Indicações: enurese, deficiência ou fraqueza dos rins.

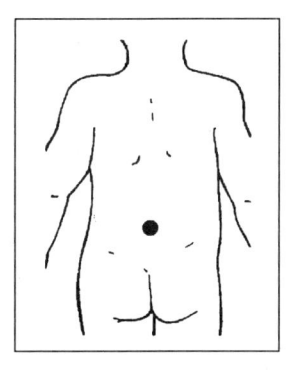

O Ponto Lombar das Costas – Yao shu – VG 2

Localização: parte inferior das costas, abaixo da 4ª. vértebra sacral, no *hiatus sacralalis*.

Técnica: pressionar e fazer movimentos circulares de 100 a 300 vezes, ou friccionar até aquecer.

Efeito: relaxa os tendões, ativa o sangue, tonifica os rins.

Indicações: lombalgia, diarréia, flacidez dos membros.

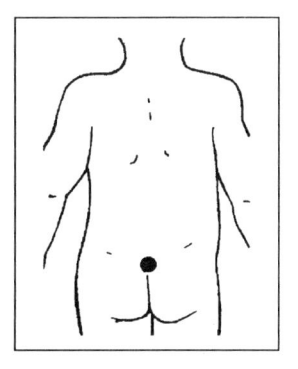

O Ponto dos Pulmões nas Costas – Fei shu – B 13

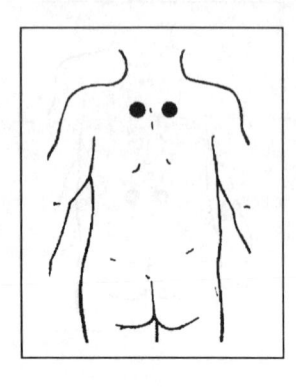

Localização: parte superior das costas, a 1,5 cun lateralmente à 3ª. vértebra torácica, dos dois lados.

Técnica: pressionar e fazer movimentos circulares de 100 a 200 vezes, ou empurrar para baixo ao longo da borda da omoplata de 100 a 300 vezes, ou empurrar separando de 50 a 100 vezes.

Efeito: elimina o calor dos pulmões, tonifica a deficiência, faz a tosse parar, alivia dispnéia, regula o qi do pulmão.

Indicações: calor no pulmão, dispnéia, fogo reprimido e acumulado no coração, resfriado comum, tosse, deficiência dos pulmões devido à tosse prolongada.

As Omoplatas – Jian jie gu

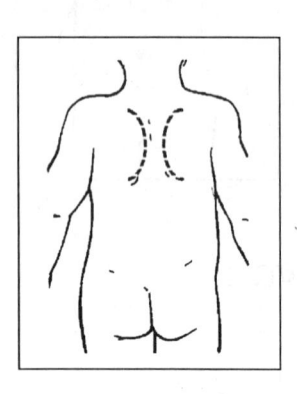

Localização: ambas as omoplatas, inclusive a área entre elas.

Técnica: empurrar separando, movendo-se de cima para baixo ao longo da borda da omoplata, e vice-versa; repetir de 100 a 300 vezes.

Efeito: dispersa o excesso de qi do pulmão, resolve tosse, alivia asma.

Indicações: disfunções do qi do pulmão, tosse, asma.

O Poço do Ombro – Jian jing – VB 21

Localização: parte superior das costas, no ponto central entre o Martelão (7ª. vértebra cervical) e o processo acromial no ponto mais alto do ombro.

Técnica: pegar de 5 a 10 vezes, ou pressionar de 5 a 10 vezes.

Efeito: relaxa tendões e ligamentos, promove a circulação do qi e do sangue, reduz o qi rebelde.

Indicações: rigidez no pescoço, subida de qi adverso.

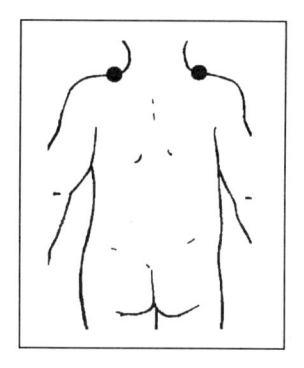

A Coluna Vertebral – Ji zhu

Localização: linha mediana das costas, do Martelão à Cauda da Tartaruga (o cóccix).

Técnica: empurrar de cima para baixo de 300 a 500 vezes, ou beliscar e puxar a pele da coluna de baixo para cima de 3 a 5 vezes.

Efeito: reduz a febre, elimina a distensão, tonifica baço/estômago, regula yin/yang, qi e sangue, harmoniza zang-fu, promove o funcionamento regular do meridiano; *empurrar para baixo:* elimina excesso; *beliscar e puxar a pele da coluna para cima:* tonifica deficiência.

Indicações: febre, desnutrição, deficiência de estômago/baço, convulsões, choro noturno, diarréia, vômitos, dor abdominal, prisão de ventre. *Empurrar (para baixo):* febre, convulsões. *Puxar e beliscar a coluna vertebral (para cima):* desnutrição, diarréia por deficiência.

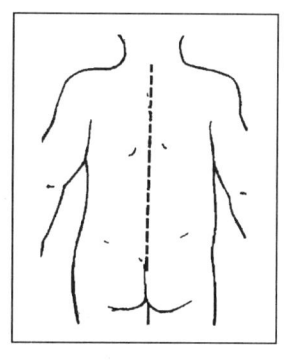

Ponto do Baço nas Costas – Pi shu –

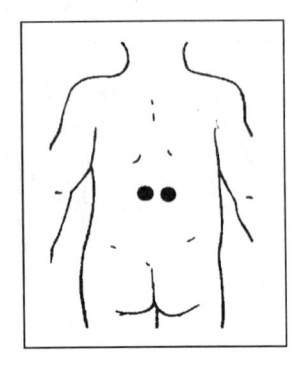

Localização: no meio das costas, 1,5 *cun* lateralmente à espinha, na altura da 11ª. vértebra torácica, bilateralmente.

Técnica: pressionar e girar 50-100 vezes.

Efeito: tonifica estomâgo/baço, promove a digestão, elimina a umidade, promove a assimilação dos alimentos.

Indicações: vômito, desnutrição, convulsões, membros fracos, diarréia, deficiência de baço.

O Ponto do Estômago nas Costas – Wei shu – B 21

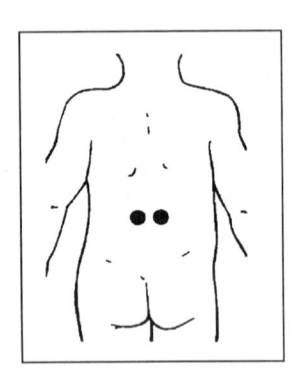

Localização: 1,5 cun lateralmente à linha mediana da coluna, na altura da borda inferior da 12ª. vértebra torácica.

Técnica: pressionar e fazer movimentos circulares de 50 a 100 vezes.

Efeito: tonifica baço/estômago, promove a digestão, elimina a umidade, elimina o calor do estômago.

Indicações: problemas digestivos, vômito.

A Cauda da Tartaruga – Gui wei – VG 1

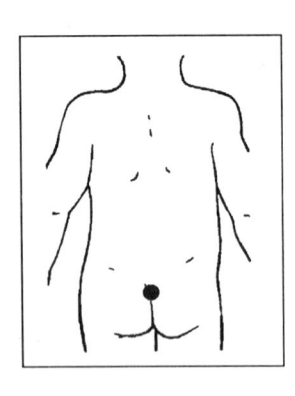

Localização: parte de baixo da ponta do cóccix.

Técnica: pressionar e fazer movimentos circulares de 300 a 500 vezes; ou pressionar com a unha de 3 a 5 vezes, depois pressionar e fazer movimentos circulares de 30 a 50 vezes.

Efeito: estanca a diarréia, relaxa os intestinos, acalma o medo, aquece o yang.

Indicações: convulsões, prisão de ventre, diarréia, dor abdominal, disenteria, prolapso do reto.

A Porta do Vento – Feng men – B 12

Localização: parte superior das costas, 1,5 cun lateralmente à coluna, na altura da 2ª. vértebra torácica, dos dois lados.

Técnica: pressionar e fazer movimentos circulares de 50 a 100 vezes.

Efeito: expele o vento, dispersa o frio, elimina o calor, faz a tosse parar, desobstrui os meridianos, ativa os colaterais.

Indicações: resfriado comum, tosse, dispnéia, febre, dor de cabeça, rigidez no pescoço, dor nas costas, lombalgia, asma.

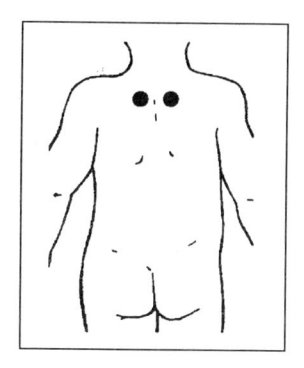

A Região das Pernas

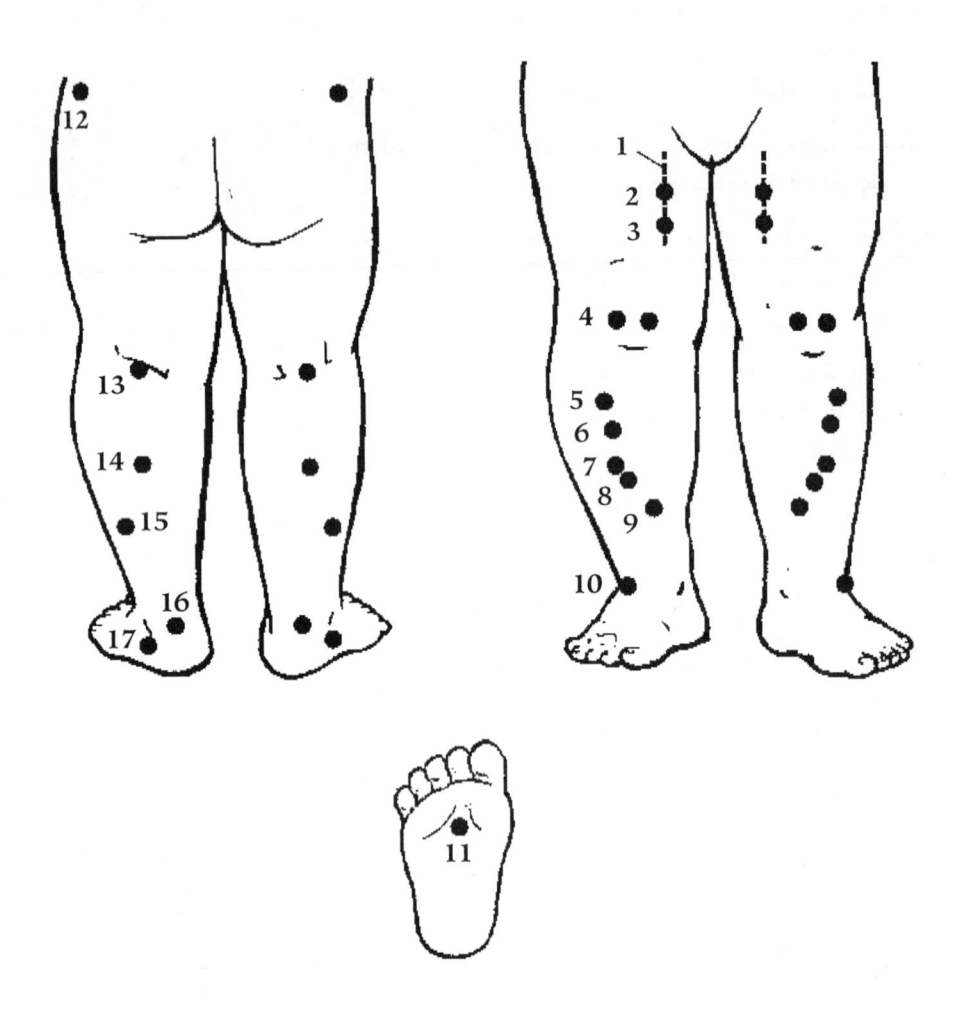

NOMES DOS PONTOS DAS PERNAS

13 Curva do Meio	2 Ninho dos Cem Vermes	3 Mar de Sangue
7 Saliência da Abundância	12 Saltar em Círculo	17 Visita Subserviente
11 Fonte Borbulhante	16 Montanhas Kun Lun	15 Sino Suspenso
8 Esteio da Frente da Montanha	6 Três Milhas a Pé	9 Reunião dos Três Yins
	14 Esteio da Montanha	1 Porta do Peneirador
4 Olho do Fantasma	10 Linha Div. do Desfiladeiro	5 Fonte do Aterro Yang

Curva do Meio – Wei zhong – B 40

Localização: atrás do joelho, no ponto do meio da prega transversal.

Técnica: pressionar bem forte com a unha de 5 a 10 vezes.

Efeito: drena ou desobstrui bloqueios do frio, ativa os colaterais, expele o vento, limpa os meridianos.

Indicações: convulsões, paralisia, síndrome de bloqueio, espasmos, fraqueza ou atrofia dos membros inferiores.

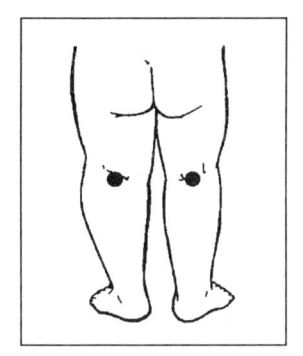

A Saliência da Abundância – Feng long – E 40

Localização: aspecto lateral da parte inferior da perna, no meio do caminho entre o joelho e o tornozelo.

Técnica: pressionar e fazer movimentos circulares de 100 a 300 vezes.

Efeito: alivia o peito, relaxa o diafragma.

Indicações: tosse, asma.

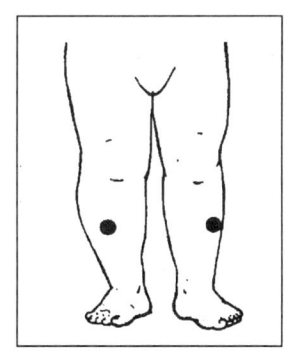

A Fonte Borbulhante – Yong quan – R 1

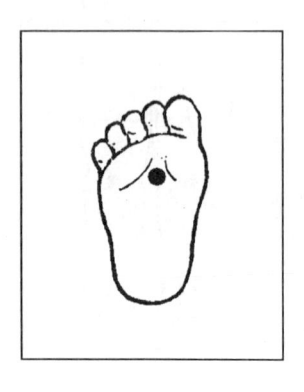

Localização: na planta do pé, imediatamente abaixo da protuberância ao longo da linha mediana longitudinal (aproximadamente 1/3 da distância entre os artelhos e o calcanhar).

Técnica: pressionar e fazer movimentos circulares de 50 a 100 vezes, ou pressionar com a unha de 5 a 10 vezes, ou empurrar com ambos os polegares da Fonte Borbulhante até o dedo médio de 50 a 100 vezes.

Efeito: elimina o fogo do rim, elimina irritabilidade, leva o calor para baixo, reduz a febre por deficiência de yin. *Pé direito:* faz o vômito parar. *Pé esquerdo:* faz a diarréia parar.

Indicações: dor de cabeça, inflamação na garganta, convulsões, vômito, diarréia, disúria, febre, calor na palma das mãos e na planta dos pés, dificuldade para urinar, irritabilidade.

O Esteio da Frente da Montanha – Qian cheng shan

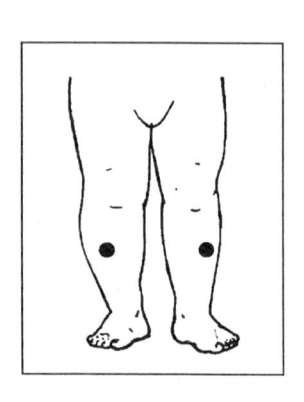

Localização: parte inferior e anterior da perna, aproximadamente no meio do caminho entre a rótula e o tornozelo no aspecto lateral da tíbia (oposto ao Esteio da Montanha).

Técnica: pressionar com a unha de 10 a 20 vezes.

Efeito: relaxa espasmos, expele o vento.

Indicações: convulsões, epistótonos (usar depois de Tranqüilidade e Vigor e de Agilidade Incrível).

O Olho do Fantasma – Gui yan

Localização: a depressão de ambos os lados do joelho, logo abaixo da rótula.

Técnica: pegar de 10 a 20 vezes, depois pressionar e fazer movimentos circulares de 20 a 40 vezes.

Efeito: acalma o medo, alivia espasmos, tranqüiliza a mente.

Indicações: convulsões, espasmos, fraqueza, atrofia dos membros inferiores, espasmos.

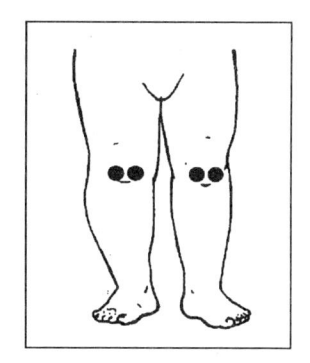

O Ninho de Centenas de Vermes – Bai chong wo – Ponto extra 35

Localização: 1 cun superior ao Mar de Sangue, na borda medial do fêmur.

Técnica: pegar de 20 a 40 vezes.

Efeito: acalma o medo, tranqüiliza a mente, alivia espasmos, abre orifícios, drena passagens.

Indicações: convulsões, coma.

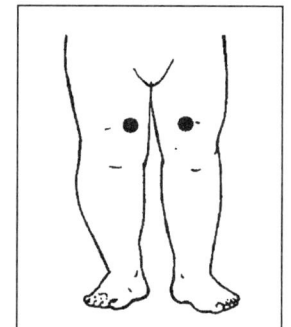

Saltar em Círculo – Huan tiao – BV 30

Localização: aspecto lateral do quadril, a aproximadamente um terço da distância entre o trocanter maior e o hiato sacral.

Técnica: pressionar e fazer movimentos circulares de 100 a 300 vezes.

Efeito: relaxa os tendões, alivia a dor.

Indicações: torcicolo, os cinco tipos de rigidez e flacidez.

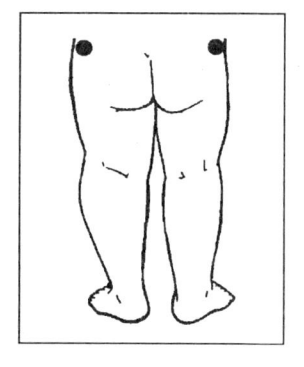

As Montanhas Kun Lun – Kun lun – B 60

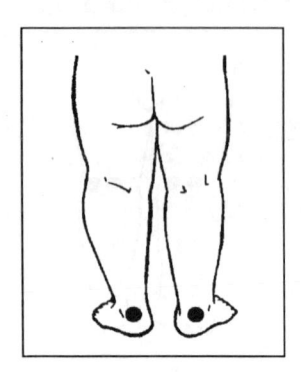

Localização: depressão entre o maléolo externo e o tendocalcâneo.

Técnica: pressionar com a unha de 5 a 10 vezes.

Efeito: acalma o medo, alivia espasmos, desobstrui meridianos e colaterais.

Indicações: convulsões, rigidez, espasmos.

Três Milhas a Pé – Zu san li – E 36

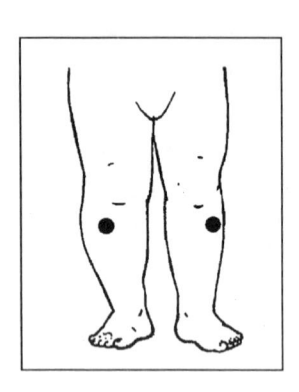

Localização: aspecto lateral da parte inferior da perna, a 3 cun abaixo e 1 cun lateralmente à borda inferior lateral da rótula, entre os dois tendões.

Técnica: pressionar com a unha de 5 a 10 vezes, depois pressionar e fazer movimentos circulares de 30 a 50 vezes; ou pressionar e fazer movimentos circulares de 100 a 300 vezes.

Efeito: alivia o peito, relaxa o diafragma, promove a digestão, remove a estagnação, elimina espasmos, alivia a dor, tonifica o baço, harmoniza o estômago, regula o qi do aquecedor médio.

Indicações: plenitude ou distensão abdominal, estômago frio e estagnante, borborigmos, dor abdominal, convulsões, dispnéia, taquipnéia, vômito, diarréia, fraqueza ou atrofia dos membros inferiores.

O Esteio da Montanha – Cheng shan – B 57

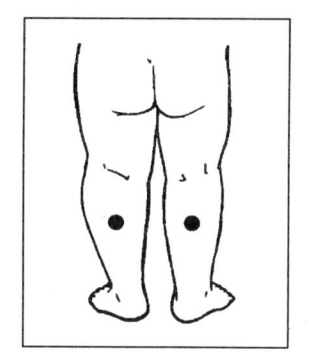

Localização: barriga da perna, diretamente abaixo da junção das duas extremidades do músculo gastrocnêmio, sobre a linha mediana posterior.

Técnica: pressionar 3-5 vezes com a unha, depois pressionar e girar 20-30 vezes.

Efeito: induz a transpiração, alivia o exterior, diminui o pavor, expele o vento.

Indicações: convulsões, coceira, taquipnéia, respiração ofegante (muco).

Linha Divisória do Disfiladeiro – Jie xi – E 41

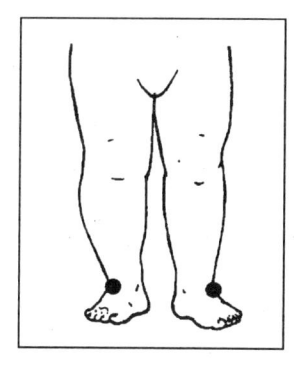

Localização: na parte superior do tornozelo, na depressão que fica no meio da linha transversal entre os dois tendões, aproximadamente na altura da ponta do osso maléolo.

Técnica: pressionar com a unha de 5 a 10 vezes, depois pressionar e fazer movimentos circulares de 20 a 50 vezes; ou pressionar e fazer movimentos circulares de 100 a 200 vezes.

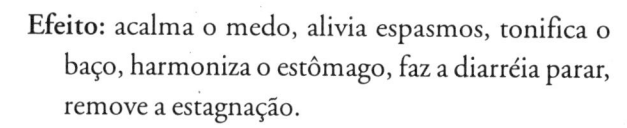

Efeito: acalma o medo, alivia espasmos, tonifica o baço, harmoniza o estômago, faz a diarréia parar, remove a estagnação.

Indicações: convulsões, opistótonos, vômito, diarréia, debilitação da articulação do tornozelo.

O Mar de Sangue – Xue hai – BP 10

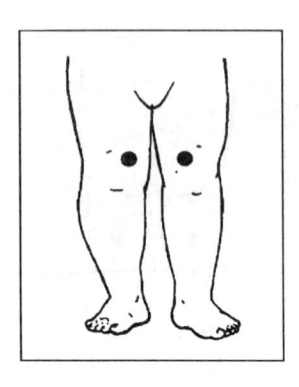

Localização: aspecto medial da coxa, a 2 cun do lado superior-medial da rótula, na fossa do quadríceps femoral.

Técnica: pressionar e fazer movimentos circulares de 50 a 100 vezes, ou pressionar com a unha de 3 a 5 vezes.

Efeito: desobstrui os meridianos, relaxa espasmos.

Indicações: contratura dos músculos, dor e fraqueza nos membros inferiores.

A Visita Subserviente – Pu can – B 61

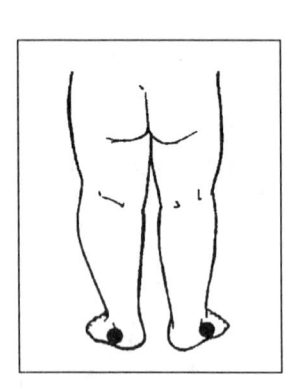

Localização: tornozelo lateral, atrás e abaixo do osso do tornozelo, na depressão do calcâneo na junção da carne vermelha e branca (abaixo das Montanhas Kun Lun).

Técnica: pegar de 5 a 10 vezes; ou pressionar com a unha de 3 a 5 vezes, depois pressionar e fazer movimentos circulares de 10 a 20 vezes.

Efeito: acalma o medo, expele o vento, drena aberturas, abre passagens.

Indicações: convulsões, desmaios, extremidades frias, coma.

O Sino Suspenso – Xuan zhong – VB 39

Localização: 3 cun acima da ponta do maléolo externo, na depressão entre a borda posterior da fíbula e os tendões dos músculos.

Técnica: pressionar e fazer movimentos circulares de 100 a 300 vezes.

Efeito: acalma espasmos, relaxa os tendões e os meridianos.

Indicações: convulsões, atrofia dos músculos da extremidade inferior.

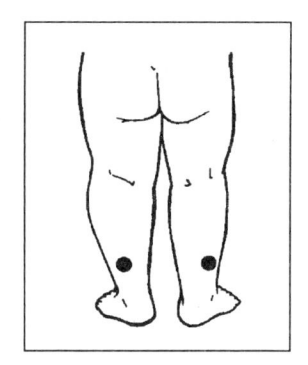

Reunião dos Três Yins – San yin jiao – BP 6

Localização: parte inferior da perna, lado medial, 3 cun acima da ponta do osso do tornozelo, na borda posterior da tíbia.

Técnica: pressionar e fazer movimentos circulares de 100 a 300 vezes; ou empurrar para cima e para baixo de 20 a 30 vezes, depois pressionar e fazer movimentos circulares de 50 a 100 vezes; ou pressionar com a unha de 5 a 10 vezes, depois pressionar e fazer movimentos circulares de 20 a 30 vezes.

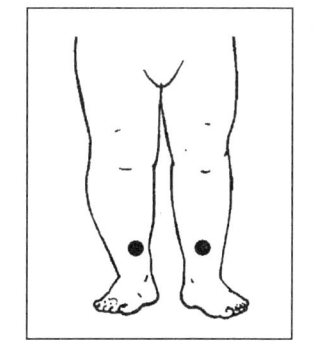

Efeito: desobstrui os colaterais, ativa o sangue, acalma o fígado, expele o vento, desobstrui os meridianos, regula a função do aquecedor inferior, dispersa o calor-umidade patogênico, reajusta as passagens de água.

Indicações: enurese, retenção de urina, urinação dolorosa.

Convulsões: *agudas:* sedar pressionando para baixo; *crônicas:* tonificar pressionando para cima.

A Porta do Peneirador – Ji men – BP 11

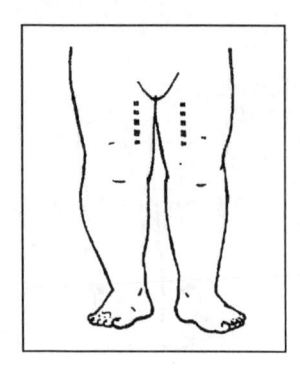

Localização: no lado medial da coxa, a linha que vai da borda superior da rótula até o sulco inguinal.

Técnica: empurrar no sentido distal a proximal de 100 a 300 vezes.

Efeito: moderadamente diurético.

Indicações: disúria, urina amarelada, retenção de urina, diarréia aquosa.

A Fonte do Aterro Yang – Yang ling quan – VB 34

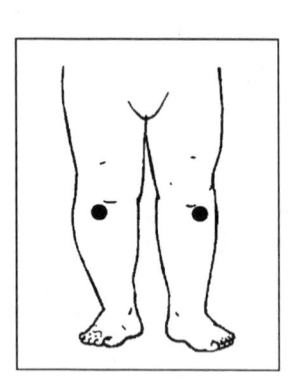

Localização: na depressão anterior e inferior à cabeça do perônio.

Técnica: pressionar com a unha de 10 a 20 vezes.

Efeito: relaxa os tendões, uniformiza o fluxo do qi.

Indicações: convulsões, rigidez nas extremidades inferiores.

A Região da Cabeça

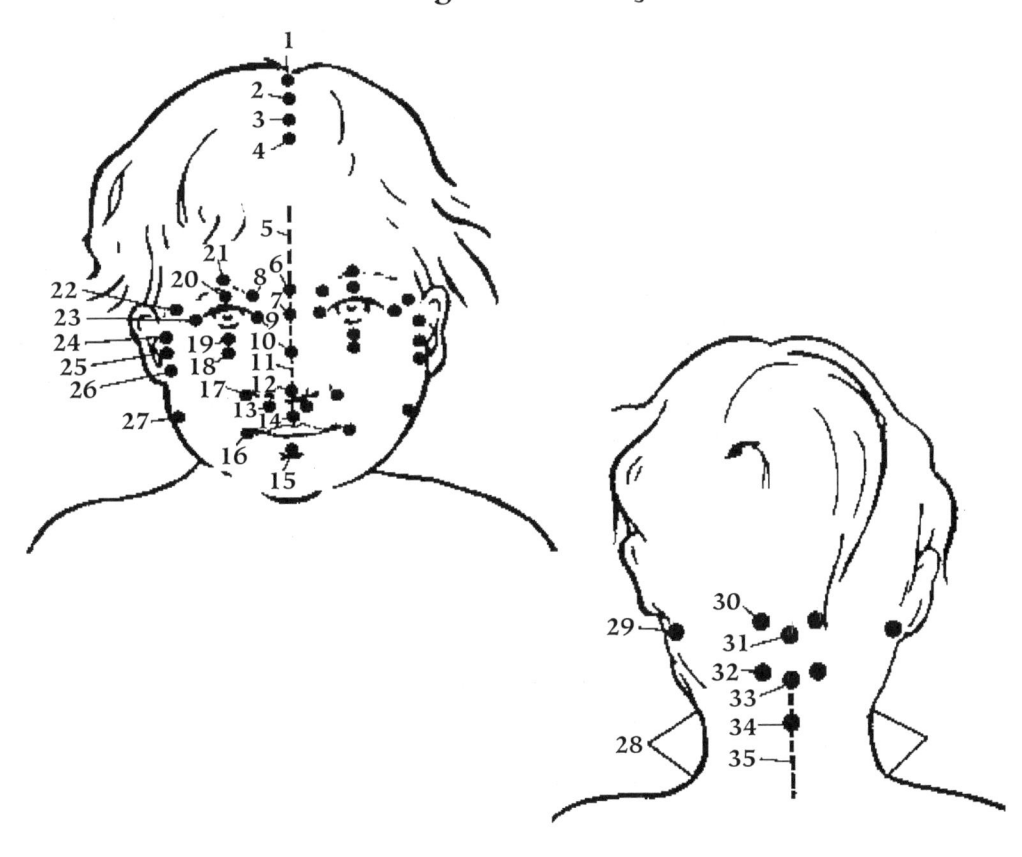

NOMES DOS PONTOS DA CABEÇA

26 Convergência da Audição
24 Palácio da Audição
8 Ponto de Concentração dos Bambus
3 Antes do Vértice
34 Entre Momentos
35 Osso do Pilar Celestial
30 Cavidade do Cérebro
28 Arco da Ponte
9 Olhos Brilhantes
5 Porta do Céu
11 Audição Celestial
25 Porta do Vento na Orelha
16 Celeiro da Terra
20 Costas do Peixe
2 Porta da Moleira
4 Ponto de Encontro da Moleira
18 Quatro Brancos
22 Grande Yang
6 Salão da Autoridade
14 Centro Humano
27 Maxilar
1 Reunião de Centenas
7 Base da Montanha
33 Porta do Mutismo
29 Osso Protuberante Atrás da Orelha
23 Cavidade do Osso do Olho
15 Moleira
19 Recipiente das Lágrimas
12 Ponta do Nariz
13 A Vespa Entra na Caverna
21 Palácio da Água
17 Fragrância Bem-Vinda
31 Mansão do Vento
32 Poço do Vento
10 Longevidade de Anos

A LOCALIZAÇÃO DOS PONTOS

A Convergência da Audição – Ting hui – VB 2

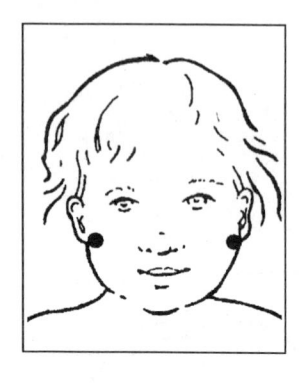

Localização: anterior em relação à depressão intertrágica, na borda posterior do processo condilóide da mandíbula.

Técnica: pressionar, ou pressionar com a unha de 10 a 20 vezes.

Efeito: expele o vento e o frio.

Indicações: resfriado comum, dor de cabeça, dor de ouvido.

O Palácio da Audição – Ting gong – ID 19

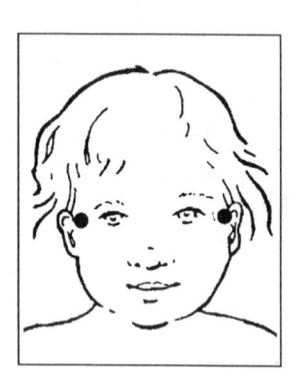

Localização: na área da mandíbula, a depressão quando a boca abre; no trago anterior, articulação temporomandibular posterior.

Técnica: pressionar e fazer movimentos circulares de 30 a 50 vezes.

Efeito: drena e abre bloqueios ou obstruções.

Indicações: trismo, surdez, estrabismo, dor de ouvido.

O Ponto de Concentração dos Bambus – Zan zhu – B 2

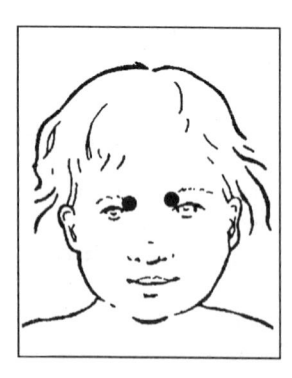

Localização: extremidades mediais das sobrancelhas, acima dos cantos internos dos olhos, na depressão supraorbital.

Técnica: pressionar bilateralmente com a unha de 3 a 7 vezes, depois pressionar e fazer movimentos circulares de 10 a 20 vezes.

Efeito: melhora a tonteira, alivia dor de cabeça.

Indicações: dor de cabeça, tonteira.

Antes do Vértice – Qian ding – VG 21

Localização: na linha mediana do alto da cabeça, a 1,5 cun antes da Reunião de Centenas.

Técnica: pressionar com a unha de 10 a 20 vezes, depois pressionar e fazer movimentos circulares de 50 a 100 vezes; ou pressionar e fazer movimentos circulares de 50 a 100 vezes, ou pressionar e fazer movimentos circulares de 200 a 300 vezes.

Efeito: tranqüiliza a mente, alivia a dor.

Indicações: dor de cabeça, convulsões.

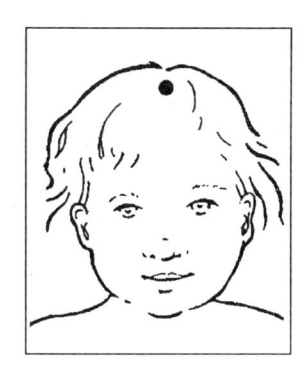

Entre Momentos – Xin jian

Localização: na nuca, entre a 2ª. e a 3ª. vértebras cervicais, e abaixo da Porta do Mutismo.

Técnica: beliscar e espremer na direção dos quatro pontos cardeais até o ponto ficar vermelho.

Efeito: dispersa o calor acumulado, desobstrui a garganta, alivia inflamação e dor.

Indicações: dor de garganta, laringofaringite e amidalite agudas, edema nas cordas vocais, rouquidão.

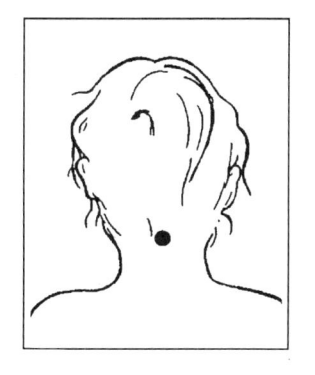

O Osso do Pilar Celestial – Tian zhu gu

Localização: nuca, na linha mediana posterior da 1ª. à 7ª. vértebra cervical (linha dos cabelos até o Martelão).

Técnica: empurrar de cima para baixo de 100 a 500 vezes.

Efeito: circulação uniforme do qi, impede a subida do qi adverso, promove o fluxo descendente do qi.

Indicações: dor de cabeça occipital devida ao resfriado comum, dor e rigidez no pescoço, vômito, IPE, febre alta, dor de garganta.

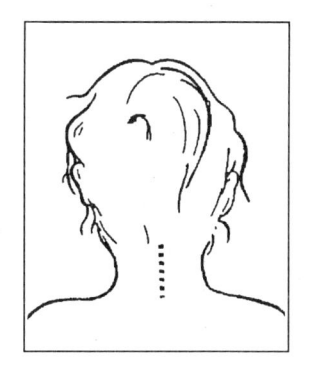

A Cavidade do Cérebro – Nao kong – VB 19

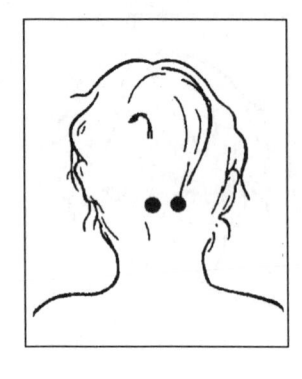

Localização: nuca, diretamente acima do Poço do Vento, na altura da Porta do Cérebro (VG17) e a 1,5 cun acima da protuberância occipital externa.

Técnica: pressionar com a unha de 5 a 8 vezes, depois pressionar e fazer movimentos circulares de 10 a 20 vezes, ou pressionar e fazer movimentos circulares de 50 a 100 vezes.

Efeito: expele o vento, alivia a dor.

Indicações: dor de cabeça, epilepsia.

O Arco da Ponte – Qiao gong

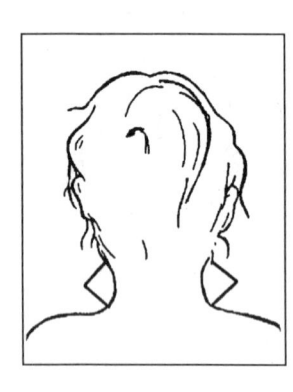

Localização: no lado do pescoço, ao longo do esterno-cleidomastóide.

Técnica: pressionar e fazer movimentos circulares de 100 a 500 vezes, ou empurrar girando de 100 a 200 vezes, ou friccionar (para baixo) até aquecer.

Efeito: relaxa os tendões, ativa o sangue.

Indicações: torcicolo, rigidez no pescoço.

Olhos Brilhantes – Jing ming – B 1

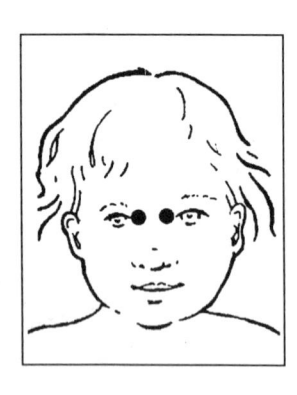

Localização: perto dos olhos, a 0,01 cun acima do canto interno.

Técnica: pressionar e fazer movimentos circulares de 50 a 100 vezes.

Efeito: relaxa os tendões e músculos em volta dos olhos.

Indicações: problemas oculares, estrabismo convergente e divergente.

A Porta do Céu – Tian men

Localização: linha mediana da testa, do ponto no meio das sobrancelhas até a linha anterior dos cabelos.

Técnica: empurrar vigorosamente polegar atrás de polegar, de baixo para cima, de 30 a 50 vezes; ou pressionar de 3 a 7 vezes.

Efeito: expele o vento, alivia o exterior, abre orifícios, tranqüiliza a mente, diminui o medo, relaxa os nervos, alivia a dor de cabeça.

Indicações: convulsões, medo, palpitações, febre do resfriado comum sem transpiração, vômito, dor de cabeça, tonteira, anidrose, prostração, depressão, ansiedade, terror, pânico.

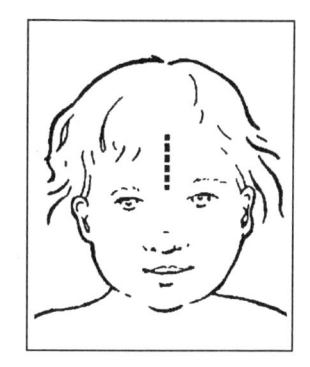

A Audição Celestial – Tian ting

Localização: na testa, do centro da linha mediana (Audição Celestial) até a depressão abaixo do lábio inferior (Molheira).

Técnica: pressionar com a unha cada ponto em seqüência, de 3 a 5 vezes.

Efeito: ressuscita, alivia convulsões.

Indicações: convulsões, inconsciência, vento e frio exógenos e patogênicos.

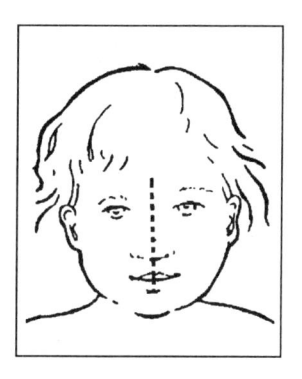

A Porta do Vento na Orelha – Er feng men

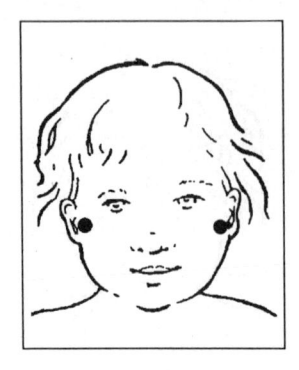

Localização: perto da orelha, a depressão com a boca aberta, anterior em relação à fossa supratragal.

Técnica: fazer movimentos circulares e empurrar ambos os pontos simultaneamente; *tonificar:* para a frente; *sedar:* para trás.

Efeito: tranqüiliza a mente, abranda o medo.

Indicações: convulsões, zumbidos, surdez, dor de dente, dor de ouvido.

O Celeiro da Terra – Di cang – E 4

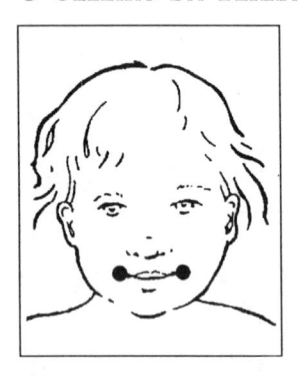

Localização: canto da boca, a 0,5 cun lateralmente.

Técnica: pressionar com a unha de 10 a 20 vezes.

Efeito: expele o vento, acalma o medo.

Indicações: desvios da boca, convulsões.

As Costas do Peixe – Yu yao – Ponto extra 5

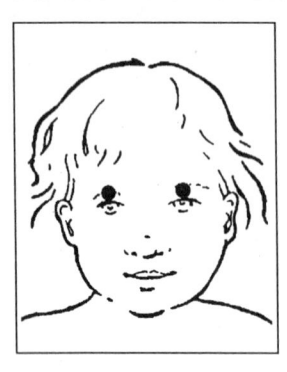

Localização: logo abaixo do ponto central da sobran-celha, na órbita.

Técnica: pressionar e fazer movimentos circulares de 50 a 100 vezes.

Efeito: relaxa os músculos em volta dos olhos.

Indicações: disfunções oculares, estrabismo convergente e divergente.

A Porta da Moleira – Xin men

Localização: alto da cabeça, na depressão em frente à Reunião de Centenas.

Técnica: empurrar a partir da linha anterior de cabelos até a Porta da Moleira, depois empurrar separando para ambos os lados de 20 a 30 vezes; ou pressionar e fazer movimentos circulares delicadamente de 50 a 100 vezes.

Efeito: expele o vento, abranda o medo, abre orifícios, tranquiliza a mente.

Indicações: convulsões, epilepsia, espasmos, tonteira, sangramento pelo nariz, nariz entupido.

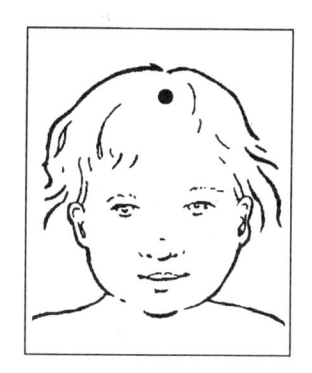

O Ponto de Encontro da Moleira – Xin hui – VG 22

Localização: linha mediana do alto da cabeça, a 2 cun no sentido posterior à linha anterior dos cabelos.

Técnica: empurrar da linha anterior dos cabelos até o Ponto de Encontro da Moleira.

Efeito: acalma os nervos, ressuscita.

Indicações: convulsões, espasmos, tonteira, visão turva, obstrução nasal, rinorréia.

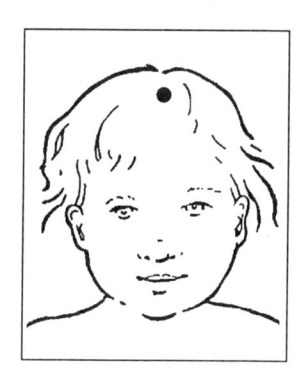

Os Quatro Brancos – Si bai – E 2

Localização: perto do olho, na depressão imediatamente abaixo da pupila, no forâmen infraorbital.

Técnica: pressionar e fazer movimentos circulares de 100 a 300 vezes.

Efeito: relaxa os músculos, alivia a dor e diminui a vermelhidão dos olhos.

Indicações: problemas oculares, estrabismo convergente e divergente.

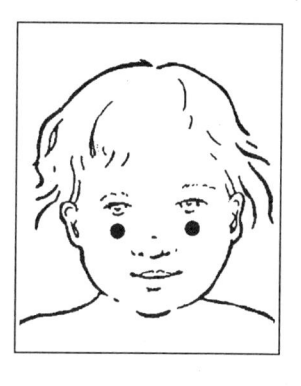

O Grande Yang – Tai yang – Ponto extra 1

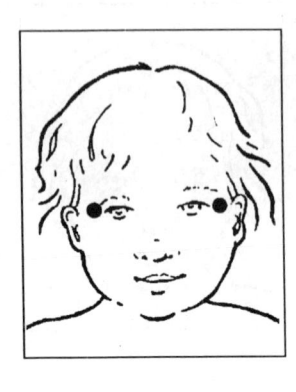

Localização: a depressão na extremidade lateral das sobrancelhas.

Técnica: fazer movimentos circulares e empurrar de 20 a 50 vezes; *tonificar:* para a frente; *sedar:* para trás.

Efeito: expele o vento, elimina o calor, abre orifícios, acalma o medo.

Indicações: convulsões, febre, irritação, agitação, resfriado comum sem transpiração, dor de cabeça, dor nos olhos, dor de cabeça exógena.

O Salão da Autoridade – Yin tang – Ponto extra 2

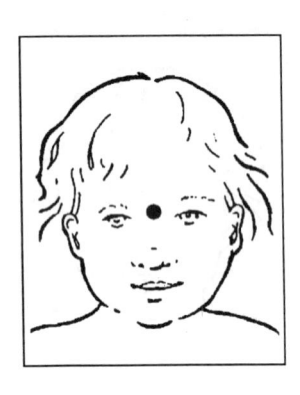

Localização: na testa, o ponto central entre as extremidades mediais das sobrancelhas.

Técnica: pressionar e fazer movimentos circulares de 30 a 50 vezes, ou pressionar com a unha de 5 a 10 vezes e então pressionar e fazer movimentos circulares de 20 a 30 vezes; ou empurrar de 20 a 30 vezes.

Efeito: abre orifícios, refresca a mente, faz os espasmos pararem.

Indicações: convulsões, epilepsia, estrabismo, nariz entupido, nariz escorrendo.

O Centro Humano – Ren zhong – VG 26

Localização: linha mediana do lábio superior, ligeiramente acima do ponto central.

Técnica: pressionar com a unha de 5 a 10 vezes, depois pressionar e fazer movimentos circulares de 20 a 30 vezes.

Efeito: acalma o medo, faz as convulsões pararem, abre orifícios, refresca a mente, melhora a visão.

Indicações: convulsões, epilepsia, tique no lábio, problemas de fala, icterícia, edema, espasmos devidos a febre alta.

Primeiros socorros: para convulsões ou espasmos com febre alta, pressionar o Centro Humano, os Dez Reis e o Dragão Velho com a unha.

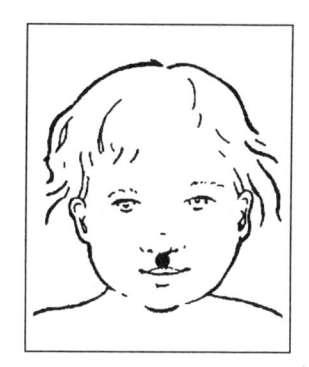

O Maxilar – Jia che – E 6

Localização: na mandíbula, 1 cun na parte da frente e acima do anel mandibular, no ângulo inferior da mandíbula.

Técnica: pressionar com a unha de 5 a 10 vezes, depois pressionar e fazer movimentos circulares de 30 a 50 vezes; ou pressionar 5 vezes, depois pressionar e fazer movimentos circulares 30 vezes.

Efeito: drena e abre bloqueios ou obstruções.

Indicações: trismo, desvio dos olhos e da boca.

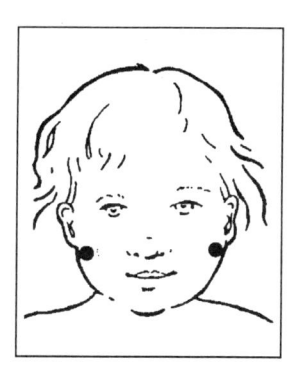

Reunião de Centenas – Bai hui – VG 20

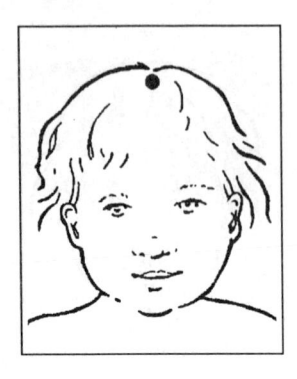

Localização: alto da cabeça, o ponto onde as linhas perpendiculares que partem da ponta superior das orelhas interceptam a linha mediana.

Técnica: pressionar e fazer movimentos circulares de 100 a 300 vezes; ou pressionar com a unha 5 vezes, depois pressionar e fazer movimentos circulares de 30 a 50 vezes; ou pressionar de 3 a 7 vezes, depois pressionar e fazer movimentos circulares de 30 a 50 vezes.

Efeito: levanta o yang e o qi deprimidos, tranqüiliza a mente, abranda o medo, abre orifícios, melhora a visão, acalma os nervos, tonifica o qi vital.

Indicações:* convulsões, epilepsia, dor de cabeça, tonteira, diarréia, enurese, visão turva, obstrução nasal, prolapso do reto, agitação, choro, irritabilidade, insônia.

A Base da Montanha – Shan gen

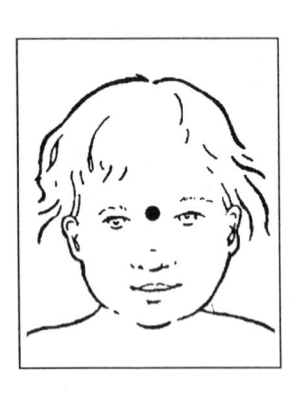

Localização: acima do cavalete do nariz, no ponto central entre as sobrancelhas.

Técnica:** pressionar com a unha de 5 a 10 vezes, depois pressionar e fazer movimentos circulares de 10 a 20 vezes.

Efeito: baixa a febre, faz as convulsões pararem, drena as passagens, abre orifícios.

Indicações: convulsões, espasmos.

---

* Contra-indicações: náusea e vômito.
** A Base da Montanha é mais usada para diagnóstico do que para tratamento. Veja o Capítulo 5.

A Porta do Mutismo – Ya men – VG 15

Localização: 0,5 cun acima da linha posterior de cabelos, na depressão inferior à 1ª. vértebra cervical.

Técnica: pressionar com a unha de 10 a 20 vezes, ou pressionar e fazer movimentos circulares de 100 a 500 vezes.

Efeito: alivia a garganta.

Indicações: rouquidão, dor de garganta.

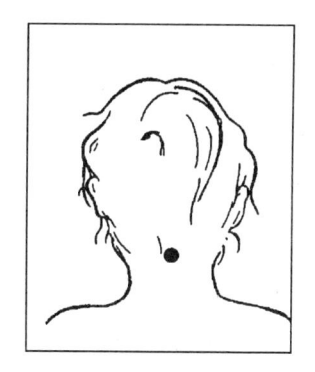

O Osso Protuberante Atrás da Orelha – Er hou

Localização: atrás da orelha, a depressão na linha de cabelos posterior ao processo mastóide.

Técnica: fazer movimentos circulares e empurrar; *tonificar:* para a frente, de 20 a 30 vezes; *sedar:* para trás, de 20 a 30 vezes. Ou pressionar e fazer movimentos circulares de 20 a 50 vezes.

Efeito: elimina o calor, expele o vento, abranda o medo, tranqüiliza a mente, acaba com a agitação.

Indicações: dor de cabeça, espasmos, convulsões, irritação, agitação, resfriado comum, febre.

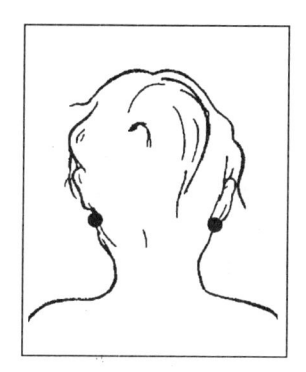

A Cavidade do Osso do Olho – Tong zi liao – VB 1

Localização: perto dos olhos, a 0,5 cun lateralmente ao canto externo do olho, a depressão na borda lateral da órbita.

Técnica: pressionar e fazer movimentos circulares de 30 a 50 vezes; ou pressionar com a unha de 3 a 5 vezes, depois pressionar e fazer movimentos circulares de 20 a 30 vezes.

Efeito: elimina o calor, acalma o medo, expele o vento.

Indicações: convulsões, dor nos olhos, conjuntivite.

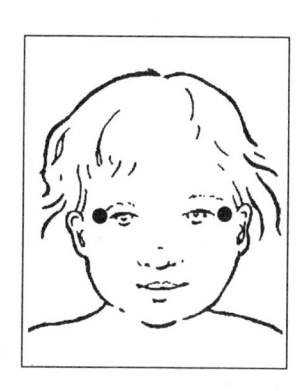

A Molheira – Cheng jiang – VC 24

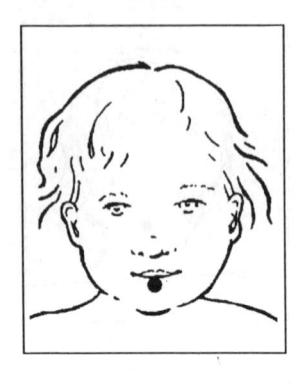

Localização: a depressão abaixo do lábio inferior.

Técnica: pressionar com a unha de 5 a 10 vezes, depois pressionar e fazer movimentos circulares de 10 a 20 vezes.

Efeito: tranqüiliza a mente, abranda o medo, abre orifícios.

Indicações: convulsões, espasmos, gengivite ulcerativa, diabetes, desvios dos olhos ou da boca, afonia repentina.

O Recipiente das Lágrimas – Cheng qi – E 1

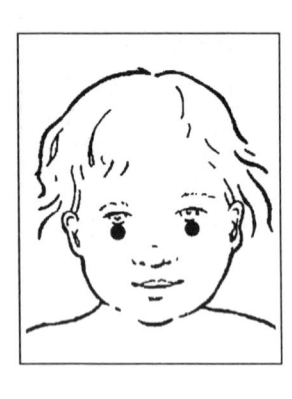

Localização: perto do olho, imediatamente abaixo da pupila, entre o globo ocular e o sulco infraorbital.

Técnica: pressionar e fazer movimentos circulares de 50 a 100 vezes.

Efeito: relaxa os músculos e tendões em volta dos olhos.

Indicações: problemas nos músculos dos olhos, estrabismo convergente e divergente.

A Ponta do Nariz – Zhun tou – VG 25

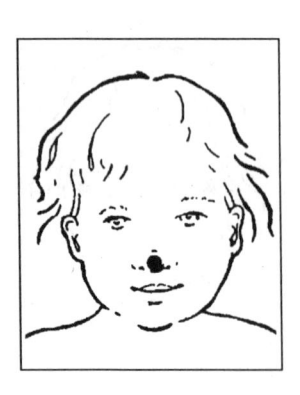

Localização: a ponta do nariz.

Técnica: pressionar com a unha de 5 a 10 vezes, depois pressionar e fazer movimentos circulares de 10 a 20 vezes.

Efeito: baixa a febre, faz as convulsões pararem, drena as passagens, abre orifícios.

Indicações: convulsões, espasmos.

A Vespa Entra na Caverna – Huang feng ru dong

Localização: narinas.

Técnica: pressionar e fazer movimentos circulares de 20 a 30 vezes.

Efeito: induz a transpiração, dispersa os agentes patogênicos do exterior, baixa a febre, ventila o qi vital.

Indicações: resfriado comum, febre, obstrução nasal.

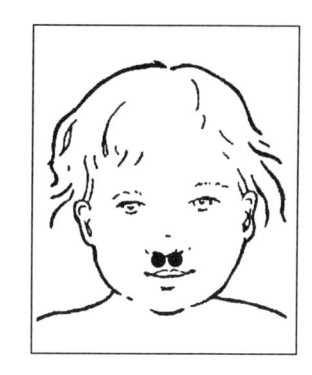

O Palácio da Água – Kan gong

Localização: 1 cun acima da sobrancelha, numa linha vertical com a pupila.

Técnica: empurrar de 20 a 30 vezes, seguindo as sobrancelhas, com pressão somente no sentido medial a lateral; ou pressão com a unha 1 vez, depois empurrar de 20 a 30 vezes.

Efeito: expele o vento, dispersa o frio, abre orifícios, melhora a visão, induz a transpiração, dispersa agentes patogênicos do exterior, alivia dor de cabeça.

Indicações: febre exógena, convulsões, dor de cabeça, vermelhidão e dor nos olhos.

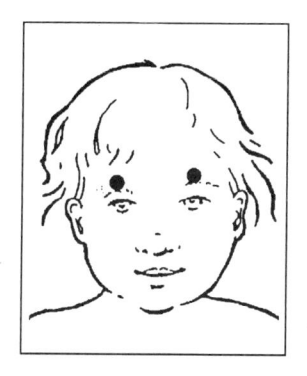

Fragrância Bem-Vinda – Ying xiang – IG 20

Localização: 0,5 cun lateralmente às narinas no sulco nasolabial.

Técnica: pressionar com a unha de 5 a 10 vezes, depois pressionar e fazer movimentos circulares de 20 a 40 vezes.

Efeito: abre orifícios, ativa os colaterais.

Indicações: desvio dos olhos ou da boca, nariz entupido, nariz escorrendo.

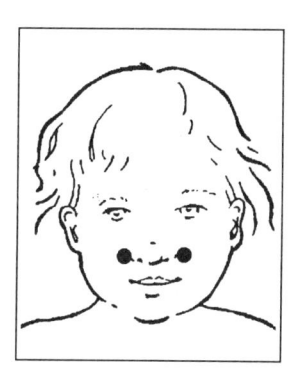

A Mansão do Vento – Feng fu – VG 16

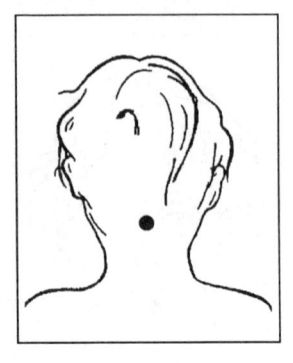

Localização: 1 cun acima da linha posterior de cabelos, imediatamente abaixo da protuberância occipital externa.

Técnica: pressionar com a unha de 10 a 20 vezes.

Efeito: alivia a garganta.

Indicações: rouquidão, dor de garganta.

O Poço do Vento – Feng qi – VB 20

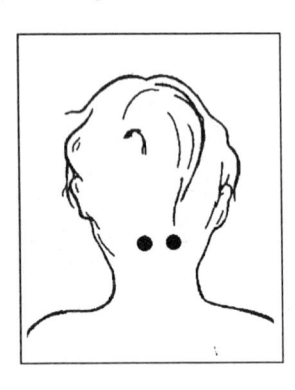

Localização: nuca, abaixo da base do crânio, na depressão entre o esternocleidomastóide e o trapézio.

Técnica: pegar de 10 a 20 vezes e pressionar simultaneamente com a unha de 10 a 20 vezes, ou pressionar e fazer movimentos circulares de 30 a 50 vezes.

Efeito: induz a transpiração, alivia o exterior, expele o vento, melhora a visão, dispersa o calor, expele vento e frio.

Indicações: dor e rigidez no pescoço, dor de cabeça, tonteira, febre sem transpiração.

Longevidade de Anos – Nian shou

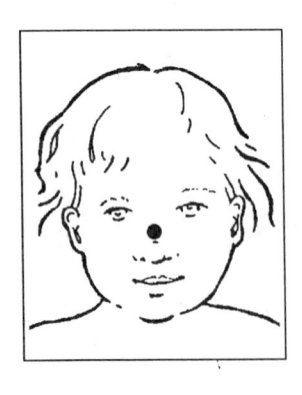

Localização: no nariz, entre a Base da Montanha e a Ponta do Nariz.

Técnica: pressionar com a unha de 3 a 5 vezes, depois pressionar e fazer movimentos circulares de 10 a 20 vezes.

Efeito: drena e abre bloqueios de obstruções, expele o vento, abranda o medo.

Indicações: secura da cavidade nasal, nariz entupido, convulsões.

Todas as regiões
氣

Ponto Dolorido – Ah shi (Tiang ying)

Localização: qualquer ponto do corpo que produza sensação de dor ao ser pressionado.

Técnica: pressionar de 50 a 100 vezes, ou pressionar e fazer movimentos circulares de 100 a 500 vezes.

Efeito: dispersa a estagnação, alivia a dor, promove a circulação do qi e do sangue.

Indicações: dor.

8
Tratamentos

A FORMULAÇÃO DE UM TRATAMENTO INDIVIDUALIZADO para cada criança é uma das principais características da massagem pediátrica chinesa. A medicina chinesa baseia-se no uso de um diagnóstico detalhado para selecionar os componentes certos de um plano de tratamento. A massagem pediátrica não é diferente.

Este capítulo apresenta uma série de procedimentos usados no tratamento de mais de sessenta doenças diferentes. São versões simplificadas de procedimentos encontrados nas fontes primárias citadas na bibliografia, combinadas com experiência clínica tanto na China quanto nos Estados Unidos. Não se trata de uma lista completa; ela também não abarca todas as variantes de cada doença. Em vez disso, esses procedimentos apresentam diretrizes e sugestões gerais sobre a maneira de tratar um determinado tipo de desarmonia. Além disso, dou exemplos de como diferentes terapeutas trataram dos sintomas vistos comumente em crianças. Mesmo assim, tenho consciência de que nenhum livro pode oferecer um procedimento acurado para tratar uma criança viva, vibrante e em processo de mudança.

Os tratamentos apresentados aqui não são sagrados, nem imutáveis. Estão aqui para serem adaptados, alterados e reconstruídos para se harmonizar com cada quadro clínico. No início, você pode querer aprender com os colegas e com seus textos usando certas diretrizes básicas como orientação durante um tratamento. Depois de assimilar o material, você pode criar um plano de tratamento para cada criança com base em sua própria experiência.

Como o ponto da acupuntura e a seleção de ervas, o desenvolvimento de um plano de tratamento com massagem para crianças é um processo muito individualizado – um processo que cada terapeuta aborda de uma maneira.

Uma dezena de terapeutas pode tratar a mesma criança com uma dezena de planos de tratamento, todos eficazes. Isso é normal e não deve ser considerado anti científico ou visto com ceticismo. Muitas combinações de pontos e técnicas se sobrepõem; é possível conseguir os mesmos resultados usando métodos diferentes. Mas, examinando mais de perto, você em geral descobre que a escolha de pontos ou técnicas só difere secundariamente.

Para todos os terapeutas a formulação de um plano de tratamento constitui-se de diagnóstico e análise do tipo de desarmonia. Isso leva diretamente aos princípios do tratamento, que então se traduzem facilmente na técnica e na seleção de pontos que se fazem necessárias. Repetindo: dentro desse quadro geral, há muitos caminhos para o mesmo ponto de chegada.

A ordem dos pontos
氣

Depois que um plano de tratamento foi feito, é importante priorizar a ordem em que você manipula os pontos. Deve-se considerar vários fatores.

Em geral, os pontos são agrupados por região e tratados na seguinte ordem: mãos, braços, parte da frente do tronco, parte de trás do tronco, pernas e cabeça. Os pontos bilaterais costumam ser manipulados simultaneamente.

Quando existe a possibilidade de que a manipulação de um ponto cause desconforto por causa de sua localização, ou que uma técnica seja difícil de aplicar por causa de sua natureza repetitiva, é melhor reservá-la para o final do tratamento.

Uma rotina muito indicada tanto para começar quanto para encerrar o tratamento consiste em empurrar o Palácio da Água, empurrar a Porta do Céu e pressionar e girar o Grande Yang. Juntos, esses três pontos atuam no sentido de acalmar a criança e consolidar os benefícios de outros pontos usados no tratamento.

A duração da massagem
氣

A duração da massagem vai ser determinada pelo número de pontos selecionados e pelas repetições técnicas necessárias. Em geral, uma massagem dura de 15 a 25 minutos. Lembre-se de que as técnicas devem ser realizadas de forma muito rápida e vigorosa.

A freqüência da massagem

氣

A freqüência do tratamento depende da gravidade e do tipo de doença. As sugestões que se seguem são apenas diretrizes gerais.

Doenças agudas: diariamente
Doenças graves: duas vezes por dia
Doenças crônicas ou causadas por deficiência: dia sim, dia não

Certamente é uma boa idéia ensinar os pais a tratar alguns pontos simples em casa, diariamente.

O número de sessões necessárias para uma determinada doença também vai variar de acordo com sua gravidade, bem como com sua própria habilidade em fazer o diagnóstico, selecionar pontos e aplicar as técnicas. Uma doença aguda em geral é curada com uma a três sessões. Um problema crônico pode exigir de dez a vinte sessões durante um período de seis a oito meses. Um problema mais complicado pode precisar de mais tempo. Outros fatores, como massagem em casa, alimentação e fitoterapia terão um impacto significativo sobre o curso do tratamento. Não existe fórmula mágica que garanta resultados. Um terapeuta talentoso vai levar em conta a gravidade da doença e a capacidade energética da criança. Você também pode observar os efeitos do tratamento num processo constante de avaliação. Ver o Capítulo 9, Histórias de Casos, para dispor de exemplos sobre a duração e a freqüência do tratamento.

Organização do tratamento

氣

Os tratamentos são organizados neste capítulo da seguinte forma:

Título
Descrição da doença sob a perspectiva ocidental
Perspectiva da Medicina Tradicional Chinesa
Diferenciação da MTC
Tratamento básico
Variações
Substância usada para fazer a massagem

Os títulos são os nomes comuns de determinadas doenças. As descrições segundo a medicina ocidental são evidentes por si mesmas. A perspectiva da MTC traduz as informações ocidentais na terminologia correspondente da MTC. Quando é relevante, a descrição da MTC é diferenciada de acordo com os tipos de desarmonia, que são descrições, sinais e sintomas gerais, e nem sempre incluem todas as possibilidades.

Os tratamentos básicos são as técnicas e pontos comuns para os diagnósticos diferenciados. Aqui enfatizei os pontos básicos e técnicas simples. Os terapeutas experientes podem expandir esses tratamentos com outros pontos e técnicas múltiplas.

As variações oferecem acréscimos ou supressões que você talvez queira fazer ao tratamento básico, em função do problema de saúde específico de cada criança.

O óleo de gergelim é a substância mais usada para fazer massagem terapêutica. Água fresca ou fria é a mais comum para problemas de calor ou excesso. Outras substâncias usadas para fazer massagem são apresentadas com algumas das variações. Elas são opcionais e não são indispensáveis para todas as doenças. Ver o Apêndice F para dispor de mais informações sobre produtos para fazer a massagem.

DISTENSÃO ABDOMINAL

Descrição: dilatação ou inchaço abdominal em forma convexa.

Perspectiva da MTC: ataque de agentes patogênicos externos, deficiência da função do baço, alimentação inadequada.

DIFERENCIAÇÃO DA MTC

Excesso: estase de alimento, dispepsia, calor no abdômen, náusea, gases, sono agitado, pele descorada ou amarelada, lábios vermelhos.
Língua: saburra amarela.
Pulso: rápido e cheio.
VDI (veia do dedo indicador): vermelha ou vermelho-escura.

Frio: pele pálida, lábios azulados, membros frios, cansaço, dispnéia, deseja o calor.
Língua: pálida com saburra branca.
Pulso: profundo e lento.
VDI: vermelho-clara.

Calor: febre, prisão de ventre, irritabilidade, sede, fezes de cabrito, urina escura.
Língua: vermelha com saburra amarela.
Pulso: escorregadio e rápido.
VDI: vermelho bem escuro, púrpura.

Deficiência: digestão ou eliminação fraca, pele amarelada, emagrecimento, membros frios, inquietação, fezes moles.
Língua: pálida.
Pulso: profundo, em corda e fibroso.
VDI: vermelho-clara.

TRATAMENTO BÁSICO

Pressionar e fazer movimentos circulares no Meridiano do Baço.
Fazer movimentos circulares e empurrar os Oito Símbolos Interiores
Empurrar (sedar) o Meridiano do Intestino Delgado
Empurrar Abaixo das Costelas
Fazer movimentos circulares e empurrar o Abdômen
Pressionar e fazer movimentos circulares na Fonte Borbulhante
Pressionar e fazer movimentos circulares na Linha Divisória do Desfiladeiro
Pressionar e fazer movimentos circulares nas Três Milhas a Pé

VARIAÇÕES

COM EXCESSO, ACRESCENTAR:

Empurrar as Quatro Linhas Transversais
Empurrar a Água da Galáxia

COM FRIO, ACRESCENTAR:

Empurrar as Três Cancelas
Empurrar e depois pressionar e fazer movimentos circulares nas Quatro Linhas Transversais
Pressionar e fazer movimentos circulares no Palácio Externo do Trabalho

COM CALOR, ACRESCENTAR:

Empurrar (sedar) o Meridiano do Intestino Grosso
Empurrar (sedar) o Meridiano do Estômago
Pressionar e fazer movimentos circulares no Vale da União
Pressionar a Porta de Madeira

Empurrar a Água da Galáxia
Substância a ser usada: água fria

COM DEFICIÊNCIA, ACRESCENTAR:
Pressionar e fazer movimentos circulares nos Dois Cavalos
Pressionar e fazer movimentos circulares no Palácio Externo do Trabalho
Pressionar e fazer movimentos circulares no Meridiano do Rim
Empurrar as Três Cancelas

DOR ABDOMINAL

Descrição: dor que se origina no abdômen, devida possivelmente ao mau funcionamento dos órgãos abdominais.

Perspectiva da MTC: ataque do frio exógeno, alimentação inadequada, deficiência congênita, estômago/baço deficientes e frios por causa de doença prolongada, estagnação de calor-umidade do verão no estômago/baço.

DIFERENCIAÇÃO DA MTC

Frio: surgimento repentino do problema, pele pálida, lábios azulados, abdômen mole, fezes moles, urina clara, suor frio na testa, membros frios, vômito, diarréia, deseja o calor.
Língua: pálida com saburra fina e branca.
Pulso: tenso e profundo.
VDI: vermelha.

Frio e deficiência: dor prolongada, constante; alívio temporário depois de comer; agravado com a fome. Pele pálida e lustrosa, emagrecimento; fraqueza, debilidade, membros frios; fezes moles, urina clara e abundante; deseja o calor.
Língua: pálida com saburra branca.
Pulso: lento e débil.
VDI: vermelho-clara.

Retenção de alimento: respiração difícil, arrotos, náusea, vômito, fezes de cabrito.
Língua: vermelha com saburra grossa e gordurosa.
Pulso: em corda e escorregadio.
VDI: arroxeada e estagnante.

Estase do sangue e/ou estagnação do qi: dor abdominal fixa e lancinante que piora à noite; lábios descorados.
Língua: arroxeada com manchas.
Pulso: profundo e irregular ou em corda e escorregadio.
VDI: arroxeada.

Calor do verão: dor abdominal recorrente, abdômen quente, fezes secas, urina escura, sede, grande ingestão de água.
Língua: vermelha com saburra amarela.
Pulso: rápido.
VDI: arroxeada.

Tratamento Básico

Pressionar e fazer movimentos circulares no Meridiano do Baço
Empurrar as Três Cancelas
Fazer movimentos circulares e empurrar os Oito Símbolos Interiores
Pressionar e fazer movimentos circulares em Um Vento Aconchegante
Empurrar Abaixo das Costelas
Fazer movimentos circulares e empurrar o Abdômen
Pressionar e fazer movimentos circulares na Fonte Borbulhante
Pressionar e fazer movimentos circulares na Linha Divisória do Desfiladeiro
Pressionar e fazer movimentos circulares nas Três Milhas a Pé
Empurrar o Palácio da Água
Pressionar e fazer movimentos circulares no Grande Yang (de leve)

Variações

Com frio, acrescentar:

Um número maior de repetições ao empurrar as Três Cancelas
Pressionar e fazer movimentos circulares no Palácio Externo do Trabalho
Pressionar e fazer movimentos circulares na Coluna Vertebral
Substância a ser usada: decocção de gengibre ou cebolinha verde

Com frio e deficiência, acrescentar:

Empurrar, depois pressionar e fazer movimentos circulares nas Quatro Linhas Transversais
Pressionar e fazer movimentos circulares nos Dois Cavalos

Pressionar e fazer movimentos circulares ao longo de ambos os lados da Coluna Vertebral, principalmente o Ponto do Baço nas Costas, o Ponto do Estômago nas Costas e o Ponto do Rim nas Costas
Substância a ser usada: decocção de gengibre ou cebolinha verde

COM RETENÇÃO DE ALIMENTOS, ACRESCENTAR:
Empurrar (sedar) o Meridiano do Estômago
Pressionar a Porta de Madeira
Empurrar (sedar) o Meridiano do Intestino Grosso
Substância a ser usada: decocção de pilriteiro chinês

COM ESTASE DE SANGUE E/OU ESTAGNAÇÃO DO QI, ACRESCENTAR:
Pressionar e fazer movimentos circulares em qualquer ponto dolorido do abdômen
Pressionar e fazer movimentos circulares no Marzinho
Pressionar e soltar rápido

COM CALOR DE VERÃO, RETIRAR:
Empurrar as Três Cancelas

E ACRESCENTAR:
Empurrar (sedar) o Meridiano do Fígado
Empurrar a Água da Galáxia
Empurrar o Peixe Procura a Lua Embaixo d'Água
Substância a ser usada: água fria.

ASMA

Descrição: dispnéia acompanhada de respiração ofegante causada por um espasmo dos tubos bronquiais ou inchaço das membranas mucosas.

Perspectiva da MTC: deficiência congênita, constituição fraca, ataque de agentes patogênicos externos; a asma crônica enfraquece o pulmão, o baço e os rins com umidade e muco acumulados no trato respiratório e no corpo.

DIFERENCIAÇÃO DA MTC

Calor: pele vermelha, sede, muco amarelo e pegajoso, transpiração, urina escura, prisão de ventre.

Língua: saburra fina e amarela ou amarela e gordurosa.
Pulso: escorregadio e rápido.
VDI: vermelho-escura ou arroxeada.

Frio: emagrecimento, membros frios, pele pálida e lustrosa, catarro no pulmão que é diluído e branco ou transparente, catarro diluído que escorre pelo nariz, urina clara, fezes moles.
Língua: saburra fina e branca ou branca e gordurosa.
Pulso: superficial e escorregadio ou suave, flutuante e rápido.
VDI: vermelho-clara.

Deficiência dos rins: tonteira, suor noturno, dor na parte inferior das costas (lombalgia), oligúria com urina clara, aversão ao frio, falta de apetite, fezes moles.
Língua: pálida.
Pulso: profundo e tênue.
VDI: profunda e pálida.

Deficiência dos pulmões: tosse, voz fraca, transpiração diurna, fala poucas vezes, aversão ao frio, pele branca.
Língua: pálida ou normal.
Pulso: vazio.
VDI: pálida.

TRATAMENTO BÁSICO

Empurrar (sedar) o Meridiano do Pulmão
Pressionar e fazer movimentos circulares na Pequena Linha Transversal da Palma da Mão
Pressionar com a unha o Tranqüilidade e Vigor
Fazer movimentos circulares e empurrar os Oito Símbolos Interiores
Empurrar separando o Centro do Peito
Empurrar a Lareira Celestial (para baixo)
Pressionar e fazer movimentos circulares na Lareira Celestial
Pressionar e fazer movimentos circulares na Respiração Tranqüila
Pressionar e fazer movimentos circulares no Ponto do Baço nas Costas
Pressionar e fazer movimentos circulares no Ponto dos Pulmões nas Costas
Empurrar separando as Omoplatas

Variações

Com muco, acrescentar:
Pressionar e fazer movimentos circulares na Concha do Caramujo
Pressionar e fazer movimentos circulares na Saliência da Abundância

Com calor, acrescentar:
Empurrar e depois pressionar e fazer movimentos circulares nas Cinco Articulações Digitais
Empurrar a Água da Galáxia

Com frio, acrescentar:
Pressionar e fazer movimentos circulares no Meridiano do Rim
Empurrar as Três Cancelas
Pressionar e fazer movimentos circulares no Palácio Exterior do Trabalho

Com deficiência dos rins, acrescentar:
Pressionar e fazer movimentos circulares nos Dois Cavalos
Empurrar as Três Cancelas
Pressionar e fazer movimentos circulares no Meridiano do Rim
Pressionar e fazer movimentos circulares no Ponto do Rim nas Costas
Fazer movimentos circulares e empurrar o Abdômen
Substância a ser usada: decocção de gengibre

Com deficiência dos pulmões, retirar:
Empurrar (sedar) o Meridiano do Pulmão

E acrescentar:
Pressionar e fazer movimentos circulares no Meridiano do Pulmão
Empurrar as Três Cancelas
Pressionar e fazer movimentos circulares no Meridiano do Rim

SANGRAMENTO DO NARIZ OU DAS GENGIVAS, NÃO-TRAUMÁTICO

Descrição: sangramento sem origem traumática conhecida.

Perspectiva da MTC: deficiência por calor no pulmão/estômago, deficiência de yin ou fogo do fígado/rim, deficiência de qi e sangue.

Diferenciação da MTC

Calor no pulmão: cavidade nasal seca e com sangramento; sangue vermelho-vivo; tosse irritada com pouco catarro; febre, boca seca.
Língua: vermelha com saburra amarela.
Pulso: rápido.
VDI: vermelho-escura.

Calor no estômago: mau hálito, cavidade nasal seca, sangramento do nariz e das gengivas, sangue vermelho-vivo, sede, irritabilidade, opressão no peito, fezes secas, urina amarela.
Língua: vermelha com saburra amarela.
Pulso: cheio e rápido.
VDI: vermelho-arroxeada.

Calor no fígado: dor de cabeça, tonteira, boca seca, epistaxe com sangue vermelho-vivo abundante, urina escura.
Língua: vermelha com saburra amarela.
Pulso: fibroso e rápido.
VDI: arroxeada e estagnante.

Deficiência de fogo: dor de dente, zumbido, tonteira, garganta seca, sangramento das gengivas com sangue vermelho-claro.
Língua: vermelha.
Pulso: em corda e rápido.
VDI: vermelho-clara.

Deficiência de qi: pele pálida e lustrosa, agitação, fraqueza, lábios pálidos.
Língua: pálida.
Pulso: fibroso e fraco.
VDI: vermelho-pálida.

Tratamento Básico

Empurrar a Porta de Madeira
Empurrar a Água da Galáxia
Empurrar a Porta do Céu

Variações

Com calor no pulmão, acrescentar:
Pressionar e fazer movimentos circulares no Meridiano do Rim

Empurrar (sedar) o Meridiano do Pulmão
Empurrar as Seis Vísceras Ocas
Pressionar e fazer movimentos circulares no Prumo Simétrico
Pressionar e fazer movimentos circulares no Pântano Yang
Substância a ser usada: água fria

COM CALOR NO ESTÔMAGO, ACRESCENTAR:
Empurrar (sedar) o Meridiano do Estômago
Empurrar (sedar) o Meridiano do Intestino Delgado
Fazer movimentos circulares e empurrar os Oito Símbolos Interiores
Empurrar o Osso dos Sete Segmentos (para baixo)
Pressionar e fazer movimentos circulares as Três Milhas a Pé
Substância a ser usada: água fria

COM CALOR NO FÍGADO, ACRESCENTAR:
Empurrar o Meridiano do Fígado para trás e para a frente
Pressionar e fazer movimentos circulares nos Dois Cavalos
Pressionar e fazer movimentos circulares no Meridiano do Rim
Empurrar (sedar) o Meridiano do Estômago
Substância a ser usada: água fria

COM DEFICIÊNCIA DE FOGO, ACRESCENTAR:
Pressionar e fazer movimentos circulares nos Dois Cavalos
Pressionar e fazer movimentos circulares no Pequeno Centro Celestial
Pressionar e fazer movimentos circulares no Meridiano do Rim
Pressionar e fazer movimentos circulares no Meridiano do Baço
Fazer movimentos circulares e empurrar os Oito Símbolos Interiores
Empurrar o Peixe Procura pela Lua Embaixo d'Água
Substância a ser usada: água fria

COM DEFICIÊNCIA DE QI, RETIRAR:
Empurrar a Porta de Madeira
Empurrar a Água da Galáxia

E ACRESCENTAR:
Pressionar e fazer movimentos circulares no Meridiano do Baço
Pressionar e fazer movimentos circulares no Meridiano do Rim
Pressionar e fazer movimentos circulares no Meridiano do Pulmão
Pressionar e fazer movimentos circulares nas Três Milhas a Pé

Empurrar as Três Cancelas
Beliscar e puxar a pele da Coluna Vertebral
Pressionar e fazer movimentos circulares na Reunião de Centenas
Substância a ser usada: suco de gengibre

BRONQUITE AGUDA

Descrição: inflamação severa e breve do tubo bronquial.

Perspectiva da MTC: invasão externa de vento acompanhada de frio ou calor, acúmulo de muco e umidade no pulmão.

DIFERENCIAÇÃO DA MTC

Vento e frio: aversão ao vento e ao frio, sem transpiração, febre baixa, nariz entupido, catarro claro, espirros.
Língua: com saburra branca e fina.
Pulso: flutuante e tenso.
VDI: vermelha e superficial.

Vento ou calor: febre, suor, catarro amarelo e grosso, dor de garganta, tosse.
Língua: com saburra branca e fina e a ponta vermelha.
Pulso: rápido e flutuante.
VDI: vermelho-escura.

Muco ou catarro no pulmão com acúmulo de calor: tosse, dificuldade em respirar, catarro branco ou amarelo, febre.
Língua: saburra branca e grossa com ponta e laterais vermelhas.
Pulso: escorregadio e rápido.
VDI: vermelho-escura ou arroxeada.

TRATAMENTO BÁSICO

Empurrar (sedar) o Meridiano do Pulmão
Pressionar e fazer movimentos circulares no Meridiano do Baço
Pressionar com a unha, depois pressionar e fazer movimentos circulares nas Cinco Articulações Digitais
Empurrar as Três Cancelas

Pressionar e fazer movimentos circulares, depois empurrar separando o Centro do Peito
Empurrar as Omoplatas
Pressionar e fazer movimentos circulares na Respiração Tranqüila
Pressionar e fazer movimentos circulares na Fonte Borbulhante
Empurrar o Palácio da Água

VARIAÇÕES

COM FRIO, ACRESCENTAR:
Pressionar e fazer movimentos circulares no Palácio Exterior do Trabalho
Empurrar a Porta do Céu

COM CALOR, ACRESCENTAR:
Pressionar e fazer movimentos circulares no Palácio Interior do Trabalho
Empurrar a Água da Galáxia

COM CATARRO E CALOR NO PULMÃO, ACRESCENTAR:
Pressionar e fazer movimentos circulares na Parte Externa do Mamilo
Empurrar a Água da Galáxia
Empurrar a Lareira Celestial

BRONQUITE CRÔNICA

Descrição: longo tempo (três meses a dois anos) de infecção contínua e moderada do tubo bronquial.

Perspectiva da MTC: vazio de qi do pulmão (nota: um caso de deterioração progressiva dos brônquios pode levar ao vazio de pulmão-rim e/ou vazio de baço. Ver o tratamento de asma na p. 163).

DIFERENCIAÇÃO DA MTC

Vazio de qi do pulmão: tosse com catarro branco e fino, respiração ofegante, chiado, pele pálida, o paciente cansa-se com facilidade.
Língua: corpo branco com uma saburra branca e fina.
Pulso: profundo e fraco.
VDI: profunda e vermelho-pálida.

Tratamento Básico

Pressionar e fazer movimentos circulares no Meridiano do Pulmão
Pressionar e fazer movimentos circulares nos Dois Cavalos
Pressionar e fazer movimentos circulares no Meridiano do Baço
Pressionar e fazer movimentos circulares no Meridiano do Rim
Empurrar as Três Cancelas
Empurrar separando o Centro do Peito
Fazer movimentos circulares e empurrar o Abdômen
Pressionar e fazer movimentos circulares na Respiração Tranqüila
Pressionar e fazer movimentos circulares no Ponto dos Pulmões nas Costas
Empurrar separando as Omoplatas
Pressionar e fazer movimentos circulares na Coluna Vertebral, principalmente nos pontos dos Pulmões e dos Rins
Pressionar e fazer movimentos circulares na Fonte Borbulhante
Pressionar e fazer movimentos circulares na Reunião de Centenas

CATAPORA

Descrição: doença viral aguda com dor de cabeça, febre e mal-estar seguidos de erupção de pontinhos vermelhos.

Perspectiva da MTC: ataque de agentes patogênicos sazonais e acúmulo de umidade-calor.

Diferenciação da MTC

Caso moderado: febre, dor de cabeça, tosse, falta de apetite, nariz entupido, nariz escorrendo, erupções vermelhas ovais com pus transparente, distribuição espaçada, leve coceira.
Língua: vermelha com saburra fina, branca ou amarela.
Pulso: superficial e rápido.
VDI: vermelho-viva.

Caso grave: febre alta, pele e lábios vermelhos; úlceras na boca, agitação, erupção de bolinhas arroxeadas com pus turvo; as bolinhas são grandes, densas e coçam muito; urina escura; fezes secas.
Língua: vermelha com saburra amarela.

Pulso: rápido e cheio ou escorregadio.
VDI: vermelho-arroxeada.

Tratamento Básico

Empurrar (sedar) o Meridiano do Pulmão
Pressionar e fazer movimentos circulares no Meridiano do Rim
Pressionar e fazer movimentos circulares no Pequeno Centro Celestial
Pressionar e fazer movimentos circulares em Um Vento Aconchegante
Fazer movimentos circulares e empurrar os Oito Símbolos Interiores
Empurrar a Porta de Madeira
Empurrar a Água da Galáxia
Pressionar e fazer movimentos circulares na Fonte Borbulhante
Substância a ser usada: decocção de cebolinha verde

Tratamento Básico: Caso Grave

Pressionar e fazer movimentos circulares no Meridiano do Baço
Empurrar separando a Grande Linha Transversal
Pressionar e fazer movimentos circulares no Palácio Interior do Trabalho
Pressionar e fazer movimentos circulares nos Dois Cavalos
Empurrar as Seis Vísceras Ocas
Empurrar as Três Cancelas

Variações: Caso Moderado ou Grave

Quando não houver erupções, retirar:
Pressionar e fazer movimentos circulares no Meridiano do Baço
Empurrar as Três Cancelas
Substância a ser usada: água morna, clara de ovo

Com febre alta (acima de 38°), retirar:
Pressionar e fazer movimentos circulares no meridiano do Baço
Empurrar as Três Cancelas

E acrescentar:
Empurrar (sedar) o Meridiano do Estômago
Esporear o Cavalo para Cruzar a Galáxia

Com tosse, acrescentar:
Empurrar (sedar) o Meridiano do Fígado

Empurrar separando o Centro do Peito
Pressionar a Lareira Celestial
Pressionar e fazer movimentos circulares na Base do Seio

COM FEBRE BAIXA, ACRESCENTAR:
Empurrar (sedar) o Meridiano do Estômago
Empurrar (sedar) o Meridiano do Pulmão
Empurrar a Água da Galáxia

COM DOR ABDOMINAL, ACRESCENTAR:
Empurrar Abaixo das Costelas
Fazer movimentos circulares e empurrar o Abdômen

COM VÔMITO, ACRESCENTAR:
Empurrar a Grande Linha Transversal até a Porta de Madeira
Pressionar e fazer movimentos circulares no Vale da União
Pressionar e fazer movimentos circulares nas Três Milhas a Pé

CÓLICA

Descrição: a cólica infantil é um termo muito genérico usado para descrever um grande número de sintomas que se manifestam nas crianças desde o nascimento até vários anos de idade. Embora os sintomas possam variar, todos eles se relacionam em algum grau à dor, desconforto, agitação ou choro, em geral sem causa aparente.

Perspectiva da MTC: dois aspectos importantes da cólica podem estar envolvidos numa determinada criança. O sistema digestivo é considerado inerentemente fraco nos bebês e causa com freqüência os sintomas da cólica. Além disso, inquietação, ansiedade e sono ou despertar agitado (por medo) podem ser explicados pelo fato de a energia da criança não estar consolidada ou devidamente enraizada no corpo. Uma experiência inusitada e assustadora também pode ser fonte de sintomas de cólica. Nos Estados Unidos, a cólica costuma ser relacionada à deficiência do baço. Ver o Apêndice F para conhecer um remédio para cólica à base de ervas.

Diferenciação da MTC

Deficiência do baço: sintomas relacionados com a alimentação, digestão e eliminação; fezes moles, lábios pálidos, choro baixo e débil, mas constante; falta de apetite ou apetite irregular.
Língua: pálida.
Pulso: lento.
VDI: vermelho-pálida.

Fogo no coração: agitação, aversão à luz ou calor, choro alto e agudo, pele e lábios vermelhos, corpo quente, prisão de ventre.
Língua: vermelha ou com a ponta vermelha.
Pulso: rápido.
VDI: vermelho-escura ou arroxeada.

Medo: choro súbito, pele dos lábios repentinamente azulada ou branca, assusta-se facilmente.
Língua: normal ou vermelha.
Pulso: abrupto e rápido.
VDI: escura ou preta.

Tratamento Básico

Pressionar e fazer movimentos circulares no Meridiano do Baço
Pressionar e fazer movimentos circulares na Porta de Madeira
Pressionar e fazer movimentos circulares em Um Vento Aconchegante
Empurrar as Três Cancelas
Fazer movimentos circulares e empurrar o Abdômen
Beliscar e puxar a pele da Coluna Vertebral
Pressionar e fazer movimentos circulares na Fonte Borbulhante
Pressionar e fazer movimentos circulares na Linha Divisória do Desfiladeiro
Pressionar e fazer movimentos circulares nas Três Milhas a Pé
Empurrar o Palácio da Água
Empurrar a Porta do Céu
Pressionar e fazer movimentos circulares no Grande Yang

Variações

Com deficiência de baço, ACRESCENTAR:
Fazer movimentos circulares e empurrar os Oito Símbolos Interiores

Pressionar e fazer movimentos circulares no Palácio Exterior do Trabalho

Com fogo no coração, acrescentar:
Empurrar a Água da Galáxia
Empurrar separando a Grande Linha Transversal

Com medo, acrescentar:
Pressionar e fazer movimentos circulares no Palácio Interior do Trabalho
Pressionar e fazer movimentos circulares no Pequeno Centro Celestial

---

RESFRIADO COMUM

Descrição: resfriado comum é um termo geral para inflamação das membranas mucosas respiratórias. Pode incluir congestão, catarro aquoso, espirros, olhos lacrimejantes.

Perspectiva da MTC: ataque de agentes patogênicos externos, qi defensivo fraco, mudanças de tempo ou de estação do ano.

Diferenciação da MTC

Vento e frio: febre baixa ou sem febre, dor de cabeça, sem transpiração, catarro diluído, tosse improdutiva.
Língua: vermelho-pálida com uma saburra branca e fina.
Pulso: tenso e superficial.
VDI: superficial e vermelha.

Vento e calor: febre, descarga nasal turva, tosse produtiva com catarro amarelo, dor de garganta, inchaço, falta de apetite, urina amarelo-avermelhada, prisão de ventre.
Língua: vermelha com saburra amarela.
Pulso: superficial e rápido.
VDI: vermelho-escura.

Tratamento Básico

Empurrar (sedar) o Meridiano do Pulmão
Pegar o Poço do Vento
Empurrar a Porta do Céu
Fazer movimentos circulares e empurrar o Grande Yang (de leve)
Empurrar o Palácio da Água

Variações

Com nariz escorrendo, acrescentar:
Pressionar e fazer movimentos circulares na Fragrância Bem-Vinda
Pressionar e fazer movimentos circulares em A Vespa Entra na Caverna

Com vento e frio, acrescentar:
Empurrar as Três Cancelas
Pressionar e fazer movimentos circulares nas Portas de Duas Folhas

Para induzir a transpiração, acrescentar:
Pressionar e fazer movimentos circulares na Cancela Externa
Pressionar e fazer movimentos circulares na Seqüência Interrompida
Pegar o Martelão
Substância a ser usada: decocção de cebolinha verde e gengibre

Com vento ou calor, acrescentar:
Empurrar a Água da Galáxia
Pressionar e fazer movimentos circulares em Um Vento Aconchegante
Pressionar e fazer movimentos circulares no Pequeno Centro Celestial
Substância a ser usada: decocção de hortelã-pimenta

Com febre, acrescentar:
Empurrar a Água da Galáxia
Empurrar e depois pressionar as Cinco Articulações Digitais
Aumentar o número de repetições ao empurrar a Porta do Céu
Aumentar o número de repetições ao empurrar o Palácio da Água, alternando movimentos rápidos e lentos, superficiais e profundos.
Empurrar a Coluna Vertebral (para baixo)
Fazer movimentos circulares e empurrar o Palácio Interno do Trabalho

Com tosse, acrescentar:
Fazer movimentos circulares e empurrar os Oito Símbolos Interiores
Empurrar separando o Centro do Peito
Empurrar a Lareira Celestial (para baixo)

Com muco ou catarro, acrescentar:
Empurrar a Porta de Madeira
Empurrar separando a Grande Linha Transversal
Pressionar e fazer movimentos circulares na Base do Seio
Pressionar e fazer movimentos circulares no Ponto dos Pulmões nas Costas

PARA FORTALECER O ORGANISMO DEPOIS DO RESFRIADO, ACRESCENTAR:
Fazer movimentos circulares e empurrar os Oito Símbolos Interiores
Empurrar as Três Cancelas
Pressionar e fazer movimentos circulares no Ponto do Baço nas Costas
Beliscar e puxar a Coluna Vertebral (para cima)
Pressionar e fazer movimentos circulares nas Três Milhas a Pé
Fazer movimentos circulares e empurrar o Abdômen

PRISÃO DE VENTRE

Descrição: movimentos preguiçosos, pouco freqüentes ou difíceis dos intestinos, com passagem de fezes duras e/ou secas.

Perspectiva da MTC: excesso ou deficiência com uma base congênita ou devido a alterações no baço, ou estômago/baço.

DIFERENCIAÇÃO DA MTC

Excesso de calor estagnante: constituição com predominância de yang; consumo excessivo de alimentos gordurosos ou condimentados. Fezes secas, pele vermelha; febre; arrotos, urina escura; deseja líquidos.
Língua: vermelho-clara.
Pulso: rápido e cheio.
VDI: pálida, estagnante e arroxeada.

Excesso de calor exógeno: fezes secas; distensão abdominal, vômito; movimentos súbitos, dolorosos e difíceis seguidos de alívio; pele e lábios vermelhos.
Língua: vermelha com saburra amarela e fina.
Pulso: escorregadio e rápido.
VDI: arroxeada e estagnante.

Deficiência congênita de qi: emagrecimento; constituição delgada; pele pálida e lustrosa; agitação, respiração débil, sons de choro baixo. Movimentos dolorosos e difíceis dos intestinos.
Língua: vermelho-clara.
Pulso: fraco e profundo.
VDI: pálida e estagnante.

Deficiência de baço/pulmão: falta de apetite, pele descorada ou amarelada, emagrecimento.
Língua: pálida com pouca saburra.
Pulso: em corda e rápido.
VDI: pálida, vermelha, profunda e estagnante.

Tratamento Básico

Empurrar (sedar) o Meridiano do Intestino Grosso
Fazer movimentos circulares e empurrar os Oito Símbolos Interiores
Pressionar e fazer movimentos circulares no Meridiano do Baço
Empurrar Abaixo das Costelas
Fazer movimentos circulares e empurrar o Abdômen
Empurrar o Osso dos Sete Segmentos (para baixo)
Pressionar e fazer movimentos circulares na Cauda da Tartaruga
Pressionar e fazer movimentos circulares nas Três Milhas a Pé
Empurrar o Palácio da Água
Pressionar e fazer movimentos circulares no Grande Yang (de leve)

Variações

Com calor estagnante, acrescentar:
Pressionar e fazer movimentos circulares no Vale da União
Empurrar as Seis Vísceras Ocas
Empurrar (sedar) o Meridiano do Estômago
Substância a ser usada: relagar em pó no óleo de gergelim

Com excesso de calor exógeno, acrescentar:
Fazer movimentos circulares e empurrar os Oito Símbolos Exteriores
Empurrar a Água da Galáxia
Pressionar e fazer movimentos circulares no Poço Yang do Braço

Com deficiência congênita de qi, acrescentar:
Pressionar e fazer movimentos circulares no Topo do Rim
Pressionar e fazer movimentos circulares nos Dois Cavalos
Esfregar as palmas das mãos e depois cobrir com elas o Campo do Elixir e a Porta da Vida

Com deficiência de baço/pulmão, acrescentar:
Pressionar e fazer movimentos circulares no Meridiano do Pulmão

Pressionar e fazer movimentos circulares no Ponto dos Pulmões nas Costas
Pressionar e fazer movimentos circulares no Ponto do Baço nas Costas
Pegar o Poço do Ombro

CONVULSÕES, CASO AGUDO

Descrição: ataque súbito, periódico e de curta duração de contrações e relaxamentos involuntários dos músculos.

Perspectiva da MTC: há duas diferenciações principais - ataque exógeno e estagnação interna. O primeiro envolve agentes patogênicos exógenos e sazonais e acúmulo de calor endógeno. A estagnação interna envolve excesso de calor interno que cria o vento do fígado, fogo no pericárdio derivado dos alimentos e/ou estase de muco ou catarro. O medo pode criar o vento do fígado.

DIFERENCIAÇÃO DA MTC: ATAQUE EXÓGENO

Vento: febre, dor de cabeça, tosse, nariz escorrendo, descarga nasal, garganta vermelha, inchaço e dor, irritação, convulsões, possível inconsciência.
Língua: saburra amarela e fina.
Pulso: superficial e rápido.
VDI: vermelha.

Calor do verão: febre, dor de cabeça, opressão no peito, náusea, vômito, agitação, sonolência, rigidez no pescoço, convulsões.
Língua: saburra amarela, gordurosa e fina.
Pulso: escorregadio e rápido.
VDI: vermelho-escura.

Agentes patogênicos epidêmicos: febre repentina, irritação, agitação, sede, garganta seca, delírio, convulsões, espasmos.
Língua: vermelho-escura ou escarlate com saburra amarela e seca.
Pulso: cheio, rápido e fibroso.
VDI: vermelho-escura.

O calor invade o pericárdio e o ying qi: coma, espasmos nos membros, tronco, palmas das mãos e plantas dos pés quentes, membros frios, erupções na pele.

Língua: escarlate.
Pulso: fibroso, em corda e rápido.
VDI: negro-arroxeada.

TRATAMENTO BÁSICO: ATAQUE EXÓGENO

Martelar o Pequeno Centro Celestial
Pressionar com a unha as Cinco Articulações Digitais
Pressionar com a unha a Carga Leve
Empurrar separando a Grande Linha Transversal
Empurrar a Água da Galáxia
Pressionar com a unha o Eixo Central
Pressionar com a unha o Centro Humano
Pressionar e fazer movimentos circulares no Ponto de Encontro da Moleira
Pressionar e fazer movimentos circulares na Visita Subserviente

VARIAÇÕES

COM VENTO, ACRESCENTAR:
Pressionar com a unha os Dez Reis
Empurrar (sedar) o Meridiano do Pulmão
Empurrar a Porta do Céu

COM CALOR DO VERÃO, ACRESCENTAR:
Pressionar com a unha Um Vento Aconchegante
Pegar o Esteio da Montanha
Pegar a Seqüência Interrompida

COM AGENTES PATOGÊNICOS EPIDÊMICOS, ACRESCENTAR:
Pressionar e fazer movimentos circulares nas Portas de Duas Folhas
Pressionar e fazer movimentos circulares no Meridiano do Rim
Fazer movimentos circulares e empurrar os Oito Símbolos Interiores
Substância a ser usada: água fria

COM CALOR INVADINDO O PERICÁRDIO E O YING QI, ACRESCENTAR:
Pressionar com a unha o Salão da Autoridade
Pressionar com a unha a Moleira
Empurrar as Seis Vísceras Ocas
Empurrar o Peixe Procura a Lua Embaixo d'Água
Substância a ser usada: água fria

Diferenciação da MTC: Estagnação Interna

Obstrução alimentar: falta de apetite, vômito azedo e pútrido, distensão e dor abdominal, prisão de ventre, febre, chiado e respiração ofegante devidos a catarro, pele azul-esverdeada, mente obtusa ou apática, convulsões, espasmos.
Língua: pálida com saburra amarela, suja e gordurosa.
Pulso: rápido.
VDI: azulada.

Calor e umidade: febre alta com calafrios, delírio, náusea, vômito, dor e distensão abdominal, fezes fétidas, fezes misturadas a pus e sangue, coma, espasmos, convulsões recorrentes.
Língua: vermelha com saburra amarela e gordurosa.
Pulso: escorregadio e rápido.
VDI: escura e azulada.

Medo: constituição fraca, sem febre ou com febre baixa, membros frios, sono agitado, pele cuja cor alterna entre o vermelho e o azul-esverdeado, fezes azul-esverdeadas.
Língua: saburra fina.
Pulso: profundo.
VDI: escura e azulada.

Tratamento Básico: Estagnação Interna

Pressionar com a unha as Pequenas Linhas Transversais
Pressionar e fazer movimentos circulares no Pequeno Centro Celestial
Pressionar e fazer movimentos circulares nas Cinco Articulações Digitais
Fazer movimentos circulares e empurrar os Oito Símbolos Interiores
Empurrar a Água da Galáxia

Variações

Com obstrução alimentar, acrescentar:
Pressionar e fazer movimentos circulares no Meridiano do Baço
Empurrar a Porta de Madeira
Empurrar separando a Grande Linha Transversal
Fazer movimentos circulares e empurrar o Abdômen
Empurrar Abaixo das Costelas
Pressionar com a unha as Três Milhas a Pé

COM CALOR E UMIDADE, ACRESCENTAR:
Empurrar (sedar) o Meridiano do Fígado
Pressionar com a unha as Portas de Duas Folhas
Pegar o Olho do Fantasma
Pegar a Curva do Meio

EM CASO DE MEDO, ACRESCENTAR:
Pressionar com a unha o Centro Humano
Pressionar com a unha o Salão da Autoridade
Pressionar com a unha a Fonte Borbulhante
Pressionar e fazer movimentos circulares na Reunião de Centenas

COM CHIADO E RESPIRAÇÃO OFEGANTE, ACRESCENTAR:
Pressionar com a unha a Saliência da Abundância

COM FEBRE ALTA, ACRESCENTAR:
Pressionar com a unha os Dez Reis
Pressionar com a unha o Lago da Curva
Pegar o Poço do Vento

CONVULSÕES, CRÔNICAS

Descrição: uma manifestação de longa data de ataques periódicos e súbitos de contrações e relaxamentos involuntários dos músculos.

Perspectiva da MTC: lesão de baço ou rim/baço devido a vômitos violentos ou diarréia grave, doença prolongada, esgotamento do yin do rim/fígado devido a doença febril, deficiência do baço, vento criado pelo esgotamento do yin.

DIFERENCIAÇÃO DA MTC

Deficiência do yang do baço: agitação, sonolência, dormir com os olhos semicerrados, pele descorada ou amarelada, membros frios, edema no rosto e nos pés, espasmos.
Língua: pálida com saburra branca.
Pulso: profundo e fraco.
VDI: pálida e azulada.

Deficiência do yang do rim/baço: agitação, pele pálida e lustrosa, suor frio na testa, membros frios, letargia, coma, fezes claras e soltas.
Língua: pálida com saburra branca e fina.
Pulso: profundo e tênue.
VDI: vermelho-pálida.

Esgotamento do yin do fígado/rim: irritação, fraqueza, rubor, emagrecimento, palmas das mãos e plantas dos pés quentes, membros rígidos ou espasmódicos, prisão de ventre.
Língua: vermelha e seca sem saburra.
Pulso: profundo, em corda e rápido.
VDI: roxo-pálida ou azulada.

TRATAMENTO BÁSICO

Pressionar e fazer movimentos circulares nos Dois Cavalos

Pressionar e fazer movimentos circulares, ou martelar o Pequeno Centro Celestial

Pressionar com a unha, depois pressionar e fazer movimentos circulares nas Cinco Articulações Digitais

Empurrar as Três Cancelas

Empurrar separando a Grande Linha Transversal

Fazer movimentos circulares e empurrar os Oito Símbolos Interiores

VARIAÇÕES

COM DEFICIÊNCIA DO YANG DO BAÇO, ACRESCENTAR:

Pressionar e fazer movimentos circulares no Meridiano do Rim

Pressionar e fazer movimentos circulares no Meridiano do Baço

Pressionar e fazer movimentos circulares no Ponto do Baço nas Costas

Pressionar e fazer movimentos circulares no Ponto do Estômago nas Costas

COM DEFICIÊNCIA DO YANG DO RIM/BAÇO, ACRESCENTAR:

Pressionar e fazer movimentos circulares no Topo do Rim

Pressionar e fazer movimentos circulares no Meridiano do Baço

Pressionar e fazer movimentos circulares no Ponto do Baço nas Costas

Pressionar e fazer movimentos circulares no Ponto do Estômago nas Costas

Pressionar e fazer movimentos circulares no Ponto do Rim nas Costas

Substância a ser usada: óleo de azevinho chinês

COM ESGOTAMENTO DO YIN DO FÍGADO/RIM, ACRESCENTAR:
Empurrar (sedar) o Meridiano do Fígado
Pressionar e fazer movimentos circulares no Meridiano do Baço
Pressionar e fazer movimentos circulares em Um Vento Aconchegante
Pegar o Ninho dos Cem Vermes
A Fênix Vermelha Acena a Cabeça

CONVULSÕES, SEQÜELAS

Descrição: manifestação de sintomas depois que o ataque de atividade convulsiva já terminou.

TRATAMENTO BÁSICO

Pressionar e fazer movimentos circulares no Meridiano do Baço
Pressionar e fazer movimentos circulares no Meridiano do Rim
Pressionar e fazer movimentos circulares, ou martelar o Pequeno Centro Celestial

VARIAÇÕES

EM CASO DE INCAPACITAÇÃO DOS MEMBROS SUPERIORES, ACRESCENTAR:
Pressionar e fazer movimentos circulares no Martelão
Empurrar a Coluna Vertebral (para cima) desde a altura da 12ª. vértebra cervical até a 1ª. vértebra cervical
Pressionar e fazer movimentos circulares no Ponto do Baço nas Costas
Pressionar e fazer movimentos circulares no Ponto do Estômago nas Costas
Pressionar o membro afetado
Esfregar e fazer rolar o membro afetado

COM INCAPACITAÇÃO DOS MEMBROS INFERIORES, ACRESCENTAR:
Empurrar ao longo de ambos os lados da Coluna Vertebral (para baixo)
Pressionar o membro afetado
Esfregar e fazer rolar o membro afetado

COM ESTRABISMO, ACRESCENTAR:
Pressionar e fazer movimentos circulares no Pântano Yang
Pressionar e fazer movimentos circulares com o polegar: as Costas do Peixe, Olhos Brilhantes e o Ponto de Concentração dos Bambus

Pressionar e fazer movimentos circulares no Grande Yang
Pressionar e fazer movimentos circulares no Poço do Vento
Pegar o Poço do Ombro

COM VOZ ROUCA, ACRESCENTAR:
Pressionar com a unha as Cinco Articulações Digitais
Pressionar com a unha a Porta do Mutismo
Pressionar com a unha a Mansão do Vento

COM EXCESSO DE MUCO, ACRESCENTAR:
Empurrar a Água da Galáxia
Pressionar e fazer movimentos circulares na Lareira Celestial
Fazer movimentos circulares e empurrar os Oito Símbolos Exteriores
Empurrar separando o Centro do Peito

TOSSE

Descrição: esforço muito grande, possivelmente violento, precedido de inspiração.

Perspectiva da MTC: ataque de agentes patogênicos exógenos ao pulmão causa a subida adversa do qi; deficiência do baço ou yin qi do pulmão produz muco ou catarro.

DIFERENCIAÇÃO DA MTC

Vento e frio: tosse freqüente com catarro branco diluído, dor de cabeça, febre, aversão ao frio, sem transpiração, coceira na garganta, dor no corpo.
Língua: saburra branca e fina.
Pulso: tenso e superficial.
VDI: superficial e vermelho-pálida.

Vento e calor: opressão no peito, catarro amarelo e pegajoso, sede, dor de garganta, descarga nasal turva, febre, dor de cabeça, transpiração leve.
Língua: saburra amarela e fina.
Pulso: superficial e rápido.
VDI: superficial e vermelho-escura.

Calor no pulmão: tosse súbita e recorrente, catarro pegajoso, garganta seca, sede, pele e lábios vermelhos, urina escura, fezes secas, agitação.
Língua: vermelha sem saburra, insuficiência de saliva.
Pulso: rápido e escorregadio.
VDI: vermelho-escura.

Umidade e muco: muco branco profuso e diluído, plenitude no peito, falta de apetite, agitação; os sintomas pioram à noite.
Língua: pálida com uma saburra branco-amarelada.
Pulso: escorregadio.
VDI: vermelho-arroxeada.

Deficiência de Yin: tosse improdutiva ou catarro difícil de expectorar, coceira na garganta, voz rouca, calor na palma das mãos e na planta dos pés, febre à tarde.
Língua: vermelha com pouca saburra.
Pulso: rápido e em corda.
VDI: pálida ou vermelho-clara.

Deficiência do qi do baço/pulmão: tosse fraca com catarro branco e diluído, pele lustrosa, respiração ofegante, voz baixa, aversão ao frio, deseja o calor.
Língua: pálida e mole.
Pulso: em corda e débil.
VDI: pálida ou vermelho-clara.

TRATAMENTO BÁSICO

Empurrar (sedar) o Meridiano do Pulmão
Empurrar e depois pressionar e fazer movimentos circulares nas Cinco Articulações Digitais
Fazer movimentos circulares e empurrar os Oito Símbolos Interiores
Empurrar separando o Centro do Peito
Empurrar a Lareira Celestial (para baixo)
Empurrar separando as Omoplatas
Pressionar e fazer movimentos circulares no Ponto do Pulmão nas Costas
Pressionar o Palácio da Água
Pressionar e fazer movimentos circulares no Grande Yang
Pressionar a Porta do Céu

Variações

Com vento e frio, acrescentar:
Empurrar as Três Cancelas
Pegar o Poço do Vento
Pressionar e fazer movimentos circulares na Porta do Vento
Substância a ser usada: suco de gengibre

Com vento e calor, acrescentar:
Pressionar e fazer movimentos circulares em Um Vento Aconchegante
Pressionar e fazer movimentos circulares no Pequeno Centro Celestial
Pressionar e fazer movimentos circulares no Pantanozinho
Empurrar a Água da Galáxia
Substância a ser usada: decocção de hortelã-pimenta

Com calor no pulmão, acrescentar:
Pressionar e fazer movimentos circulares na Pequena Linha Transversal da Palma da Mão
Pressionar e fazer movimentos circulares nas Portas de Duas Folhas
Beliscar e espremer a Lareira Celestial

Com umidade e muco, acrescentar:
Pressionar e fazer movimentos circulares no Meridiano do Baço
Pressionar e fazer movimentos circulares no Tendão Branco
Empurrar e depois pressionar e fazer movimentos circulares nas Quatro Linhas Transversais

Com deficiência de yin, acrescentar:
Pressionar e fazer movimentos circulares no Meridiano do Rim
Pressionar e fazer movimentos circulares nos Dois Cavalos
Pressionar e fazer movimentos circulares na Fonte Borbulhante

Com deficiência do baço ou do pulmão, retirar:
Empurrar (sedar) o Meridiano do Pulmão

E acrescentar:
Pressionar e fazer movimentos circulares no Meridiano do Baço
Pressionar e fazer movimentos circulares no Meridiano do Pulmão
Empurrar as Três Cancelas
Pressionar e fazer movimentos circulares nos Dois Cavalos
Pressionar e fazer movimentos circulares na Reunião de Centenas

ATRASO NO FECHAMENTO DA MOLEIRA

Descrição: a moleira ou fontanela é a junção dos ossos cranianos, que normalmente se fecha no final do primeiro ou segundo ano depois do nascimento.

Perspectiva da MTC: deficiência congênita, ou deficiência do baço e do rim devido a doença prolongada.

Tratamento Básico

Pressionar e fazer movimentos circulares nos Dois Cavalos
Pressionar e fazer movimentos circulares no Meridiano do Rim
Pressionar e fazer movimentos circulares no Topo do Rim
Empurrar as Seis Vísceras Ocas
Pressionar e fazer movimentos circulares no na Reunião de Centenas

Variações

Com choro e sacudidelas da cabeça, acrescentar:
Pressionar e fazer movimentos circulares nas Costas do Peixe
Pressionar e fazer movimentos circulares em Um Vento Aconchegante
Empurrar as Pequenas Linhas Transversais

Com prisão de ventre, acrescentar:
Empurrar (sedar) o Meridiano do Intestino Grosso
Fazer movimentos circulares e empurrar o Abdômen
Empurrar o Osso dos Sete Segmentos (para baixo)

Sem sintomas, mas quando a criança é pálida e magra, acrescentar:
Pressionar e fazer movimentos circulares no Meridiano do Baço
Empurrar as Três Cancelas

DIABETES

Descrição: um transtorno metabólico caracterizado por hipoglicemia e urinação excessiva devido à produção ou utilização inadequada de insulina.

Perspectiva da MTC: secura prolongada do pulmão e do estômago levam ao esgotamento do yin do rim.

Tratamento Básico

Empurrar (sedar) o Meridiano do Pulmão
Pressionar e fazer movimentos circulares nos Dois Cavalos
Pressionar e fazer movimentos circulares no Meridiano do Baço
Pressionar e fazer movimentos circulares no Palácio Exterior do Trabalho
Empurrar as Seis Vísceras Ocas
Pressionar e fazer movimentos circulares no Pântano Yang

DIARRÉIA

Descrição: movimentos intestinais freqüentes de fezes soltas e/ou aquosas.

Perspectiva da MTC: ataque de agentes patogênicos externos; imaturidade ou deficiência de estômago/baço.

A diarréia é um problema comum nas crianças devido à fraqueza inerente de seu aquecedor médio. Ocorrências breves e ocasionais de diarréia podem ser consideradas normais. Um caso moderado de diarréia pode ser definido como aquele que tem poucos sintomas ou outros efeitos na criança, os quais não duram mais que um caso normal. Um caso grave de diarréia é indicado por sintomas severos durante um período de tempo mais longo, desidratação e um impacto maior sobre as outras funções energéticas da criança.

Diferenciação da MTC

Frio e umidade: pele e lábios pálidos, sem sede, sem secura na boca, aversão ao frio, membros frios.
Língua: saburra branca e úmida.
Pulso: lento.
VDI: avermelhada.

Calor: manifestação súbita, sede, sensação de calor no corpo, transpiração.
Língua: saburra amarela e gordurosa.
Pulso: uniforme.
VDI: arroxeada.

Alimentação inadequada: distensão e dor na região abdominal, alívio depois que o intestino funciona.
Língua: gordurosa.
Pulso: escorregadio e rápido.
VDI: arroxeada.

Baço fraco: diarréia recorrente, alimento não digerido nas fezes, distensão abdominal, sem sede, emagrecimento, agitação.
Língua: pálida com saburra fina.
Pulso: suave, flutuante e lento; ou profundo e débil.
VDI: avermelhada.

Crônica: um caso simples de diarréia devido a fatores exógenos ou deficiência temporária de Baço e/ou rim que não se resolve logo. Os sintomas variam de acordo com as causas energéticas.

DIFERENCIAÇÃO DA MTC: GRAVE

Prolongada: emagrecimento, aversão ao frio, pele pálida e lustrosa, agitação, membros frios, a criança dorme com os olhos semicerrados.
Língua: pálida e grossa com saburra branca e fina.
Pulso: tênue e em corda.
VDI: pálida.

Lesão a yin: agitação, depressão da órbita dos olhos, pele seca, pele sem elasticidade, fezes amarelas e aquosas, sede, lábios avermelhados.
Língua: escarlate sem saliva.
Pulso: tênue e rápido.
VDI: profunda e vermelho-arroxeada.

Lesão a yang: pele pálida, membros frios, transpiração sem febre.
Língua: pálida.
Pulso: profundo e em corda.
VDI: profunda e pálida.

Lesão a yin/yang: pele pálida e lustrosa, insônia, membros frios, abdômen afundado, choro sem lágrimas.
Língua: vermelha sem saburra.
Pulso: profundo e tênue.
VDI: profunda.

Deficiência de rim: diarréia de manhã cedo, calma depois que o intestino funciona, pele escura, aversão ao frio, membros frios.
Língua: pálida.
Pulso: fraco.
VDI: profunda e pálida.

Tratamento Básico: diarréia moderada

Pressionar e girar o meridiano do Baço/Pâncreas
Empurrar (sedar) o meridiano do Intestino Delgado
Empurrar as Três Cancelas
Girar e empurrar os Oito Símbolos Interiores
Pressionar e girar o Pino Celestial
Empurrar Abaixo das Costelas
Girar e empurrar o Abdômen
Empurrar (para cima) o Osso dos Sete Segmentos
Pressionar e girar a Fonte Borbulhante
Pressionar e girar a Linha Divisória do Desfiladeiro
Pressionar e girar Três Milhas a Pé

Variações

Com frio-umidade, acrescentar:
Empurrar as Três Cancelas um número maior de vezes
Esfregar as palmas das mãos uma na outra e depois cobrir com elas a Porta do Espírito

Com vento, acrescentar:
Pressionar e girar o Pequeno Centro Celestial
Pressionar e girar Um Vento Aconchegante
Pressionar e girar o Palácio Exterior do Trabalho
Substância a ser usada: decocção quente de gengibre ou cebolinha verde

Com calor, retirar:
Empurrar as Três Cancelas

E acrescentar:
Empurrar (sedar) o meridiano do Intestino Grosso
Empurrar as Seis Vísceras Ocas
Empurrar (sedar) o meridiano do Estômago

COM UMIDADE, ACRESCENTAR:

Empurrar a Água da Galáxia
Empurrar (sedar) a Porta de Madeira
Substância a ser usada: decocção de *scute* ou *coptis*

COM ALIMENTAÇÃO INADEQUADA, ACRESCENTAR:

Empurrar Abaixo das Costelas um número maior de vezes
Empurrar (sedar) o meridiano do Intestino Grosso
Pegar o Canto do Abdômen
Substância a ser usada: decocção de pilriteiro chinês

COM BAÇO FRÁGIL, ACRESCENTAR:

Pressionar e girar o meridiano do Baço/Pâncreas um número maior de vezes
Pressionar e girar o meridiano do Rim
Pressionar e girar a Porta de Madeira
Pressionar e girar a Reunião de Centenas
Pressionar e girar a Coluna Vertebral, enfatizando o Ponto do Baço nas Costas

COM VÔMITO, ACRESCENTAR:

Pressionar e girar o Vale da União
Pressionar e girar a Parte Externa do Mamilo

COM DIARRÉIA CRÔNICA (SEM DISTENSÃO ABDOMINAL E SEM DEIXAR DE COMER DIREITO), ACRESCENTAR:

Empurrar (para cima) o Osso dos Sete Segmentos
Pressionar e girar a Cauda da Tartaruga
Substância a ser usada: decocção de gengibre

TRATAMENTO BÁSICO: DIARRÉIA GRAVE

Pressionar e girar o Meridiano do Baço/Pâncreas
Empurrar (sedar) o Meridiano do Intestino Delgado
Empurrar as Três Cancelas
Girar e empurrar os Oito Símbolos Interiores
Pressionar e girar o Pino Celestial
Empurrar Abaixo das Costelas
Girar e empurrar o Abdômen
Empurrar (para cima) o Osso dos Sete Segmentos
Pressionar e girar a Fonte Borbulhante
Pressionar e girar a Linha Divisória do Desfiladeiro
Pressionar e girar Três Milhas a Pé

Variações

Com diarréia prolongada, acrescentar:
Pressionar e girar o Meridiano do Rim
Empurrar separando a Grande Linha Transversal
Pressionar e girar o Ponto do Baço nas Costas
Pressionar e girar o Ponto do Rim nas Costas
Pressionar e girar a Reunião de Centenas
Substância a ser usada: decocção de gengibre

Com lesão a yin, acrescentar:
Empurrar o Transporte de Terra para Água
Empurrar separando a Grande Linha Transversal
Pressionar e girar o Ponto do Pulmão nas Costas
Pressionar e girar o Ponto do Coração nas Costas
Pressionar e girar o Ponto do Baço nas Costas

Com lesão a yang, acrescentar:
Empurrar as Três Cancelas um número maior de vezes
Pressionar e girar o Meridiano do Intestino Grosso
Empurrar o Transporte de Terra para Água
Pressionar e girar o Ponto do Baço nas Costas
Pressionar e girar o Ponto do Pulmão nas Costas
Substância a ser usada: decocção diluída de gengibre

Com lesão a yin/yang, acrescentar:
Empurrar a Porta de Madeira até a Grande Linha Transversal
Empurrar separando a Grande Linha Transversal
Pressionar e girar a Reunião de Centenas
Pressionar e girar o Esteio da Montanha
Substância a ser usada: decocção diluída de gengibre

Com deficiência de rim, acrescentar:
Pressionar e girar o Meridiano do Rim
Pressionar e girar os Dois Cavalos
Pressionar e girar o Palácio Exterior do Trabalho

MÁ DIGESTÃO

Descrição: processo digestivo incompleto ou imperfeito, falta de vontade de comer. Também chamada de indigestão, perda de apetite.

Perspectiva da MTC: maus hábitos alimentares, congênitos ou pós-natais; deficiência de estômago/baço.

DIFERENCIAÇÃO DA MTC

Umidade no baço: falta de apetite, náusea, vômito, distensão abdominal, apatia, ausência de sede, fezes moles.
Língua: vermelha com saburra fina, amarela e gordurosa.
Pulso: escorregadio, rápido e vigoroso.
VDI: arroxeada.

Deficiência de estômago/baço: pele descorada, emagrecimento, fraqueza, fezes moles ou diarréia freqüente.
Língua: pálida com pouca saburra.
Pulso: fino e em corda.
VDI: vermelho-clara.

TRATAMENTO BÁSICO

Pressionar e girar o Meridiano do Baço
Empurrar as Três Cancelas
Girar e empurrar os Oito Símbolos Interiores
Pressionar com a unha, depois girar as Quatro Linhas Transversais
Empurrar Abaixo das Costelas
Girar e Empurrar o Abdômen
Puxar e beliscar a Coluna Vertebral
Pressionar e girar ao longo de ambos os lados da Coluna Vertebral, principalmente nos Pontos do Baço e do Estômago nas Costas
Pressionar e girar a Fonte Borbulhante
Pressionar e girar a Linha Divisória do Desfiladeiro
Pressionar e girar Três Milhas a Pé

VARIAÇÕES

COM VÔMITO, ACRESCENTAR:

Pressionar e girar a Parte Externa do Mamilo
Pressionar e girar o Vale da União

COM UMIDADE NO BAÇO, ACRESCENTAR:
Empurrar separando a Grande Linha Transversal
Empurrar a Porta de Madeira
Empurrar a Água da Galáxia
Substância a ser usada: decocção de cebolinha verde ou gengibre

COM DEFICIÊNCIA DE ESTÔMAGO OU BAÇO, ACRESCENTAR:
Pressionar e girar Um Vento Aconchegante
Pressionar e girar o Pequeno Centro Celestial
Pressionar e girar o Palácio Exterior do Trabalho

COM PROBLEMA CRÔNICO, ACRESCENTAR:
Pressionar e girar os Dois Cavalos

COM PRISÃO DE VENTRE, ACRESCENTAR:
Pressionar e girar (sedar) o Meridiano do Intestino Grosso
Empurrar (para baixo) o Osso dos Sete Segmentos

DISENTERIA

Descrição: inflamação da membrana mucosa do sistema intestinal.

Perspectiva da MTC: ataque sazonal de agentes patogênicos externos, desarmonia do estômago/baço que resulta em estagnação do qi, estase de sangue e lesão aos colaterais.

DIFERENCIAÇÃO DA MTC

Umidade-calor: febre, dor abdominal, náusea, vômito, lábios secos, espasmos intestinais, fezes misturadas com sangue e/ou pus, urina amarelo-escura.
Língua: vermelha com saburra amarela e gordurosa.
Pulso: rápido e superficial ou escorregadio.
VDI: vermelho-arroxeada.

Umidade-frio: fezes brancas e diluídas ou brancas com consistência de geléia; dor abdominal, borborigmos, urina clara e lenta.

Língua: vermelha com uma saburra branca e gordurosa.
Pulso: profundo e lento.
VDI: pálida.

Prolongada: fezes com pus e/ou sangue, ou secas e soltas com muco; palmas das mãos e plantas dos pés quentes; apatia, cansaço, emagrecimento.
Língua: saburra fina.
Pulso: profundo, em corda e débil.
VDI: pálida.

TRATAMENTO BÁSICO

Empurrar e depois pressionar e girar o Meridiano do Baço (sedar/tonificar)
Empurrar e depois pressionar e girar o Meridiano do Intestino Grosso (sedar/tonificar)
Empurrar o Transporte de Terra para Água
Girar e empurrar os Oito Símbolos Interiores
Empurrar separando a Grande Linha Transversal
Empurrar a Porta de Madeira
Empurrar as Seis Vísceras Ocas
Pegar o Canto do Abdômen
Girar e empurrar o Abdômen
Pressionar e girar os Dois Cavalos

VARIAÇÕES

COM UMIDADE-CALOR, ACRESCENTAR:
Empurrar (sedar) o Meridiano do Intestino Delgado
Empurrar a Entrada Celestial da Boca do Tigre
Empurrar (para baixo) o Osso dos Sete Segmentos
A Fênix Vermelha Acena a Cabeça

COM FEZES VERMELHAS, ACRESCENTAR:
Empurrar a Água da Galáxia

COM FEZES BRANCAS, ACRESCENTAR:
Pressionar e girar o Meridiano do Baço um número maior de vezes

COM UMIDADE-FRIO, ACRESCENTAR:
Pressionar e girar o Palácio Exterior do Trabalho
Pressionar e girar Um Vento Aconchegante

Empurrar as Três Cancelas
Empurrar (para cima) o Osso dos Sete Segmentos
Substância a ser usada: óleo de azevinho chinês ou açafrão

COM DISENTERIA PROLONGADA, ACRESCENTAR:
Empurrar as Três Cancelas
Empurrar (para cima) o Osso dos Sete Segmentos
Substância a ser usada: óleo de gergelim ou clara de ovo

DOR DE OUVIDO

Descrição: dor originada no ouvido.

Perspectiva da MTC: ataque de vento, frio ou calor externo; fraqueza do qi defensivo; inflamação ou fraqueza da vesícula biliar/fígado.

DIFERENCIAÇÃO DA MTC

Frio: aversão ao frio, dor de cabeça, sem suor, secreção nasal diluída.
    Língua: vermelho-clara.
    Pulso: superficial.
    VDI: superficial e vermelho-clara.

TRATAMENTO BÁSICO

Empurrar (sedar) o Meridiano da Vesícula Biliar
Pressionar e girar as Portas de Duas Folhas
Pressionar e girar a Porta do Vento na Orelha
Empurrar as Seis Vísceras Ocas
Empurrar o Osso do Pilar Celestial
Pressionar e girar o Palácio da Audição
Pegar o Poço do Vento
Empurrar a Água da Galáxia
Empurrar a Porta do Céu
Pressionar e girar (de leve) o Grande Yang

VARIAÇÕES

COM FEBRE, ACRESCENTAR:
Pressionar e girar o Palácio Interior do Trabalho
Empurrar a Água da Galáxia

COM FRIO, ACRESCENTAR:
Pressionar e girar o Pequeno Centro Celestial
Girar e empurrar os Oito Símbolos Interiores
Pressionar e girar a Fragrância Bem-Vinda

COM MÁ DIGESTÃO E/OU DIARRÉIA, ACRESCENTAR:
Pressionar e girar o meridiano do Baço
Empurrar Abaixo das Costelas
Girar e empurrar o Abdômen
Pressionar e girar a Fonte Borbulhante
Pressionar e girar a Linha Divisória do Desfiladeiro
Pressionar e girar Três Milhas a Pé

EDEMA

Descrição: problema local ou generalizado, em que o corpo contém quantidades excessivas de líquido nos tecidos.

Perspectiva da MTC: desarmonias de rim, pulmão e baço; agentes patogênicos externos.

DIFERENCIAÇÃO DA MTC

Vento: inicialmente provoca inchaço nas pálpebras, e depois se espalha pelo corpo; antes de se estabelecer: febre, aversão ao frio, tosse, dor de garganta, disúria.
Língua: saburra branca e fina.
Pulso: superficial e rápido.
VDI: superficial e vermelha.

Umidade-calor: oligúria com urina amarelo-escura, fezes secas, irritabilidade, febre, sede, edema.
Língua: vermelha com saburra amarela.
Pulso: suave, flutuante e rápido.
VDI: vermelho-vivo ou arroxeada.

Deficiência de rim/baço: estabelece-se lentamente; edema facial de manhã, edema no membro inferior de tarde; pele descorada; apatia; cansaço, distensão abdominal; falta de apetite; dor lombar; membros frios; oligúria; fezes moles.
Língua: gordurosa e branca.
Pulso: profundo e lento.
VDI: pálida e profunda.

Tratamento Básico

Empurrar o Meridiano do Fígado para trás e para a frente
Empurrar (sedar) o Meridiano do Intestino Delgado
Pressionar e girar a Reunião dos Três Yins

Variações

Com vento, acrescentar:

Empurrar (sedar) o Meridiano do Pulmão
Empurrar (sedar) o Meridiano do Baço
Empurrar (sedar) o Meridiano do Estômago
Empurrar a Entrada Celestial da Boca do Tigre
Substância a ser usada: decocção de gengibre ou cebolinha verde

Com umidade-calor, acrescentar:

Empurrar (sedar) o Meridiano do Pulmão
Empurrar (sedar) o Meridiano do Baço
Empurrar (sedar) o Meridiano do Estômago
Empurrar as Seis Vísceras Ocas

Com deficiência de yang do rim/baço, acrescentar:

Pressionar e girar o Meridiano do Baço
Pressionar e girar o Meridiano do Rim
Pressionar e girar o Palácio Exterior do Trabalho
Pressionar e girar os Dois Cavalos
Empurrar as Três Cancelas
Substância a ser usada: decocção de gengibre ou cebolinha verde

ENURESE

Descrição: descarga involuntária de urina depois da idade em que se espera haver controle da bexiga (aproximadamente 5 anos de idade).

Perspectiva da MTC: deficiência do qi do rim/bexiga, deficiência do qi do baço/pulmão, acúmulo de umidade-calor no meridiano do fígado.

Diferenciação da MTC

Constituição fraca: deficiência generalizada, pouca energia, digestão fraca, pouco peso, crescimento lento, pele pálida, a criança contrai resfriados facilmente.
Língua: pálida.
Pulso: fraco e lento.
VDI: pálida.

Deficiência de qi do baço/pulmão: emagrecimento, pele pálida, apatia, fôlego curto, falta de apetite, urina que pinga, enurese freqüente com pequenas quantidades de urina, fezes moles.
Língua: vermelho-pálido com saburra fina e branca.
Pulso: lento ou profundo e em corda.
VDI: pálida.

Umidade-calor no fígado: irritabilidade, suor noturno, urinação urgente e freqüente durante o dia, enurese à noite, urina amarela e fétida, pele e lábios vermelhos.
Língua: saburra fina e amarela.
Pulso: viscoso e escorregadio.
VDI: arroxeada.

Tratamento Básico

Pressionar e girar o Meridiano do Baço
Pressionar e girar o Meridiano do Rim
Empurrar as Três Cancelas
Pressionar e girar o Palácio Exterior do Trabalho
Pressionar e girar o Campo do Elixir e o Osso Curvo, alternando com girar e empurrar (base da mão) o Campo do Elixir
Pressionar e girar o Ponto do Rim nas Costas

Empurrar (para cima) o Osso dos Sete Segmentos
Pressionar e girar a Reunião dos Três Yins
Pressionar e girar a Reunião de Centenas

VARIAÇÕES

COM CONSTITUIÇÃO FRACA E DEFICIÊNCIA OU ESGOTAMENTO DO AQUECEDOR INFERIOR, ACRESCENTAR:

Pressionar e girar (para baixo) ao longo dos dois lados da Coluna Vertebral
Pressionar e girar os Dois Cavalos
Pressionar e girar a Porta da Vida
Friccionar a Porta da Vida e os Oito Orifícios Sacrais
Esfregar as palmas das mãos uma na outra e depois cobrir a Porta da Vida
Substância a ser usada: óleo ou decocção diluída de gengibre

COM DEFICIÊNCIA DE QI DO BAÇO/PULMÃO, ACRESCENTAR:

Pressionar e girar o Meridiano do Pulmão
Pressionar e girar o Ponto do Baço nas Costas
Pressionar e girar o Ponto do Estômago nas Costas
Pressionar e girar o Ponto do Coração nas Costas
Pressionar e girar o Ponto do Pulmão nas Costas
Substância a ser usada: decocção de painço

COM UMIDADE-CALOR NO FÍGADO, RETIRAR:

Pressionar e girar o Meridiano do Rim
Pressionar e girar o Ponto do Rim nas Costas
Pressionar e girar a Reunião de Centenas

E ACRESCENTAR:

Empurrar (sedar) o Meridiano do Fígado
Empurrar (sedar) a Água da Galáxia
Empurrar o Transporte de Terra para Água
Empurrar (sedar) o Meridiano do Intestino Grosso

EPILEPSIA

Descrição: transtorno espasmódico e recorrente do cérebro com ataques súbitos e breves de alteração de consciência; atividade motora ou sensorial; e ataques recorrentes, incluindo possíveis convulsões.

Perspectiva da MTC: esgotamento do qi devido ao medo, obstrução dos orifícios pelo muco, obstrução do coração por estase do sangue.

DIFERENCIAÇÃO DA MTC

Estase do sangue: tonteira antes do ataque, lábios trêmulos, opressão no peito, palpitações, visão turva, membros entorpecidos, perda de consciência, queda, espasmo.
Língua: roxa ou vermelha com pontos arroxeados.
Pulso: lento e irregular.
VDI: azul-escura.

Muco: desmaio, aparência subitamente idiota, excesso de muco e baba.
Língua: saburra grossa.
Pulso: viscoso e escorregadio.
VDI: estagnante e arroxeada.

TRATAMENTO BÁSICO

Empurrar o Meridiano do Fígado para trás e para a frente
Pressionar com a unha as Pequenas Linhas Transversais
Pressionar com a unha, e pressionar e girar as Cinco Articulações Digitais
Martelar o Pequeno Centro Celestial

VARIAÇÕES

COM FEBRE, ACRESCENTAR:
Empurrar as Seis Vísceras Ocas

COM ESTASE DO SANGUE, ACRESCENTAR:
Empurrar a Água da Galáxia

COM MUCO, RETIRAR:
Pressão com a unha, e pressionar e girar as Cinco Articulações Digitais

E ACRESCENTAR:
Empurrar, depois pressionar e girar o Meridiano do Baço (sedar, depois tonificar)
Empurrar os Oito Símbolos Interiores
Empurrar as Seis Vísceras Ocas

ESTRABISMO CONVERGENTE

Descrição: desvio de um dos olhos na direção do outro quando a criança olha para um objeto.

Perspectiva da MTC: deficiência congênita, desarmonia do fígado, ataque de agente patogênico externo.

TRATAMENTO BÁSICO

Pressionar e girar os seguintes pontos bilaterais: as Costas do Peixe, o Tendão Principal, os Quatro Brancos, o Recipiente das Lágrimas e os Olhos Brilhantes
Empurrar o Palácio da Água e empurrar fazendo um círculo em torno da órbita do olho
Pressionar e girar o Arco da Ponte
Pegar o Poço do Ombro
Pressionar e girar qualquer ponto dolorido em torno da órbita do olho

OLHOS VERMELHOS OU DOLORIDOS

Descrição: inflamação e secura em torno dos olhos.

Perspectiva da MTC: ataque de agentes patogênicos de vento-calor, desequilíbrio do qi do fígado, deficiência de yin ou excesso de yang.

TRATAMENTO BÁSICO

Pressionar e girar o Tendão Azul
Empurrar o Meridiano do Fígado
Pressionar e girar a Linha do Rim
Pressionar e girar os Dois Cavalos
Pressionar e girar o Lado do Peixe
Empurrar a Água da Galáxia
Empurrar as Seis Vísceras Ocas
Pressionar e girar a Fonte Borbulhante
Pegar o Poço do Vento
Pressionar e girar (de leve) o Grande Yang
Empurrar o Palácio da Água

FEBRE

Descrição: elevação acima do normal da temperatura do corpo.

Perspectiva da MTC: a febre é resultado da luta entre o qi vital e os fatores patogênicos.

DIFERENCIAÇÃO DA MTC

Há muitas causas da febre. Apresentamos abaixo uma lista daquelas que envolvem agentes patogênicos externos.

Vento-frio: aversão ao frio, sem transpiração, secreção nasal clara, dor de cabeça, coceira na garganta.
Língua: saburra fina e branca.
Pulso: superficial.
VDI: superficial e vermelha.

Vento-calor: febre alta, transpiração, dor de cabeça, secreção nasal grossa, garganta vermelha e inchada, boca seca, sede.
Língua: vermelha com uma saburra amarela e fina ou saburra branca e fina.
Pulso: superficial e rápido.
VDI: superficial e vermelho-arroxeada.

Calor no pulmão: tosse, febre, aversão ao frio, dor de garganta, nariz entupido ou escorrendo, catarro amarelo, dores do corpo, transpiração leve, sede, amígdalas inflamadas.
Língua: vermelha com saburra amarela ou branca e fina.
Pulso: flutuante e rápido.
VDI: roxo-escura.

Deficiência de estômago/baço: pele descorada, sonolência, fraqueza, falta de apetite, distensão abdominal, fezes moles, agitação à noite, lábios pálidos.
Língua: saburra branca, grossa e gordurosa.
Pulso: viscoso e fraco ou escorregadio.
VDI: pálida e azul-escura.

Calor do verão: aversão ao calor, suor, dor de cabeça, urina escura e pouca, lábios secos, sede.
Língua: vermelha.

Pulso: rápido.
VDI: vermelho-escura e superficial.

Deficiência de rim: apatia, olhos avermelhados, febril na sola dos pés, aversão a roupas, tonteira, fraqueza nos membros.
Língua: vermelha com saburra fina.
Pulso: em corda e rápido.
VDI: pálida e profunda.

Tratamento Básico

Pressionar com a unha o Dragão Velho
Girar e empurrar o Palácio Interior do Trabalho
Empurrar as Seis Vísceras Ocas
Pressionar e girar o Poço do Vento
Empurrar (para baixo) a Coluna Vertebral
Empurrar a Porta do Céu
Empurrar o Palácio da Água
Pressionar e girar (de leve) o Grande Yang

Variações

Com vento-frio, acrescentar:
Pressionar e girar as Portas de Duas Folhas
Empurrar as Três Cancelas
Pressionar e girar Um Vento Aconchegante
Substância a ser usada: suco de gengibre

Com vento-calor, acrescentar:
Empurrar (sedar) o Meridiano do Pulmão
Empurrar e depois pressionar e girar as Cinco Articulações Digitais
Empurrar a Água da Galáxia
Substância a ser usada: decocção de hortelã-pimenta

Com calor no pulmão, acrescentar:
Empurrar (sedar) o Meridiano do Pulmão
Empurrar (sedar) o Meridiano do Intestino Grosso
Empurrar (sedar) o Meridiano do Estômago
Pressionar e girar o Pequeno Centro Celestial
Pressionar e girar Um Vento Aconchegante
Substância a ser usada: água fria

COM DEFICIÊNCIA DE ESTÔMAGO/BAÇO, ACRESCENTAR:
Pressionar e girar o Meridiano do Pulmão
Empurrar Abaixo das Costelas
Girar e empurrar o Abdômen
Pressionar e girar o Ponto do Baço nas Costas
Pressionar e girar a Fonte Borbulhante
Pressionar e girar a Linha Divisória do Desfiladeiro
Pressionar e girar as Três Milhas a Pé

COM O CALOR DO VERÃO, ACRESCENTAR:
Pressionar e girar o Meridiano do Rim
Pressionar e girar o Pequeno Centro Celestial
Pressionar e girar Um Vento Aconchegante
Pressionar a Porta de Madeira
Empurrar a Água da Galáxia
Substância a ser usada: água fria

COM DEFICIÊNCIA DE RIM, ACRESCENTAR:
Pressionar e girar os Dois Cavalos
Pressionar e girar o Palácio Interior do Trabalho
Pressionar e girar o Meridiano do Baço
Empurrar a Água da Galáxia
Pressionar e girar a Fonte Borbulhante
Pressionar e girar as Três Milhas a Pé

FLACIDEZ, OS CINCO TIPOS DE

Descrição: tônus muscular relaxado, frouxo, insuficiente ou ausente no pescoço, boca, mãos, pés e músculos.

Perspectiva da MTC: deficiência congênita; deficiência de alimentação pós-natal dos tendões e músculos.
Língua: pálida.
Pulso: em corda e débil.
VDI: pálida e profunda.

Tratamento Básico

Pressionar e girar o Meridiano do Rim
Pressionar e girar os Dois Cavalos
Girar e empurrar os Oito Símbolos Interiores
Puxar e beliscar (para cima) a Coluna Vertebral
Empurrar a Coluna Vertebral (para baixo)
Pegar ao longo do membro afetado
Sacudir (delicadamente) o membro afetado
Usar toda a amplitude de movimento no membro afetado

Variações

Com os membros superiores afetados, acrescentar:

Pressionar e girar o Lago da Curva
Pressionar e girar a Parte Superior do Braço
Pressionar e girar o Osso do Ombro
Pegar e soltar o Vale da União

Com os membros inferiores afetados, acrescentar:

Pressionar e girar Saltar em Círculo
Pressionar e girar as Três Milhas a Pé
Pressionar e girar o Sino Suspenso
Pressionar e girar a Reunião dos Três Yins
Pegar o Olho do Fantasma
Pressionar e girar o Mar de Sangue

FURÚNCULOS

Descrição: inflamação aguda e profunda da pele, em geral com supuração e necrose.

Perspectiva da MTC: estagnação do qi ou estase de sangue causada por calor exógeno ou endógeno

Diferenciação da MTC

Calor, umidade ou vento exógeno: vermelhidão local, inchaço e dor; febre baixa; irritabilidade; choro; não tem vontade de comer.
Língua: ponta vermelha com saburra amarela e fina.

Pulso: superficial e rápido.
VDI: superficial e vermelho-viva.

Calor endógeno: inchaço e aumento gradual do furúnculo, parte central purulenta, dor severa com febre, sede e prisão de ventre.
Língua: vermelha com saburra amarela.
Pulso: superficial e rápido.
VDI: vermelho-escura.

Tratamento Básico

Pressionar e girar o Pequeno Centro Celestial
Pressionar e girar o Meridiano do Rim
Empurrar a Porta de Madeira
Empurrar separando a Grande Linha Transversal
Empurrar as Seis Vísceras Ocas

Variações

Com calor, umidade ou vento exógeno, acrescentar:

Empurrar (sedar) o Meridiano do Pulmão
Pressionar e girar as Pequenas Linhas Transversais
Girar e empurrar os Oito Símbolos Interiores
Substância a ser usada: decocção de *scute*

Com calor endógeno, acrescentar:

Pressionar e girar o Pequeno Centro Celestial um número maior de vezes
Pressionar e girar o Meridiano do Baço
Pressionar e girar a Linha do Rim
Empurrar a Água da Galáxia

BEM-ESTAR GERAL

Descrição: tratamento preventivo para uma criança geralmente saudável manter a saúde e fortalecer a sua constituição.

Diferenciação da MTC

A escolha de pontos e técnicas para esse procedimento depende de uma avaliação acurada do estado de saúde geral e da constituição da criança.

Indícios e tendências podem ser mais difíceis de observar quando a criança tem boa saúde. Uma boa avaliação vai reconhecer as tendências ocultas e procurar fortalecer os pontos fracos.

TRATAMENTO BÁSICO

Pressionar e girar o Meridiano do Baço
Girar e empurrar os Oito Símbolos Interiores
Empurrar as Três Cancelas
Girar e empurrar o Abdômen
Puxar e beliscar a Coluna Vertebral (para cima)
Pressionar e girar as Três Milhas a Pé
Pressionar e girar (delicadamente) o Grande Yang
Pressionar e girar a Fonte Borbulhante
Pressionar e girar a Linha Divisória do Desfiladeiro
Empurrar o Palácio da Água

DOR DE CABEÇA

Descrição: diferentes tipos de dor em várias regiões da cabeça, agudos ou crônicos.

Perspectiva da MTC: há tendências diferentes envolvendo a dor de cabeça. Só as causas patogênicas exógenas são consideradas aqui.

DIFERENCIAÇÃO DA MTC

Vento-frio: dor no pescoço e nas costas, aversão ao vento e ao frio, secreção nasal diluída, sem sede.
Língua: vermelho-pálida com uma saburra branca e fina.
Pulso: superficial e tenso.
VDI: vermelho-viva.

Vento-calor: dor de distensão na cabeça, aversão ao vento e ao calor, face ruborizada, conjuntivite, sede, desejo de tomar bebidas, secreção nasal turva, fezes secas, urina amarela.
Língua: vermelha com saburra amarela.
Pulso: superficial e rápido.
VDI: arroxeada.

Catarro turvo: distensão no olho, pálpebras caídas, desejo de manter os olhos fechados, náusea, vômito de escarro e saliva, opressão no peito e na região epigástrica.
Língua: vermelha com saburra amarela e gordurosa.
Pulso: escorregadio e rápido.
VDI: estagnante e roxa.

TRATAMENTO BÁSICO

Pressionar e girar as Portas de Duas Folhas
Pressionar e girar o Vale da União
Pressionar e girar a Cavidade do Cérebro
Pegar o soltar o Poço do Vento
Empurrar a Porta do Céu
Empurrar o Palácio da Água
Pressionar e girar (delicadamente) o Grande Yang

VARIAÇÕES

COM VENTO-FRIO, ACRESCENTAR:

Pressionar e girar Um Vento Aconchegante
Pressionar e girar o Pequeno Centro Celestial
Pressionar o Ponto de Concentração dos Bambus
Substância a ser usada: decocção de gengibre ou cebolinha verde

COM VENTO-CALOR, ACRESCENTAR:

Empurrar (sedar) o Meridiano do Pulmão
Pressionar e girar a Linha do Rim
Empurrar a Água da Galáxia
Substância a ser usada: decocção de hortelã-pimenta

COM CATARRO TURVO, ACRESCENTAR:

Pressionar e girar o Palácio Exterior do Trabalho
Pressionar e girar o Meridiano do Baço
Empurrar, e depois pressionar e girar as Pequenas Linhas Transversais

HEPATITE INFECCIOSA

Descrição: infecção do fígado.

Perspectiva da MTC: icterícia yang, estagnação do qi do fígado.

DIFERENCIAÇÃO DA MTC

Calor: febre, urina escassa e escura, plenitude e dor no peito/abdômen, icterícia, gosto amargo, náusea, vômito, falta de apetite.
Língua: vermelha com uma saburra amarela e pegajosa.
Pulso: escorregadio, em corda e rápido.
VDI: vermelho-viva ou roxa.

Constituição fraca: tendência geral à deficiência, pouca energia, má digestão, pouco peso, crescimento lento, pele pálida; a criança contrai resfriados facilmente.
Língua: pálida.
Pulso: fraco e lento.
VDI: roxo-clara.

TRATAMENTO BÁSICO

Empurrar o Meridiano do Fígado
Empurrar o Meridiano do Pulmão
Empurrar o Meridiano do Estômago
Empurrar a Água da Galáxia

VARIAÇÕES

COM CALOR, ACRESCENTAR:
Pressionar e girar o Pequeno Centro Celestial
Pressionar e girar o Palácio Interior do Trabalho
Empurrar as Seis Vísceras Ocas
Empurrar o Peixe Procura a Lua Embaixo d'Água

COM DIARRÉIA E CONSTITUIÇÃO FRACA, ACRESCENTAR:
Pressionar e girar os Dois Cavalos
Empurrar e depois pressionar e girar o Meridiano do Baço
Empurrar e depois pressionar o Meridiano do Rim

COM PERDA DE APETITE OU INDIGESTÃO, ACRESCENTAR:
Empurrar a Porta de Madeira

Empurrar as Cinco Articulações Digitais
Empurrar as Seis Vísceras Ocas

COM PRISÃO DE VENTRE, ACRESCENTAR:
Empurrar o Meridiano do Baço
Empurrar o Meridiano do Rim
Empurrar (para baixo) o Osso dos Sete Segmentos

HÉRNIA

Descrição: protrusão ou projeção de parte de um órgão ou músculo pela parede da cavidade que normalmente o contém.

Perspectiva da MTC: ataque exógeno de frio, umidade ou calor; desarmonia ou deficiência do qi. Clinicamente: o frio provoca dor, o calor provoca relaxamento, a umidade provoca inchaço e queda. A deficiência provoca inchaço e queda. Uma hérnia fixa deve-se a um distúrbio do sangue, uma hérnia móvel deve-se a um distúrbio do qi.

DIFERENCIAÇÃO DA MTC

Umidade: inchaço, dor e umidade no escroto.
Língua: saburra branca e gordurosa.
Pulso: profundo e lento, ou profundo e tenso, ou mole, flutuante e fraco.
VDI: estagnante e roxa.

Frio: aversão ao frio.
Língua: pálida com pouca saburra, ou com saburra branca.
Pulso: lento.
VDI: vermelho-pálido.

Calor: aversão ao calor.
Língua: saburra amarela e gordurosa.
Pulso: mole, flutuante e rápido.
VDI: vermelho-vivo.

Deficiência de qi: o saco da hérnia fica maior quando a pessoa está de pé e menor quando está deitada.
Língua: pálida.

Pulso: em corda e fraco.
VDI: pálida.

Depressão do qi: pele descorada, emagrecimento, cansaço, fraqueza, transpiração espontânea.
Língua: vermelho-claro com saburra branca e fina.
Pulso: lento e débil.
VDI: pálida e indistinta.

Tratamento Básico

Pressionar e girar os Dois Cavalos

Variações

Com umidade, acrescentar:
Empurrar e depois pressionar e girar o Meridiano do Baço
Empurrar (sedar) o Meridiano do Intestino Delgado
Empurrar as Três Cancelas

Com frio, acrescentar:
Pressionar e girar o Palácio Exterior do Trabalho
Pressionar e girar as Portas de Duas Folhas
Pressionar e girar Um Vento Aconchegante
Empurrar as Três Cancelas

Com calor, acrescentar:
Pressionar e girar o Pequeno Centro Celestial
Pressionar e girar a Linha do Rim
Empurrar a Água da Galáxia

Com deficiência de qi, acrescentar:
Empurrar e pressionar e girar o Meridiano do Baço
Empurrar as Três Cancelas

Com depressão do qi, acrescentar:
Empurrar o Meridiano do Fígado para trás e para a frente
Girar e empurrar os Oito Símbolos Interiores

URTICÁRIA

Descrição: reação ou erupção da pele caracterizada pelo surgimento de vergões evanescentes com coceira forte.

Perspectiva da MTC: ataque de vento, frio, calor ou umidade exógenos com qi defensivo fraco ou ruptura intestinal.

DIFERENCIAÇÃO DA MTC

Vento-calor: vergões vermelho-vivo, calor abrasador na pele, coceira, agitação, aversão ao calor, irritabilidade e até inchaço do rosto e dos lábios; os sintomas pioram em ambiente quente e melhoram com o frio.
Língua: vermelha com saburra amarela e fina.
Pulso: rápido.
VDI: vermelha e superficial.

Vento-frio: vergões brancos, coceira forte, aversão ao frio, febre; os sintomas pioram em ambiente frio.
Língua: pálida com saburra branca.
Pulso: superficial e tenso.
VDI: pálida e superficial.

Vento-umidade: vergões vermelho-claro, coceira extraordinariamente forte; os sintomas melhoram em ambiente quente e pioram em dias nublados ou chuvosos.
Língua: saburra branca e gordurosa.
Pulso: superficial e escorregadio.
VDI: vermelha e superficial.

TRATAMENTO BÁSICO

Pressionar e depois pressionar e girar o Pequeno Centro Celestial
Pressionar e depois pressionar e girar Um Vento Aconchegante
Empurrar separando a Grande Linha Transversal
Empurrar a Água da Galáxia
Pressionar e depois pressionar e girar o Poço do Ombro
Pressionar e depois pressionar e girar o Poço do Vento

VARIAÇÕES

COM VENTO-CALOR, ACRESCENTAR:
Pressionar e girar o Palácio Exterior do Trabalho
Empurrar as Seis Vísceras Ocas
Pressionar e girar a Ilhota Central
Substância a ser usada: decocção de madeira de cânfora

COM VENTO-FRIO, RETIRAR:
Empurrar a Água da Galáxia

E ACRESCENTAR:
Pressionar e girar os Dois Cavalos
Pressionar e girar as Portas de Duas Folhas
Empurrar as Três Cancelas
Pressionar e girar o Grande Yang

COM VENTO-UMIDADE, ACRESCENTAR:
Empurrar e depois pressionar e girar o Meridiano do Baço
Empurrar o Meridiano do Intestino Delgado
Pressionar com a unha o Vale da União

COM ERUPÇÕES RECORRENTES, RETIRAR:
Empurrar a Água da Galáxia

E ACRESCENTAR:
Pressionar e girar o Meridiano do Rim
Pressionar e girar o Meridiano do Baço
Pressionar e girar o Palácio Exterior do Trabalho
Pressionar e girar os Dois Cavalos
Empurrar as Três Cancelas
Pressionar e girar as Três Milhas a Pé
Substância a ser usada: suco de gengibre

OBSTRUÇÃO INTESTINAL

Descrição: obstrução intestinal.

Perspectiva da MTC: desarmonia de estômago/baço devida a vários fatores.

Diferenciação da MTC

Estagnação do qi ou estase do sangue: distensão abdominal, vômito, dor abdominal o ano todo, aparecimento ocasional de sintomas, massas abdominais.
Língua: saburra branca e fina.
Pulso: viscoso e tenso.
VDI: arroxeada.

Bloqueio abdominal do qi: plenitude e distensão de todo o abdômen, som de tímpano com batidinhas leves, dor abdominal, resistência à palpação, bloqueio intestinal, vômito, opressão no peito, falta de fôlego.
Língua: saburra gordurosa.
Pulso: escorregadio.
VDI: profunda e roxa.

Tratamento Básico

Empurrar (sedar) o Meridiano do Intestino Delgado
Empurrar (sedar) o Meridiano do Intestino Grosso
Girar e empurrar o Abdômen
Empurrar Abaixo das Costelas
Pressionar e girar o Pino Celestial
Pegar o Canto do Abdômen
Empurrar (para baixo) o Osso dos Sete Segmentos

Variações

Com estagnação do qi ou estase de sangue, acrescentar:
Girar e empurrar os Oito Símbolos Interiores
Pressionar e girar todo ponto dolorido no abdômen
Pressionar e girar o Marzinho
Pressionar e soltar rápido

Com vermes ou massa fecal informe, acrescentar:
Pressionar com a unha, depois pressionar e girar o Vale da União
Pressionar e girar o Centro Abdominal
Pressionar e girar o Ponto do Baço nas Costas
Pressionar e girar o Ponto do Estômago nas Costas
Pressionar com a unha o Lago da Curva
Pressionar e girar as Três Milhas a Pé

COM BLOQUEIO ABDOMINAL DO QI, ACRESCENTAR:
Empurrar o Meridiano do Fígado para trás e para a frente
Empurrar separando o Yin Yang Abdominal

COM ESTAGNAÇÃO DE ALIMENTOS, ACRESCENTAR:
Empurrar (sedar) o Meridiano do Pulmão
Empurrar (sedar) o Meridiano do Estômago
Pressionar a Porta de Madeira
Pressionar com a unha, depois pressionar e girar as Três Milhas a Pé

DOENÇAS FEBRIS E INFECCIOSAS DO VERÃO

Descrição: doenças febris sazonais, agudas, em geral ocorrendo no verão ou no começo do outono.

Perspectiva da MTC: qi defensivo debilitado e esgotamento do qi devido à transpiração excessiva, que deixa o corpo suscetível ao ataque exógeno.

DIFERENCIAÇÃO DA MTC

Qi defensivo e vital debilitado: febre alta, transpiração, pele vermelha, dor de cabeça, letargia com a mente lúcida, vômito, irritabilidade, agitação, convulsões e espasmo.
Língua: ligeiramente vermelha com saburra amarela ou branca.
Pulso: rápido.
VDI: vermelho-viva.

Qi e yin debilitados: febre baixa e prolongada, irritabilidade, apatia, sede, agitação, respiração fraca, transpiração abundante, insônia, falta de apetite.
Língua: vermelha com pouca saburra.
Pulso: em corda e rápido.
VDI: vermelho-viva.

Esgotamento do yin verdadeiro: febre baixa, suor noturno, olhos vermelhos, irritação, magreza, mente embotada.
Língua: vermelha com superfície lustrosa.
Pulso: em corda e rápido.
VDI: vermelho-vivo.

TRATAMENTO BÁSICO
   Pressionar e girar os Dois Cavalos
   Pressionar e girar o Meridiano do Rim
   Empurrar separando a Grande Linha Transversal

VARIAÇÕES

   COM QI DEFENSIVO E VITAL DEBILITADO, ACRESCENTAR:
   Pressão com a unha no Palácio Interior do Trabalho
   Empurrar a Água da Galáxia
   Empurrar as Seis Vísceras Ocas
   Beliscar e espremer a Lareira Celestial
   Beliscar e espremer o Martelão
   Pegar e soltar o Meio da Curva
   Empurrar (para baixo) a Coluna Vertebral
   Substância a ser usada: suco de gengibre

   COM QI E YIN DEBILITADOS, ACRESCENTAR:
   Pressionar e girar o Meridiano do Baço
   Pressionar e girar o Pequeno Centro Celestial
   Pressionar e girar o Topo do Rim
   Empurrar as Três Cancelas

   COM ESGOTAMENTO DO YIN VERDADEIRO, ACRESCENTAR:
   Pressionar e girar o Pequeno Centro Celestial
   Empurrar (sedar) o Meridiano do Pulmão
   Empurrar (sedar) a Porta de Madeira

   PARA SEQÜELAS, ACRESCENTAR:
   Pressionar e girar a Porta do Mutismo
   Pressionar e girar o Maxilar
   Pegar e soltar o Vale da União
   Usar toda a amplitude de movimento nos quatro membros

ICTERÍCIA

Descrição: sintomas caracterizados pela amarelidão da pele, do branco dos olhos, das membranas mucosas e dos líquidos corporais.

Perspectiva da MTC: *icterícia yang:* acúmulo de calor-umidade devido à ação de agentes patogênicos exógenos e lesão do baço; *icterícia yin:* acúmulo de frio-umidade, deficiência do qi original e do qi do baço.

DIFERENCIAÇÃO DA MTC

Icterícia yang: pele e esclerótica amarelo-vivo, estado mental normal, falta de vontade de comer, distensão abdominal, prisão de ventre, irritabilidade, sede, náusea, vômito, olignúria com urina escura.
Língua: vermelha com saburra amarela e gordurosa.
Pulso: escorregadio e rápido.
VDI: vermelho-arroxeada.

Icterícia yin: pele e esclerótica amarelo-pálido, apatia, cansaço, aversão ao frio, opressão no epigástrio, falta de apetite, urina amarelo-clara, fezes moles.
Língua: pálida com saburra branca e gordurosa.
Pulso: em corda e lento.
VDI: vermelho-pálida.

TRATAMENTO BÁSICO

Empurrar o Meridiano do Fígado para trás e para a frente
Pressionar e girar o Meridiano do Baço
Pressionar e girar o Pequeno Centro Celestial
Pressionar e girar o Meridiano do Rim
Empurrar separando a Grande Linha Transversal
Girar e empurrar os Oito Símbolos Interiores (no sentido anti-horário)
Girar e empurrar o Abdômen

VARIAÇÕES

COM ICTERÍCIA YANG, ACRESCENTAR:

Empurrar (sedar) o Meridiano do Pulmão
Empurrar as Seis Vísceras Ocas
Empurrar o Transporte de Água para Terra
Pressionar com a unha, depois pressionar e girar as Quatro Linhas Transversais
Substância a ser usada: decocção de cebolinha verde ou almíscar

COM ICTERÍCIA YIN, ACRESCENTAR:

Presssionar e girar o Palácio Exterior do Trabalho
Pressionar e girar os Dois Cavalos

Empurrar, depois pressionar e girar as Pequenas Linhas Transversais
Empurrar as Três Cancelas
Substância a ser usada: decocção de cebolinha verde

SECURA E FISSURAS NOS LÁBIOS

Descrição: áreas secas, rachadas, vermelhas e dolorosas em torno dos lábios e boca.

Perspectiva da MTC: clima árido, insuficiência de líquidos corporais, ataque de agentes patogênicos de vento-calor aos meridianos do estômago/intestino grosso.

TRATAMENTO BÁSICO

Empurrar a Porta de Madeira
Empurrar (sedar) o Meridiano do Baço
Pressionar e girar o Pequeno Centro Celestial
Pressionar e girar o Meridiano do Rim
Pressionar com a unha, depois pressionar e girar as Pequenas Linhas Transversais
Empurrar a Água da Galáxia
Substância a ser usada: clara de ovo

DESNUTRIÇÃO

Descrição: falta da alimentação necessária ou adequada, absorção insuficiente dos nutrientes ou má distribuição dos nutrientes pelo corpo (isso não inclui escassez de alimentos, que não pode ser tratada somente pela massagem. Em situações de pouco alimento disponível, a desnutrição pode continuar mesmo depois que o acesso aos alimentos é restaurado, causada pelas tendências apresentadas a seguir).

Perspectiva da MTC: lesão basicamente ao estômago ou baço devida às formas inadequadas de alimentação ou falta de comida, deficiência de sangue e qi, ou estagnação do fígado.

Diferenciação da MTC

Lesão ao baço causada pela estase de alimento: emagrecimento, pele descorada, cabelo ralo, apatia, tendência a ficar deitado, distensão abdominal, vômito depois de comer, sono agitado, fezes moles ou prisão de ventre, urina amarela e turva.
Língua: saburra suja e gordurosa.
Pulso: escorregadio e cheio.
VDI: pálida, roxa e estagnante.

Deficiência do baço: enfraquecimento dos cabelos, apatia, cansaço, pele descorada, distensão abdominal.
Língua: vermelha com saburra gordurosa.
Pulso: mole, flutuante e escorregadio.
VDI: roxo-clara.

Deficiência de qi e sangue: apatia, desenvolvimento retardado, pele pálida, cabeça grande com pescoço pequeno, abdômen caído, pele seca, membros frios, choro débil, aversão à comida, fezes moles.
Língua: vermelho-escura ou roxa.
Pulso: tenso, em corda e rápido.
VDI: estagnante e roxa.

Calor/estagnação do fígado: pele azul e descorada, sintomas oculares (secreção, pus, lacrimejamento, vermelhidão), emagrecimento.
Língua: vermelho-escura ou roxa.
Pulso: tenso, em corda e rápido.
VDI: estagnante e roxa.

Nota: Você talvez tenha de tratar as complicações resultantes da desnutrição (como edema, gengivas inchadas ou úlceras bucais), além dos problemas citados acima.

Tratamento Básico

Pressionar e girar o Meridiano do Baço
Girar e empurrar os Oito Símbolos Interiores
Empurrar a Porta de Madeira
Empurrar Abaixo das Costelas
Girar e empurrar o Abdômen
Pressionar e girar as Três Milhas a Pé

Variações

Com lesão ao baço causada pela estase de alimentos, acrescentar:
Empurrar (sedar) o Meridiano do Estômago
Pressionar com a unha, depois pressionar e girar as Cinco Articulações Digitais
Pressionar e girar o Pequeno Centro Celestial
Empurrar as Três Cancelas
Substância a ser usada: decocção de pilriteiro chinês

Com deficiência de baço, acrescentar:
Pressionar e girar o Palácio Exterior do Trabalho
Pressionar e girar os Dois Cavalos
Empurrar as Três Cancelas
Empurrar o Transporte de Água para Terra

Com deficiência de qi e sangue, acrescentar:
Pressionar e girar o Meridiano do Rim
Pressionar e girar os Dois Cavalos
Pressionar e girar o Palácio Exterior do Trabalho
Empurrrar as Três Cancelas
Pressionar e girar a Reunião de Centenas
Substância: decocção diluída de gengibre

Com estagnação/calor no fígado, acrescentar:
Empurrar (sedar) o Meridiano do Fígado
Empurrar as Seis Vísceras Ocas

SARAMPO

Descrição: doença infecciosa aguda com febre, mal-estar, espirros, congestão, tosse, conjuntivite, erupções maculopapulares pelo corpo todo.

Perspectiva da MTC: o pulmão, o baço e às vezes o coração podem ser afetados pela febre e esgotamento dos líquidos resultantes da doença.

Diferenciação da MTC

Curso favorável: três a quatro dias depois do início, uma distribuição uniforme de manchas distintas, vermelhas e circulares aparece e depois some.

Curso desfavorável: o sarampo fica escondido e fechado. Os seguintes problemas podem aparecer num curso desfavorável:

Agentes patogênicos presos nos pulmões: febre alta prolongada, tosse séria, dispnéia, narinas trêmulas, respiração difícil por causa do muco, erupção incompleta do sarampo, irritabilidade, agitação, lábios azulados, membros frios.
Língua: vermelha ou rubra com saburra amarela fina ou grossa.
Pulso: rápido e superficial ou cheio.
VDI: azul e roxa.

Calor penetrando no pericárdio: febre alta prolongada, irritabilidade, agitação, vômito, convulsões, consciência indistinta ou delírio, respiração difícil, pele pálida, membros frios.
Língua: vermelha ou rubra com saburra amarela e seca.
Pulso: rápido e escorregadio ou cheio.
VDI: indistinta e azul.

Ataque dos agentes patogênicos à garganta: inchaço na garganta, dor, rouquidão, tosse irritada, vômito, irritabilidade, agitação, sensação de sufocamento.
Língua: vermelha com saburra amarela.
Pulso: superficial e rápido.
VDI: roxa.

Tratamento Básico: Curso Favorável

Empurrar (sedar) o Meridiano do Pulmão
Pressionar e girar o Meridiano do Rim
Empurrar as Três Cancelas
Pressionar e girar o Ponto do Pulmão nas Costas
Pressionar e girar o Ponto do Baço nas Costas
Pressionar e girar o Ponto do Estômago nas Costas
Empurrar a Água da Galáxia
Empurrar a Porta do Céu
Pressionar e girar (de leve) o Grande Yang

Variações

No estágio premonitório, acrescentar:
Empurrar o Meridiano do Fígado para trás e para a frente

Pressionar e girar o Pequeno Centro Celestial
Pressionar e girar Um Vento Aconchegante
Empurrar a Água da Galáxia
Substância a ser usada: suco de gengibre diluído

No estágio de erupção, acrescentar:
Pressionar e girar as Portas de Duas Folhas
Pressionar e girar o Pequeno Centro Celestial
Pressionar e girar Um Vento Aconchegante
Empurrar o Peixe Procura a Lua Embaixo d'Água
Substância a ser usada: decocção de *scute*

No estágio de recuperação, acrescentar:
Pressionar e girar o Meridiano do Baço
Empurrar Abaixo das Costelas
Girar e empurrar o Abdômen
Pressionar e girar as Três Milhas a Pé
Pressionar e girar (de leve) a Reunião de Centenas

Para promover as erupções, acrescentar:
Empurrar as Três Cancelas um número maior de vezes
Pressionar e girar o Pequeno Centro Celestial
Pressionar e girar o Meridiano do Baço
Pressionar e girar as Portas de Duas Folhas

Tratamento Básico: Curso Desfavorável

Empurrar (sedar) o Meridiano do Pulmão
Empurrar (sedar) o Meridiano do Estômago
Pressionar e girar a Porta de Madeira
Empurrar o Meridiano do Fígado para trás e para a frente
Girar e empurrar os Oito Símbolos Interiores
Empurrar a Água da Galáxia
Empurrar o Palácio da Água
Empurrar a Porta do Céu
Pressionar e girar (de leve) o Grande Yang

Variações: curso desfavorável

Com agentes patogênicos presos no pulmão, acrescentar:
Beliscar e espremer o Centro do Peito
Empurrar separando as Omoplatas
Pressionar e girar ao longo de ambos os lados da Coluna Vertebral, principalmente nos Pontos do Coração, Baço e Estômago nas Costas
Substância a ser usada: decocção de *scute*

Com calor penetrando no pericárdio, acrescentar:
Pressionar e girar o Meridiano do Rim
Pressionar e girar o Centro Humano
Pressionar e girar o Eixo Central
Empurrar, depois pressionar e girar as Cinco Articulações Digitais
Pressionar e girar o Palácio Interior do Trabalho
Substância a ser usada: decocção de *coptis*

Com ataque dos agentes patogênicos à garganta, acrescentar:
Empurrar o Meridiano do Intestino Grosso
Pressionar e girar a Pequena Linha Transversal da Palma da Mão
Pressionar e girar a Lareira Celestial
Pressionar com a unha o Lago da Curva
Pressionar com a unha o Som Grave do Metal
Substância a ser usada: decocção de *coptis*

ESTASE DE LEITE OU COMIDA

Descrição: acúmulo de leite ou comida estagnados no sistema digestivo.
Perspectiva da MTC: deficiência de estômago/baço; alimentação inadequada; excesso de alimentos crus, frios e/ou gordurosos.

Diferenciação da MTC

Deficiência e frio: fraqueza, pele pálida, fraqueza, aversão ao frio, membros frios, falta de apetite, fezes moles, urina clara e freqüente.
Língua: pálida com saburra branca.
Pulso: lento e débil.
VDI: vermelho-clara.

Calor: febre, prisão de ventre, aversão ao calor, irritabilidade, sede, oligúria com urina escura.

Língua: vermelha com saburra amarela.
Pulso: escorregadio e rápido.
VDI: vermelho-vivo.

Tratamento Básico

Empurrar, depois pressionar e girar o Meridiano do Baço
Empurrar, depois pressionar e girar o Meridiano do Estômago
Empurrar o Meridiano do Fígado para trás e para a frente
Girar e empurrar os Oito Símbolos Interiores
Pressionar com a unha, depois pressionar e girar as Quatro Linhas Transversais
Empurrar a Porta de Madeira
Empurrar Abaixo das Costelas
Girar e empurrar o Abdômen
Pressionar e girar as Três Milhas a Pé
Substância a ser usada: decocção de pilriteiro chinês

Variações

Com deficiência e frio, acrescentar:
Pressionar e girar o Palácio Exterior do Trabalho

Com calor, acrescentar:
Empurrar a Água da Galáxia

CACHUMBA

Descrição: doença aguda, contagiosa e febril com inflamação das glândulas parótidas e salivares.

Perspectiva da MTC: ataque exógeno de vento-calor; acúmulo de umidade-calor estagnante no meridiano da vesícula biliar.

Diferenciação da MTC

Com vento-calor: febre, dor de cabeça, dor nas bochechas, dor ao mastigar, falta de apetite.
Língua: vermelha com saburra fina e branca ou amarelo-clara.
Pulso: superficial e rápido.
VDI: superficial e vermelha.

Calor tóxico: febre, dor de cabeça, boca seca, náusea, vômito, apatia, inchaço das bochechas, dor, prisão de ventre, urina escura.
Língua: vermelha com saburra branca.
Pulso: rápido.
VDI: roxa e estagnante.

Tratamento Básico

Empurrar (sedar) o Meridiano do Fígado
Pressionar e girar o Pequeno Centro Celestial
Pressionar a Porta de Madeira
Empurrar as Seis Vísceras Ocas
Empurrar a Água da Galáxia
Pressionar e girar a Fonte Borbulhante
Pressionar e girar o Maxilar
Pegar o Poço do Vento
Empurrar o Palácio da Água
Pressionar e girar (de leve) o Grande Yang
Empurrar a Porta do Céu

Variações

Com vento-calor, acrescentar:
Empurrar (sedar) o Meridiano do Pulmão
Pressionar e girar o Palácio Interior do Trabalho
Pressionar e girar as Portas de Duas Folhas
Substância a ser usada: decocção de cebolinha verde

Com calor tóxico, acrescentar:
Pressionar e girar o Poço Yang do Braço
Empurrar separando a Grande Linha Transversal
Empurrar, depois pressionar e girar as Quatro Linhas Transversais
Substância a ser usada: óleo de gergelim ou clara de ovo

Com testículos inchados, acrescentar (auxiliar de outras terapias):
Pressionar e girar os Dois Cavalos
Pressionar e girar a Linha do Rim

CHORO NOTURNO

Descrição: choro repentino à noite ou durante o sono.

Perspectiva da MTC: deficiência congênita de baço/estômago, desnutrição pós-natal, fogo do coração perturbando o *shen*, medo.

Diferenciação da MTC

Deficiência e frio: pele pálida e lustrosa, lábios pálidos, timidez, membros e abdômen frios, choro constante, mas baixo e débil, falta de apetite, fezes moles.
Língua: pálida com saburra branca e fina.
Pulso: profundo e em corda.
VDI: vermelho-clara.

Fogo do coração: agitação, aversão à luz, choro agudo e alto, pele e lábios vermelhos, corpo quente, prisão de ventre, urina escura.
Língua: ponta vermelha e lados com saburra branca.
Pulso: rápido.
VDI: roxo-escura.

Medo: choro repentino, cor azul súbita, pele e lábios brancos, a criança alarma-se facilmente.
Língua: normal.
Pulso: abrupto e rápido.
VDI: preta.

Tratamento Básico

Empurrar separando a Grande Linha Transversal
Pressionar e girar o Pequeno Centro Celestial
Pressionar e girar as Pequenas Linhas Transversais
Empurrar a Porta do Céu
Empurrar o Palácio da Água
Pressionar e girar (de leve) o Grande Yang

Variações

Com deficiência e frio no estômago/baço, acrescentar:
Pressionar e girar o Meridiano do Baço
Empurrar as Três Cancelas

Empurrar Abaixo das Costelas
Girar e empurrar o Abdômen
Substância a ser usada: decocção de gengibre ou cebolinha verde

Com fogo do coração, acrescentar:
Empurrar o Peixe Procura a Lua Embaixo d'Água
Empurrar (sedar) o Meridiano do Pulmão
Empurrar a Água da Galáxia
Substância a ser usada: decocção de *scute* ou óleo de amendoim

Com medo, acrescentar:
Pressionar e girar o Meridiano do Coração
Girar e empurrar os Oito Símbolos Interiores
A Fênix Vermelha Mexe a Cauda
Substância a ser usada: óleo de amendoim

PARALISIA

Descrição: suspensão temporária ou perda permanente de função, principalmente perda da sensação ou capacidade de fazer movimentos.

Perspectiva da MTC: órgãos atacados por calor-umidade, com impacto sobre os tendões e meridianos; lesão ao fígado/rins; deficiência de qi e sangue.

Diferenciação da MTC

Agentes patogênicos no pulmão/estômago: febre, náusea, vômito, dores no corpo, cansaço, fraqueza, espasmos musculares, respiração difícil por causa do catarro na garganta, sonolência, irritabilidade.
Língua: saburra branca e gordurosa.
Pulso: escorregadio e rápido.
VDI: pálida.

Calor-umidade nos colaterais: febre, boca seca, sede, rigidez no pescoço, espasmos, dificuldade de engolir, desvio da boca e dos olhos, prisão de ventre, disúria com urina escura, desejo de tomar bebidas frias.
Língua: vermelha com saburra amarela.
Pulso: escorregadio e rápido.
VDI: roxa e estagnante.

Esgotamento do fígado/rins: paralisia prolongada, atrofia muscular, deformidade do membro, incapacidade de coordenar os movimentos.
Língua: pálida, sem saburra.
Pulso: fraco e profundo.
VDI: pálida e indistinta.

TRATAMENTO BÁSICO

Empurrar o Meridiano do Fígado para trás e para a frente
Empurrar (sedar) o Meridiano do Pulmão
Empurrar separando a Grande Linha Transversal
Pressionar e girar o Pequeno Centro da Galáxia
Empurrar a Água da Galáxia
Pressionar e girar a Coluna Vertebral, principalmente nos Pontos do Pulmão, Baço e Estômago nas Costas
Pressionar o Poço do Ombro
Pressionar e girar todo ponto dolorido na região afetada
Usar toda a amplitude de movimento nas áreas afetadas

VARIAÇÕES

COM AGENTES PATOGÊNICOS NO PULMÃO/ESTÔMAGO, ACRESCENTAR:

Pressionar e girar Um Vento Aconchegante
Empurrar a Porta de Madeira
Empurrar (sedar) o Meridiano do Intestino Delgado
Pressionar com a unha as Quatro Linhas Transversais
Substância a ser usada: decocção de hortelã-pimenta

COM CALOR-UMIDADE NOS COLATERAIS, ACRESCENTAR:

Pressionar o Maxilar com a unha
Pressionar o Celeiro da Terra com a unha
Pegar e soltar o Olho do Fantasma
Pegar e soltar o Esteio da Frente da Montanha
Pegar e soltar o Meio da Curva
Girar e empurrar a Reunião dos Três Yins

COM ESGOTAMENTO DE FÍGADO/RINS, RETIRAR:

Empurrar o Meridiano do Fígado
Empurrar o Meridiano do Pulmão

Empurrar separando a Grande Linha Transversal
Empurrar a Água da Galáxia

E ACRESCENTAR:
Pressionar e girar o Meridiano do Baço
Pressionar e girar o Meridiano do Rim
Pressionar e girar o Meridiano do Pulmão
Pressionar e girar os Dois Cavalos
Pressionar e girar a Reunião de Centenas
Empurrar as Três Cancelas
Empurrar a Porta de Madeira até a Grande Linha Transversal

TRANSPIRAÇÃO

Descrição: secreção de líquido salgado pelas glândulas sudoríparas da pele.

Perspectiva da MTC: deficiência exterior, deficiência de yang, calor devido à estase acumulada, deficiência de fogo devida à deficiência de yin.

DIFERENCIAÇÃO DA MTC

Deficiência exterior: aversão ao vento e ao frio; transpiração espontânea, principalmente com atividade; fraqueza; dor de cabeça; calafrios; apatia.
Língua: pálida com saburra branca.
Pulso: em corda e fraco.
VDI: pálida.

Deficiência de yang: sensação de frio no corpo; aversão ao frio, não há transpiração nas mãos ou pés; pele pálida; fraqueza; transpiração freqüente, principalmente com atividade; falta de apetite; fezes moles; disúria; urina amarela.
Língua: pálida com saburra amarela e gordurosa.
Pulso: mole, flutuante e rápido.
VDI: pálida e profunda.

Excesso de calor: febre alta, sede, transpiração contínua, distensão abdominal, falta de apetite, defecação irregular.
Língua: saburra amarela e seca.
Pulso: cheio e rápido.
VDI: roxo-escura.

Deficiência de fogo: suor noturno, emagrecimento, irritabilidade, olhos vermelhos, febre vespertina, palpitações cardíacas, agitação, fezes secas, urina amarela.
Língua: vermelha com pouca saburra.
Pulso: em corda e rápido.
VDI: roxo-clara.

Tratamento Básico

Pressionar e girar os Dois Cavalos
Pressionar e girar o Meridiano do Rim
Pressionar e girar o Topo do Rim
Empurrar a Porta de Madeira
Pressionar e girar o Pequeno Centro Celestial

Variações

Com deficiência exterior, acrescentar:
Pressionar e girar Um Vento Aconchegante
Empurrar separando a Grande Linha Transversal
Empurrar a Água da Galáxia

Com deficiência de yang, acrescentar:
Pressionar e girar o Meridiano do Pulmão
Puxar e beliscar a Coluna Vertebral
Pressionar e girar o Ponto do Baço nas Costas
Pressionar e girar o Ponto do Estômago nas Costas
Pressionar e girar o Ponto do Rim nas Costas
Empurrar as Três Cancelas

Com excesso de calor, acrescentar:
Pressionar e girar Um Vento Aconchegante
Empurrar, depois pressionar e girar as Pequenas Linhas Transversais
Empurrar a Água da Galáxia
Empurrar as Seis Vísceras Ocas

Com deficiência de fogo, acrescentar:
Pressionar e girar o Palácio Exterior do Trabalho
Empurrar separando a Grande Linha Transversal
Girar e empurrar os Oito Símbolos Interiores
Empurrar o Peixe Procura a Lua Embaixo d'Água

PROBLEMAS CRÔNICOS DE CATARRO OU MUCO

Descrição: episódios recorrentes de catarro grosso.

Perspectiva da MTC: transformação inadequada dos líquidos prejudicando a função do baço, qi defensivo fraco com ataque de agentes patogênicos externos, alimentação ruim levando à fraqueza do baço.

Tratamento Básico

Pressionar e girar o Meridiano do Baço
Girar e empurrar os Oito Símbolos Interiores
Empurrar, depois pressionar e girar as Cinco Articulações Digitais
Pressionar e girar a Porta de Madeira
Empurrar as Três Cancelas
Empurrar Abaixo das Costelas
Girar e empurrar o Abdômen
Puxar e beliscar a Coluna Vertebral, principalmente o Ponto do Baço nas Costas
Pressionar e girar a Fonte Borbulhante
Pressionar e girar a Linha Divisória do Desfiladeiro
Pressionar e girar as Três Milhas a Pé

Variações

Com congestão na cabeça, acrescentar:
Pressionar e girar o Palácio Externo do Trabalho
Pressionar e girar a Fragrância Bem-Vinda
Pegar o Poço do Vento
Empurrar a Porta do Céu
Empurrar o Palácio da Água
Pressionar e girar o Grande Yang

Com congestão pulmonar, acrescentar:
Pressionar e girar o Meridiano do Pulmão
Empurrar separando o Centro do Peito
Pressionar e girar o Ponto do Pulmão nas Costas

Com dor de ouvido, acrescentar:
Pressionar e girar as Portas de Duas Folhas
Pressionar e girar a Porta do Vento na Orelha

PNEUMONIA

Descrição: inflamação do pulmão causada por um grande número de fatores.

Perspectiva da MTC: ataque de agentes patogênicos externos de vento-calor ao pulmão, com possível envolvimento do rim.

Tratamento Básico

Pressionar e girar Um Vento Aconchegante
Girar e empurrar (no sentido anti-horário) os Oito Símbolos Interiores (seda os Meridianos do Pulmão e do Fígado)
Pressionar e girar a Pequena Linha Transversal da Palma da Mão
Empurrar as Pequenas Linhas Transversais
Empurrar a Porta de Madeira
Empurrar a Água da Galáxia
Pressionar e girar o Ponto do Pulmão nas Costas

Variações

Com febre persistente, acrescentar:

Puxar e beliscar ao longo de ambos os lados da Lareira Celestial até o processo xifóide
Puxar e beliscar o Martelão
Puxar e beliscar o Tesouro Central
Martelar o Lado do Peixe
Girar e empurrar o Palácio Interior do Trabalho

Com dor de cabeça, acrescentar:

Pressionar e girar o Pântano Yang
Pressionar e girar o Grande Yang
Empurrar o Palácio da Água
Empurrar a Porta do Céu
Pegar o Poço do Vento

PROLAPSO DO RETO

Descrição: protrusão da mucosa retal através do ânus.

Perspectiva da MTC: calor estagnante no aquecedor médio e/ou aquecedor inferior; qi frágil, principalmente do baço e do rim.

DIFERENCIAÇÃO DA MTC

Calor estagnante no aquecedor médio ou no aquecedor inferior: prisão de ventre; abdômen quente à noite; ânus quente, vermelho, inchado e dolorido.
Língua: vermelha com saburra amarela fina.
Pulso: rápido.
VDI: roxa ou vermelho-escura.

Qi frágil: pele descorada, emagrecimento, cansaço, fraqueza, transpiração espontânea, reto vermelho em prolapso, sem dor.
Língua: pálida com saburra branca e fina.
Pulso: lento e débil.
VDI: pálida.

TRATAMENTO BÁSICO: CALOR ESTAGNANTE NO AQUECEDOR MÉDIO OU INFERIOR

Pressionar e girar o Meridiano do Baço
Empurrar (sedar) o Meridiano do Intestino Grosso
Empurrar a Água da Galáxia
Empurrar Abaixo das Costelas
Girar e empurrar o Abdômen
Empurrar (para baixo) o Osso dos Sete Segmentos
Pressionar e girar a Reunião de Centenas

VARIAÇÕES

COM PRISÃO DE VENTRE, ACRESCENTAR:

Pressionar e girar o Pequeno Centro Celestial
Pressionar e girar a Porta de Madeira
Empurrar as Seis Vísceras Ocas

TRATAMENTO BÁSICO: QI FRÁGIL

Pressionar e girar o Meridiano do Pulmão
Pressionar e girar o Meridiano do Rim

Pressionar e girar o Palácio Exterior do Trabalho
Pressionar e girar o Ponto do Baço nas Costas
Empurrar (para cima) o Osso dos Sete Segmentos
Pressionar e girar a Cauda da Tartaruga
Pressionar e girar a Reunião de Centenas

VARIAÇÕES

COM GRANDE FRAQUEZA, ACRESCENTAR:
Pressionar e girar os Dois Cavalos
Puxar e beliscar a Coluna Vertebral

RETARDAMENTO, OS CINCO TIPOS DE

Descrição: atraso no desenvolvimento em relação a ficar de pé e andar, aparecimento dos dentes, fala e crescimento dos cabelos.

Perspectiva da MTC: deficiência congênita, deficiência da nutrição pós-natal, deficiência de qi e sangue.

DIFERENCIAÇÃO DA MTC

Deficiência de rim/fígado: fraqueza, atrofia dos membros, incapacidade de ficar de pé ou andar, atraso na dentição, atraso no fechamento da moleira.
Língua: vermelho-clara sem saburra.
Pulso: profundo e em corda.
VDI: roxo-pálida.

Deficiência de coração/baço: retardamento mental, incapacidade de falar, cabelo ralo e fraco, pele descorada, lábios pálidos.
Língua: pálida com saburra fina.
Pulso: débil e deficiente.
VDI: pálida.

TRATAMENTO BÁSICO

Pressionar e girar os Dois Cavalos
Pressionar e girar o Meridiano do Baço
Pressionar e girar o Meridiano do Rim
Empurrar separando a Grande Linha Transversal
Empurrar as Três Cancelas

Variações

Com deficiência de rim/fígado, acrescentar:
Empurrar o Meridiano do Fígado para trás e para a frente
Pressionar e girar o Palácio Exterior do Trabalho

Com deficiência de coração/baço, acrescentar:
Pressionar e girar o Pequeno Centro Celestial
Girar e empurrar os Oito Símbolos Interiores
Pressionar com a unha as Quatro Linhas Transversais
Pressionar e girar o Pântano Yang

RAQUITISMO

Descrição: forma e estrutura anormal dos ossos em crianças em fase de desenvolvimento, devido a uma formação inadequada da cartilagem.

Perspectiva da MTC: deficiência e fraqueza do baço e do rim.

Diferenciação da MTC

Deficiência de estômago/baço: rosto inchado, fala preguiçosa, lentidão mental, fraqueza, hiperidrose, irritabilidade, insônia, músculos flácidos, crânio mole, moleira grande com atraso em seu fechamento, cabelo ralo e descorado, fezes moles, a criança assusta-se com facilidade.
Língua: saburra branca e fina.
Pulso: lento e débil.
VDI: vermelho-pálida.

Esgotamento do rim: emagrecimento, pele pálida, retardamento em relação a ficar de pé, andar, crescer o cabelo, aparecimento dos dentes e fala; peito de pombo; costas de tartaruga; deformidade óbvia dos ossos; abdômen inchado, pernas tortas.
Língua: pálida com pouca saburra.
Pulso: lento e débil.
VDI: pálida.

Tratamento Básico

Pressionar e girar o Meridiano do Rim
Pressionar e girar o Meridiano do Baço
Empurrar as Três Cancelas
Pressionar e girar o Ponto do Baço nas Costas
Pressionar e girar o Ponto do Estômago nas Costas
Girar e empurrar o Abdômen

Variações

Com deficiência de estômago/baço, acrescentar:

Empurrar o Transporte de Terra para Água
Puxar e beliscar a Coluna Vertebral
Pressionar e girar o Centro do Abdômen
Girar e empurrar os Oito Orifícios Sacrais

Com esgotamento do rim, acrescentar:

Pressionar e girar o Meridiano do Pulmão
Pressionar e girar o Meridiano do Coração
Pressionar e girar a Reunião de Centenas
Pressionar e girar o Ponto do Pulmão nas Costas
Pressionar e girar o Ponto do Coração nas Costas

RUBÉOLA

Descrição: doença infecciosa aguda semelhante à escarlatina e ao sarampo, diferindo em sua duração menor, febre baixa e ausência de seqüelas. Também chamada de sarampo alemão.

Perspectiva da MTC: defesas fracas contra o exterior permitem o ataque dos agentes patogênicos sazonais de vento e calor.

Tratamento Básico

Pressionar e girar o Meridiano do Baço
Pressionar e girar o Pequeno Centro Celestial
Pressionar e girar Um Vento Aconchegante
Empurrar (sedar) o Meridiano do Pulmão
Empurrar as Três Cancelas

Pegar o Poço do Vento
Pegar o Poço do Ombro

Tratamento Básico Depois do Surgimento das Erupções

Pressionar e girar o Meridiano do Rim
Pressionar e girar o Meridiano do Baço
Pressionar e girar a Linha do Rim
Empurrar a Porta de Madeira
Empurrar separando a Grande Linha Transversal
Pressionar e girar o Pequeno Centro Celestial
Empurrar a Água da Galáxia
Substância a ser usada: decocção de cebolinha verde

Variações (Podem Ser Usadas Durante ou Depois do Surgimento das Erupções)

Com febre alta, retirar:
Empurrar a Água da Galáxia

E acrescentar:
Empurrar as Seis Vísceras Ocas
Empurrar (sedar) o Meridiano do Pulmão
Girar e empurrar o Palácio Interior do Trabalho

Com falta de apetite, acrescentar:
Empurrar (sedar) o Meridiano do Estômago
Empurrar Abaixo das Costelas
Girar e empurrar o Abdômen

Com dor de garganta, acrescentar:
Puxar e beliscar a Lareira Celestial
Pressionar com a unha o Som Grave do Metal

ERUPÇÕES NA PELE

Descrição: problema agudo com febre alta; uma erupção maculopapular difusa aparece quando a febre cede repentinamente.

Perspectiva da MTC: ataque sazonal de vento, com umidade-calor no baço ou no pulmão.

Tratamento Básico

Pressionar e girar o Meridiano do Rim
Empurrar o Meridiano do Fígado para trás e para a frente
Pressionar e girar o Pequeno Centro Celestial
Empurrar a Porta de Madeira
Empurrar a Água da Galáxia

Variações

No estágio da febre, acrescentar:
Pressionar e girar Um Vento Aconchegante
Empurrar separando a Grande Linha Transversal
Empurrar a Porta do Céu
Substância a ser usada: água fria

No estágio da erupção, acrescentar:
Pressionar e girar o Meridiano do Baço
Pressionar e girar os Dois Cavalos
Pressionar com a unha as Pequenas Linhas Transversais

Com vômito, acrescentar:
Empurrar o Meridiano do Estômago

DOR DE GARGANTA

Descrição: inflamação da garganta, amígdalas, faringe ou laringe.

Perspectiva da MTC: ataque de agentes patogênicos de vento-frio ou vento-calor.

Tratamento Básico

Empurrar (sedar) o Meridiano do Pulmão
Pressionar e girar o Vale da União
Girar e empurrar os Oito Símbolos Interiores
Pegar o Poço do Vento
Pressionar a Lareira Celestial
Friccionar o Arco da Ponte
Empurrar a Água da Galáxia
Empurrar a Porta do Céu

Empurrar o Palácio da Água
Pressionar e girar (de leve) o Grande Yang

RIGIDEZ, OS CINCO TIPOS DE

Descrição: rigidez no pescoço, boca, mãos, pés e músculos, que aparece às vezes em recém-nascidos prematuros.

Perspectiva da MTC: deficiência congênita com ataque de vento-frio exógenos, causando nutrição deficiente da área local; resulta em estagnação do qi e estase do sangue.

TRATAMENTO BÁSICO

Pressionar e girar o Meridiano do Baço
Pressionar e girar o Meridiano do Rim
Pressionar e girar os Dois Cavalos
Pressionar e girar o Palácio Exterior do Trabalho
Girar e empurrar os Oito Símbolos Interiores
Pressionar com a unha o Pântano Yang
Pressionar com a unha a Fonte do Aterro Yang
Pressionar com a unha Saltar em Círculo
Pressionar, depois esfregar e fazer girar as partes do corpo que estão rígidas

ESTRABISMO DIVERGENTE

Descrição: transtorno ocular no qual os olhos não conseguem olhar para o mesmo objeto ao mesmo tempo.

Perspectiva da MTC: deficiência congênita, desarmonia do fígado, ataque de agentes patogênicos externos.

TRATAMENTO BÁSICO

Pressionar e girar com o polegar: todo ponto dolorido em torno do olho, as Costas do Peixe, a Cavidade do Osso do Olho, os Olhos Brilhantes, o Ponto de Concentração dos Bambus e o Recipiente das Lágrimas; repita várias vezes num total de 15-20 minutos.

Pressionar o Grande Yang (profundamente)
Pressionar e girar o Poço do Vento
Pegar o Poço do Ombro

Variações

Pontos opcionais
Pressionar e girar a Parte Superior do Braço
Pressionar com a unha o Prumo Simétrico

GENGIVAS INFLAMADAS

Descrição: inflamação local e inchaço das gengivas.

Perspectiva da MTC: ataque de agentes patogênicos externos com acúmulo de calor e estagnação no meridiano do intestino grosso e/ou estômago.
Língua: vermelha com saburra amarela.
Pulso: rápido.
VDI: vermelho-vivo ou roxa.

Tratamento Básico

Empurrar o Meridiano do Baço
Pressionar e girar o Vale da União
Pressionar e girar o Meridiano do Rim
Empurrar (sedar) o Meridiano do Intestino Delgado
Pressionar e girar o Pequeno Centro Celestial
Empurrar as Seis Vísceras Ocas
Empurrar a Água da Galáxia
Substância a ser usada: óleo de amendoim ou querosene

Variações

Com inflamação na gengiva superior, acrescentar:
Empurrar a Porta de Madeira

Com inflamação na gengiva inferior, acrescentar:
Empurrar (sedar) o Meridiano do Intestino Grosso
Empurrar (sedar) o Meridiano do Pulmão

DENTIÇÃO OU DOR DE DENTE

Descrição: erupção dos dentes através das gengivas; dor no dente ou à sua volta.

Perspectiva da MTC: ataque de agentes patogênicos exógenos, subida do fogo do estômago, deficiência de fogo devida ao esgotamento do yin do rim.

DIFERENCIAÇÃO DA MTC

Excesso: mau hálito, inchaço da gengiva e até da bochecha, dor de cabeça, febre, prisão de ventre.
Língua: saburra amarela.
Pulso: superficial e rápido.
VDI: superficial e vermelho-escura.

Deficiência: dor de dente vaga, sem inchaço da gengiva ou bochecha.
Língua: lustrosa e sem saburra.
Pulso: em corda e rápido.
VDI: vermelho-pálida.

TRATAMENTO BÁSICO

Pressionar e girar o Meridiano do Rim
Pressionar e girar o Pequeno Centro Celestial
Pressionar e girar ou pressionar com a unha o Tendão Principal
Empurrar o Palácio da Água
Pressionar e girar o Grande Yang
Empurrar a Porta do Céu

VARIAÇÕES

COM DOR DE DENTE E EXCESSO, ACRESCENTAR:
Pressionar e girar Um Vento Aconchegante
Empurrar a Água da Galáxia
Pressionar e girar a Seqüência Interrompida

COM DOR DE DENTE E DEFICIÊNCIA, ACRESCENTAR:
Pressionar e girar os Dois Cavalos
Pressionar e girar o Vale da União
Pressionar e girar o Meridiano do Baço

PONTOS PARA ALIVIAR A DOR:
Pressionar e girar o Vale da União
Empurrar as Seis Vísceras Ocas
Pressionar e girar as Três Milhas a Pé
Pressionar e girar Antes do Vértice
Pressionar e girar a Porta do Vento na Orelha

AFTA

Descrição: infecção na boca ou garganta que mostra manchas brancas e úlceras acompanhadas às vezes de febre e inflamação gastrintestinal. Também conhecida como sapinho ou estomatite.

Perspectiva da MTC: excesso de fogo ou fogo por deficiência de yin afetando o yin do coração, do baço ou do rim.

DIFERENCIAÇÃO DA MTC

Excesso de fogo: pele e lábios vermelhos, agitação, úlceras brancas na boca e na língua, prisão de ventre, urina escura.
Língua: ponta vermelha.
Pulso: rápido e cheio.
VDI: roxa e estagnante.

Fogo por deficiência de yin: fraqueza, timidez, pele pálida com olhos vermelhos, palmas das mãos e plantas dos pés quentes, sem sede, febre baixa, suor noturno.
Língua: vermelha com pouca saburra.
Pulso: em corda e débil.
VDI: vermelho-clara.

TRATAMENTO BÁSICO

Empurrar (sedar) o Meridiano do Intestino Delgado
Pressionar e girar o Tendão Principal
Empurrar a Porta de Madeira
Empurrar, depois pressionar e girar as Pequenas Linhas Transversais
Pressionar e girar o Pequeno Centro Celestial
Empurrar a Água da Galáxia

Variações

Com excesso de fogo, acrescentar:
Empurrar (sedar) o Meridiano do Estômago
Empurrar (sedar) o Meridiano do Pulmão
Empurrar separando a Grande Linha Transversal
Pressionar e girar o Palácio Interior do Trabalho
Empurrar o Peixe Procura a Lua Embaixo d'Água

Com deficiência de Yin, acrescentar:
Pressionar e girar o Meridiano do Rim
Pressionar e girar o Meridiano do Baço
Girar e empurrar os Oito Símbolos Interiores
Pressionar e girar os Dois Cavalos
Empurrar Abaixo das Costelas
Girar e empurrar o Abdômen
Puxar e beliscar a Coluna Vertebral, principalmente nos Pontos do Baço e do Rim nas Costas
Substância a ser usada: decocção de cebolinha verde

TORCICOLO

Descrição: rigidez do pescoço causada pela contração espasmódica dos músculos do pescoço; o queixo ou a orelha podem ser puxados para um lado.

Perspectiva da MTC: trauma do músculo esternocleidomastóide durante o parto; ataque de agentes patogênicos exógenos de vento e frio.

Tratamento Básico

Pressionar e girar com o polegar o Arco da Ponte, alternando com pegar o Arco da Ponte.
Usar toda a amplitude de movimento: alongar o Arco da Ponte com movimento lateral, depois girar a cabeça para a esquerda e para a direita.

Variações

Pontos opcionais:
Pressionar ou pegar o Poço do Ombro

NO LADO AFETADO:
Pressionar com a unha a Seqüência Interrompida
Pressionar e girar (de leve) o Saltar em Círculo
Pressionar e girar (de leve) a Reunião dos Três Yins

EXERCÍCIOS DIÁRIOS EM CASA:
Alongar o Arco da Ponte
Usar toda a amplitude de movimento do pescoço

URINAÇÃO FREQÜENTE

Descrição: a freqüência da urinação é maior que a normal.

Perspectiva da MTC: deficiência do yang do rim.

TRATAMENTO BÁSICO

Pressionar e girar o Meridiano do Rim
Pressionar e girar os Dois Cavalos
Pressionar e girar a Reunião dos Três Yins
Pressionar e girar o Lado do Peixe
Girar e empurrar o Campo do Elixir
Pressionar e girar o Ponto do Rim nas Costas

RETENÇÃO DE URINA

Descrição: incapacidade de urinar ou de eliminar toda a urina quando necessário.

Perspectiva da MTC: deficiência congênita; qi original fraco; distúrbio do qi; umidade-calor atacando o pulmão, o baço ou o rim.

DIFERENCIAÇÃO DA MTC

Deficiência de qi: pele lustrosa e pálida, membros frios, apatia, urina clara, urina que pinga, descarga fraca de urina.
Língua: pálida com saburra fina.
Pulso: em corda e fraco.
VDI: vermelho-clara.

Umidade-calor: urina turva e escura, dor, distensão na parte inferior do abdômen, sede, irritabilidade, agitação.
Língua: saburra amarela e gordurosa.
Pulso: escorregadio e rápido.
VDI: roxa ou vermelha.

Tratamento Básico

Pressionar e girar o Meridiano do Baço
Girar e empurrar os Oito Símbolos Interiores
Empurrar (sedar) o Meridiano do Intestino Delgado
Pressionar e girar os Dois Cavalos
Empurrar as Três Cancelas
Girar e empurrar (com a borda da mão) o Campo do Elixir
Empurrar a Porta do Peneirador

Variações

Com deficiência de qi, acrescentar:

Pressionar e girar o Meridiano do Rim
Pressionar e girar o Palácio Exterior do Trabalho
Pressionar e girar as Três Milhas a Pé
Substância a ser usada: óleo de amendoim

Com umidade-calor, retirar:

Empurrar as Três Cancelas

E acrescentar:

Pressionar e girar o Pequeno Centro Celestial
Empurrar a Água da Galáxia
Pressionar e girar o Poço Yang do Braço

VÔMITO

Descrição: expulsão do conteúdo gástrico pela boca.

Perspectiva da MTC: ataque de agentes patogênicos exógenos, comer ou beber em excesso, queda, medo, acúmulo de calor ou frio no estômago devido a uma deficiência congênita ou à deficiência do qi do estômago.

DIFERENCIAÇÃO DA MTC

Vento-frio: início repentino, vômito freqüente, aversão ao frio, sem transpiração.
Língua: vermelho-pálida.
Pulso: superficial e lento.
VDI: avermelhada.

Vento-calor: início repentino, vômito freqüente, febre e/ou calafrios, transpiração, dor de cabeça, coceira na garganta.
Língua: vermelha com saburra branca e fina ou amarela e gordurosa.
Pulso: superficial e rápido.
VDI: roxa.

Dieta anormal: plenitude, dor na região do epigástrio, eliminação de gases fétidos, vômito azedo e pútrido, irritabilidade, insônia, prisão de ventre ou diarréia, sintomas aliviados com o vômito.
Língua: grossa com saburra gordurosa.
Pulso: escorregadio.
VDI: indistinta e estagnante.

Calor no estômago: vômito logo depois de comer, irritabilidade, agitação, pele e lábios vermelhos, prisão de ventre, urina escura, desejo por líquidos.
Língua: vermelha com saburra amarela.
Pulso: rápido.
VDI: vermelha ou roxa.

Frio no estômago: vômitos recorrentes, vômito claro e diluído sem odor azedo, pele e lábios pálidos, membros frios, dor abdominal contínua, fezes moles.
Língua: pálida com saburra branca.
Pulso: profundo, em corda e débil.
VDI: vermelho-clara.

Fogo flamejante por deficiência de yin: febre endógena, boca e garganta secas, falta de apetite, palmas das mãos e plantas dos pés quentes, febre, suor noturno, fezes secas.
Língua: vermelha com pouca saburra.
Pulso: em corda e rápido.
VDI: roxo-clara.

Tratamento Básico

Pressionar com a unha o Rosto da Mãe
Girar e empurrar os Oito Símbolos Interiores
Empurrar (sedar) o Meridiano do Intestino Delgado
Empurrar (sedar) o Meridiano do Estômago
Empurrar a Porta de Madeira
Empurrar Abaixo das Costelas
Girar e empurrar o Abdômen
Empurrar (para baixo) o Osso do Pilar Celestial
Pressionar e girar o Ponto do Baço nas Costas
Pressionar e girar a Fonte Borbulhante
Pressionar e girar a Linha Divisória do Desfiladeiro
Pressionar e girar as Três Milhas a Pé
Empurrar o Palácio da Água

Variações

Com vento-frio, acrescentar:
Pressionar e girar as Portas de Duas Folhas
Pressionar e girar o Ponto do Pulmão nas Costas
Empurrar a Porta do Céu
Substância a ser usada: suco ou decocção de gengibre

Com vento-calor, acrescentar:
Em caso de vento e calor, ACRESCENTAR
Pressionar e girar o Vale da União
Empurrar o ponto das Seis Vísceras Ocas
Pressionar e girar o Martelão
Substância a ser usada: decocção de hortelã

Com dieta anormal, acrescentar:
Empurrar (sedar) o Meridiano do Intestino Grosso
Empurrar Abaixo das Costelas um número maior de vezes
Pressionar e girar todos os pontos de ambos os lados de toda a Coluna Vertebral, principalmente os Pontos do Baço e do Estômago nas Costas
Substância a ser usada: suco de gengibre

Com calor no estômago, acrescentar:
Empurrar a Água da Galáxia
Empurrar o Transporte de Terra para Água
Empurrar a Grande Linha Transversal até a Porta de Madeira

COM FRIO NO ESTÔMAGO, ACRESCENTAR:
Pressionar e girar o Palácio Exterior do Trabalho
Empurrar as Três Cancelas
Puxar e beliscar a Coluna Vertebral, principalmente o Ponto do Baço nas Costas
Esfregar as palmas das mãos uma na outra e depois cobrir o Campo do Elixir
Substância a ser usada: decocção de gengibre

COM CALOR FLAMEJANTE POR DEFICIÊNCIA DE YIN, ACRESCENTAR:
Pressionar e girar os Dois Cavalos
Empurrar a Água da Galáxia
Empurrar (para baixo) a Coluna Vertebral

COQUELUCHE

Descrição: doença infecciosa aguda com espasmos recorrentes de tosse que terminam numa inspiração com um som característico de "hup".

Perspectiva da MTC: constituição fraca. Ataque sazonal de agentes patogênicos.

DIFERENCIAÇÃO DA MTC

Estágio intermediário: tosse recorrente, súbita e irritada; luta pelo ar; rosto ruborizado até as orelhas; punhos cerrados; veia jugular saliente; os sintomas pioram à noite; cada série de tosse pode se repetir sucessivamente até que, na última, a criança inspira, fazendo um som de "hup"; os espasmos podem incluir vômito.
Língua: vermelha com saburra grossa branca ou amarela.
Pulso: escorregadio e rápido.
VDI: roxa e estagnante.

Estágio avançado: fraqueza, menos episódios de tosse, apatia, cansaço, falta de apetite, hábitos inusitados de urinação e evacuação, transpiração espontânea, suor noturno, tosse improdutiva, palmas das mãos e plantas dos pés quentes.
Língua: pálida com saburra fina.
Pulso: em corda e débil.
VDI: indistinta e pálida.

Tratamento Básico

Pressionar e girar o Meridiano do Baço
Empurrar (sedar) o Meridiano do Pulmão
Pressionar e girar o Meridiano do Rim
Pressionar e girar o Meridiano do Intestino Delgado
Pressionar com a unha a Tranqüilidade e Vigor
Pressionar e girar Um Vento Aconchegante
Girar e empurrar os Oito Símbolos Interiores
Empurrar separando o Centro do Peito
Pressionar e soltar rápido
Empurrar o Palácio da Água
Pressionar e girar (de leve) o Grande Yang

Variações

No estágio intermediário, acrescentar:

Empurrar a Entrada Celestial da Boca do Tigre
Empurrar a Água da Galáxia
Pressionar a Lareira Celestial
Empurrar separando o Yin Yang Abdominal

No estágio avançado, acrescentar:

Empurrar as Três Cancelas
Pressionar e girar todos os pontos ao longo de ambos os lados da Coluna Vertebral, principalmente os Pontos do Pulmão, do Baço, do Estômago e do Rim nas Costas
A Fênix Vermelha Acena a Cabeça

Durante o ataque espasmódico, acrescentar:

Pressionar e girar o Pequeno Centro Celestial

9
Histórias de Casos

ESTE CAPÍTULO APRESENTA HISTÓRIAS DE CASOS que demonstram a aplicação clínica da massagem pediátrica chinesa. Escolhi esses casos porque exemplificam aspectos da massagem pediátrica ou como suas aplicações mudam de acordo com a criança.

É claro que os tratamentos propostos no Capítulo 8 são, em essência, relativos a problemas específicos. Quando a situação de uma criança está de acordo com um certo diagnóstico, a aplicação dos procedimentos apropriados em geral produz bons resultados. Mas a verdade é que as crianças raramente apresentam uma síndrome fácil, clássica, da MTC. Muitos fatores precisam entrar no plano geral de tratamento, inclusive as condições energéticas da criança, os pais e outras modalidades de tratamento. Desse modo, os casos que se seguem devem ajudar você a adaptar os procedimentos para adequá-los a seus pacientes.

ENURESE

Informações sobre a criança: menina de seis anos, altura e peso médios.

Sintomas apresentados: xixi na cama cinco noites por semana.

Histórico: a criança tinha uma história de enurese pouco freqüente, que parecia resolvida. Mas, quando entrou na escola, os sintomas voltaram.

Diagnóstico: *shen:* olhos e pele ligeiramente opacos, retraídos; *lábios:* muito vermelhos, rachados; *pulso:* lento; *abdômen:* sons de gorgolejo.

Diferenciação da MTC: ligeira deficiência do rim, afetando o coração e a bexiga.

Primeiro tratamento na clínica

Pressionar e girar o Meridiano do Baço
Pressionar e girar o Meridiano do Rim
Pressionar e girar o Palácio Externo do Trabalho
Pressionar e girar os Dois Cavalos
Empurrar as Três Cancelas
Girar e empurrar o Abdômen
Girar e empurrar (com a borda da mão) o Campo do Elixir
Pressionar e girar o Osso Curvo
Pressionar e girar a Coluna Vertebral, principalmente o Ponto do Rim nas Costas
Pressionar e girar a Porta da Vida
Friccionar, depois esfregar as palmas das mãos uma na outra e aquecer a Porta da Vida
Empurrar (para cima) o Osso dos Sete Segmentos
Pressionar e girar a Fonte Borbulhante
Pressionar e girar a Linha Divisória do Desfiladeiro
Pressionar e girar as Três Milhas a Pé
Empurrar a Porta do Céu
Empurrar o Palácio da Água
Pressionar e girar o Grande Yang
Pressionar e girar a Reunião de Centenas

Tratamento em casa

Pressionar e girar os Meridianos do Baço e do Rim
Girar e empurrar o Abdômen

Resposta ao tratamento

Depois da primeira sessão, a freqüência da enurese diminuiu de cinco para duas noites por semana.

Segundo tratamento

O tratamento da segunda consulta foi exatamente o mesmo da primeira. As técnicas foram reforçadas com o acréscimo da fórmula de ervas chinesas da Pílula do Cadeado de Ouro: uma pílula duas vezes ao dia.

NA SEQÜÊNCIA

A reação à pílula de ervas foi boa. Uma consulta de retorno três meses depois revelou que a enurese ocorrera duas vezes nas semanas seguintes ao segundo tratamento e depois cessou completamente.

COMENTÁRIOS

Este caso é um exemplo de problema pediátrico que a medicina ocidental não consegue tratar direito, mas com o qual a massagem pediátrica tem um sucesso muito grande. Embora aparentemente um pouco velha para a massagem pediátrica, a fisiologia energética dessa criança estava ligeiramente imatura para sua idade. Por isso ela respondeu bem e rapidamente às técnicas. Essa criança também reagiu muito profundamente às técnicas abdominais. A retificação do centro contribuiu enormemente para consolidar a essência do rim. Outro aspecto importante desse caso foi o aquecimento do rim através da manipulação da Porta da Vida.

DOR ABDOMINAL EM BEBÊ

Informação sobre a criança: menina de duas semanas, 2,7 kg, 48 cm.

Sintomas apresentados: dor abdominal, dificuldade digestiva.

Histórico: parto normal. A criança enrosca-se como se fosse uma bola quando o estômago dói, em geral uma vez por dia durante até 3 horas. As medicações ocidentais foram tentadas com pouco efeito. A mãe tem síndrome de irritação do intestino.

Diagnóstico: *abdômen:* muito tenso; *língua:* saburra branca e grossa; *VDI:* aparecendo ligeiramente na primeira articulação.

Diferenciação da MTC: fraqueza do aquecedor médio.

PRIMEIRO TRATAMENTO NA CLÍNICA

Pressionar e girar o Meridiano do Baço
Empurrar o Meridiano do Intestino Delgado
Girar e empurrar os Oito Símbolos Interiores
Empurrar as Três Cancelas
Girar e empurrar o Abdômen

Empurrar Abaixo das Costelas
Pressionar e girar ao longo de ambos os lados da Coluna Vertebral, principalmente no Ponto do Baço nas Costas
Puxar e beliscar a Coluna Vertebral
Pressionar e girar a Cauda da Tartaruga
Pressionar e girar a Fonte Borbulhante
Pressionar e girar a Linha Divisória do Desfiladeiro
Pressionar e girar as Três Milhas a Pé
Empurrar a Porta do Céu
Empurrar o Palácio da Água
Pressionar e girar o Grande Yang

TRATAMENTO EM CASA

Pressionar e girar o Meridiano do Baço
Girar e empurrar o Abdômen

RESPOSTA AO TRATAMENTO

Depois da primeira sessão, a mãe disse que a criança não apresentou sintomas durante 5 dias.

SEGUNDO TRATAMENTO

O diagnóstico da segunda sessão incluiu um rosto ligeiramente ruborizado com pintinhas vermelhas, agitação e irritabilidade. A língua estava com a ponta vermelha. Além da fraqueza do aquecedor médio, a criança agora estava com um ligeiro problema de calor. Por isso o tratamento foi mudado de modo a incluir: pressionar e girar o Pequeno Centro Celestial, empurrar separando a Grande Linha Transversal e empurrar a Água da Galáxia.

NA SEQÜÊNCIA

O tratamento continuou duas vezes por semana durante quatro semanas. A severidade, freqüência e duração dos sintomas diminuíram gradualmente até desaparecerem por completo na quarta semana.

Refletindo a natureza rapidamente cambiante dos bebês, essa criança apresentou sinais de calor na segunda semana, prisão de ventre na terceira semana e diarréia ocasional ao longo de todo esse período. Os procedimentos foram adaptados de acordo com cada mudança.

Além disso, um remédio externo à base de ervas foi ministrado durante a segunda semana de tratamento (uma pasta de cebolinha verde, gengibre e farelo de trigo). Essa fórmula dispersou o frio e esquentou o aquecedor médio. Foi muito eficaz no uso de curto prazo, com alívio quase imediato dos sintomas depois da aplicação.

Depois de várias semanas sem sintomas (e sem tratamento), a mãe parou de amamentar e começou a usar uma fórmula para bebês. Depois de alguns dias, a criança começou a apresentar sintomas abdominais outra vez, embora ligeiramente diferentes daqueles do mês anterior.

A nova situação refletia frio e deficiência do baço, devidos provavelmente à passagem do leite materno para a fórmula alimentar. O tratamento foi adaptado para se concentrar no aquecimento do baço e na promoção do trânsito intestinal. Além do tratamento básico citado acima, foram usados os seguintes pontos: as Cinco Articulações Digitais; os Meridianos do Intestino Delgado, do Intestino Grosso e do Estômago; e as Seis Vísceras Ocas.

Diferentes tipos de fórmulas alimentares foram experimentados com graus variados de tolerância. Enquanto a mãe experimentava as fórmulas, a dor abdominal e a prisão de ventre foram mantidas sob relativo controle, com duas sessões por semana durante seis semanas. A redução na freqüência dos tratamentos resultou no retorno dos sintomas.

Uma fórmula à base de ervas para uso interno (Combinação de Peônia e Alcaçuz) foi dada na terceira semana da segunda fase, com bons resultados.

Depois dessa segunda série de tratamentos, a criança não teve problemas digestivos até a introdução dos alimentos sólidos. Foram feitos tratamentos periódicos de acordo com as necessidades durante vários meses, e depois foram interrompidos por não serem mais necessários.

COMENTÁRIOS

Esse caso é um bom exemplo de um problema de recém-nascido que é simples, mas que pode causar muitas dificuldades, tanto para a mãe quanto para a criança. O tratamento é muito leve, devido à idade do bebê – sua pele ainda se irrita com facilidade. Num caso como esse, de uma a três sessões costumam ser suficientes para restaurar o equilíbrio. Mas aqui o fator de complicação é o problema abdominal crônico da mãe.

Parte da primeira sessão foi gasta na discussão com a mãe das formas pelas quais o seu problema de saúde se relacionava com o de sua filha, e que os cuidados consigo mesma ajudariam a filha. Esse é um bom exemplo de tratar a mãe para tratar a filha. Os primeiros tratamentos produziram uma resposta muito intensa da criança, que durou por vários dias depois. Após quatro semanas, o aquecedor médio da criança estava muito mais forte e não apresentava sintomas.

A segunda fase do tratamento reflete a fraqueza básica do aquecedor médio relativa à adaptação a mudanças, nesse caso do leite materno para a fórmula alimentar (e mais tarde para os alimentos sólidos). Com tratamentos regulares durante mais seis semanas, o equilíbrio do aquecedor médio foi restaurado. Esse problema pode ser causado por uma fraqueza herdada e deve ser seguido por um programa de fortalecimento da constituição. A mãe estava interessada em aprender e conhecer alimentos energéticos, e continuou o tratamento em casa.

OS CINCO TIPOS DE RIGIDEZ/RETARDAMENTO (DOENÇA DE PERTHE)

Informações sobre a criança: menino de cinco anos, peso e altura abaixo da média.

Sintomas apresentados: dor, amplitude de movimento restrita, músculos rígidos na perna/quadril do lado direito. Diagnóstico da medicina ocidental: doença de Perthe, confirmada por raios X. A *doença de Perthe* designa irregularidades na formação de osso na cartilagem da cabeça do fêmur e o resultado é uma tendência a deformidades.

Histórico: a criança queixava-se de dor na perna depois de atividades com muito movimento durante vários meses antes do diagnóstico.

Diagnóstico: bons indícios gerais; *língua:* ligeiramente pálida; *perna direita, principalmente no aspecto lateral:* muito tensa em relação à perna esquerda.

Diferenciação da MTC: ligeira deficiência de rim; desenvolvimento ósseo insuficiente causando rigidez muscular.

PRIMEIRO TRATAMENTO NA CLÍNICA

Esfregar e fazer rolar

Amassar*
Fazer rolar*
Empurrar com um dedo*

Todas as técnicas foram aplicadas na parte anterior e posterior da perna direita, exceto na área da cabeça do fêmur, por causa da dor.

TRATAMENTO EM CASA

Aplicação externa de uma pomada que fortalece os ossos uma a duas vezes por dia.

RESPOSTA AO TRATAMENTO

O objetivo do primeiro tratamento era verificar o quanto a criança toleraria técnicas vigorosas de massagem. Tanto a criança quanto a mãe relataram bons resultados do primeiro tratamento. A criança sentiu menos tensão na perna e menos episódios de dor, que iam e vinham.

SEGUNDO TRATAMENTO

Foram acrescentados às técnicas do primeiro tratamento:
Pressionar e girar o Meridiano do Baço
Pressionar e girar o Meridiano do Rim
Pressinar e girar os Dois Cavalos
Pressionar e girar o Palácio Exterior do Trabalho
Girar e empurrar o Abdômen
Pressionar e girar todos os pontos – de ambos os lados – ao longo da Coluna Vertebral, principalmente os Pontos do Baço e do Rim nas Costas
Puxar e beliscar a Coluna Vertebral
Pressionar e girar a Fonte do Aterro Yang

NA SEQÜÊNCIA

Os tratamentos foram feitos uma vez por semana durante três semanas, até não haver mais dor na perna direita e as diferenças entre a tensão da perna direita e da perna esquerda diminuírem. Mais seis tratamentos foram feitos com intervalos de duas semanas. A criança também estava tomando suplementos de vitaminas e minerais.

---

* Essas são técnicas de tuiná para adultos, as quais não são descritas neste livro.

No fim desse período, o médico ortopedista fez uma chapa de raios X e descobriu que a cabeça do fêmur estava normal. O médico ficou alegre e surpreso com a velocidade do progresso; a duração média desse tratamento é de um ano ou mais, mas esse caso foi resolvido em cinco meses.

COMENTÁRIOS

Esse caso mostra uma combinação dos cinco tipos de rigidez e retardamento. O retardamento dizia respeito à transformação normal da cartilagem em osso na cabeça do fêmur. A rigidez e a dor eram provocadas pelo tecido mole em torno da cabeça do fêmur que estava sofrendo o impacto do movimento, e também tentando proteger a frágil estrutura óssea. Tratar um aspecto sem tratar o outro teria resultado em menos êxito.

As técnicas de tratamento demonstram o uso combinado de técnicas adultas e pediátricas. O tratamento inicial incluiu três técnicas para adultos adaptadas ao corpo de uma criança. São tipos excelentes de movimentos de fisioterapia, porque revigoram o tecido ósseo e também as camadas energéticas. As técnicas para adultos enfatizaram a manipulação do tecido mole em torno da cabeça do fêmur, incentivando o relaxamento e o aumento do fluxo de qi e sangue para a área. Os pontos foram escolhidos para tonificar a estrutura energética subjacente ao nível do órgão, principalmente o rim.

DIARRÉIA CRÔNICA

Informações sobre a criança: menino de três anos, peso e altura médios.

Sintomas apresentados: distensão abdominal, dor ocasional antes da evacuação, fezes constantemente moles, diarréia e eliminação crônicas de gás fétido.

Histórico: a diarréia tem sido persistente desde o nascimento, com flutuações ocasionais; nenhuma resposta significativa a vários tratamentos médicos.

Diagnóstico: *shen:* bom; *língua:* sem saburra, com o corpo ligeiramente vermelho; *abdômen:* tenso, dor com a palpação no quadrante superior esquerdo; *fezes:* odor fétido, que demora um longo tempo para passar.

Diferenciação da MTC: diarréia por deficiência do baço.

Primeiro tratamento na clínica

Pressionar e girar o Meridiano do Baço
Pressionar o girar o Meridiano do Rim
Empurrar (sedar) o Meridiano do Intestino Delgado
Pressionar e girar o Pequeno Centro Celestial
Girar e empurrar os Oito Símbolos Interiores
Empurrar as Três Cancelas
Empurrar Abaixo das Costelas
Girar e empurrar o Abdômen
Pressionar e girar a Coluna Vertebral
Empurrar (para cima) o Osso dos Sete Segmentos
Pressionar e girar a Cauda da Tartaruga
Pressionar e girar a Fonte Borbulhante
Pressionar e girar a Linha Divisória do Desfiladeiro
Pressionar e girar as Três Milhas a Pé
Empurrar a Porta do Céu
Empurrar o Palácio da Água
Pressionar e girar o Grande Yang

Tratamento em casa

Pressionar e girar os Meridianos do Baço e do Rim
Girar e empurrar o Abdômen

Resposta ao tratamento

Uma semana depois, a mãe disse que a criança não sentia mais dor na evacuação e estava com uma freqüência melhor.

Segundo tratamento

A criança tinha uma infecção respiratória superior; a língua estava pálida com saburra branca. O tratamento foi modificado para incluir:

Tonificação dos rins:

Pressionar e girar os Dois Cavalos
Puxar e beliscar a Coluna Vertebral
Friccionar, depois esfregar as mãos uma na outra e cobrir a Porta da Vida para aquecê-la
Pressionar e girar a Reunião de Centenas

Dispersão de Vento-Frio:

Pressionar e girar Um Vento Aconchegante
Pressionar e girar a Fragrância Bem-Vinda

Na seqüência

Os tratamentos continuaram duas vezes por semana durante quatro semanas, uma vez por semana durante duas semanas e uma vez a cada duas semanas durante sete semanas. Depois da quarta sessão houve uma mudança nas fezes moles, embora elas ainda não estivessem consistentes. Depois de mais três sessões, as evacuações tornaram-se regulares. A essa altura, a fórmula chinesa de ervas, a Combinação de *Sausurea* e Cardamomo, foi dada sob forma granular, para ser tomado 1 grama duas vezes por dia. Depois de mais quatro sessões, observou-se a ausência de sintomas. Foram feitas mais seis sessões para reforçar a função do baço. O retorno um ano depois confirmou que não houve recorrência da diarréia.

Comentários

Esse caso ilustra bem uma deficiência de baço que se tornou crônica e muito difícil de resolver. Foi surpreendente notar que a criança não apresentava nenhum tipo importante de deficiência além de tender a sofrer de IPEs (invasão de agentes patogênicos externos). Quando isso aconteceu, os pontos relativos à IPE foram acrescentados ao tratamento.

As maiores mudanças no plano de tratamento foram uma ênfase, depois da primeira sessão, na tonificação do rim com a utilização da Porta da Vida e da Reunião de Centenas; além disso, o uso das ervas chinesas a curto prazo, depois da sexta sessão, produziu uma mudança significativa no quadro.

A mãe desempenhou um papel importante no sucesso desse tratamento. Mostrou interesse ativo em compreender a situação, aprendeu técnicas de massagem e usou-as diariamente em casa, e trouxe a criança para fazer os tratamentos regularmente.

TUMOR CANCERÍGENO

Informações sobre a criança: menino de 18 meses, com peso e altura abaixo da média.

Sintomas apresentados: efeitos colaterais de radiação e quimioterapia.

Histórico: diagnóstico de tumor abdominal cancerígeno aos 12 meses de idade. Exploração cirúrgica inicial confirmou o diagnóstico e descobriu que o tumor era inoperável devido à sua localização. A radiação teve início e o tratamento continuou com dez sessões de quimioterapia ao longo do período de um ano.

Diagnóstico: o primeiro tratamento de massagem pediátrica ocorreu entre a quinta e a sexta aplicação de quimioterapia. A criança estava basicamente assintomática nesse período. Os sinais mais óbvios de desequilíbrio eram uma veia ligeiramente arroxeada na VDI na altura da primeira articulação; feridinhas em torno dos lábios, e uma falta notável de turgidez e tônus nos músculos em geral e no abdômen em particular.

Diferenciação da MTC: esgotamento de qi e sangue; calor provocado por uma ligeira deficiência de yin.

Primeiro tratamento na clínica

Pressionar e girar o Meridiano do Baço
Pressionar e girar o Meridiano do Rim
Pressionar e girar os Dois Cavalos
Girar e empurrar os Oito Símbolos Interiores
Empurrar as Três Cancelas
Girar e empurrar o Abdômen
Empurrar Abaixo das Costelas
Pressionar e girar ao longo de ambos os lados da Coluna Vertebral, principalmente os Pontos do Fígado, do Rim e do Baço nas Costas
Pressionar e girar a Cauda da Tartaruga
Pressionar e girar a Fonte Borbulhante
Pressionar e girar a Linha Divisória do Desfiladeiro
Pressionar e girar as Três Milhas a Pé
Empurrar o Palácio da Água
Empurrar a Porta do Céu
Pressionar e girar o Grande Yang
Pressionar e girar a Reunião de Centenas

Tratamento em casa

Pressionar e girar os Meridianos do Baço e do Rim
Girar e empurrar o Abdômen

Resposta ao tratamento

Melhoria geral na disposição, apetite e eliminação.

Na sequência

Os tratamentos de massagem continuaram aproximadamente três vezes por mês, num total de 22 sessões durante um período de sete meses. O procedimento foi adaptado para as condições à medida que elas mudaram. Com IPEs, o procedimento básico foi modificado de modo a incluir pressionar e girar a Fragrância Bem-Vinda, o Poço do Vento e o Ponto do Pulmão nas Costas. Com a prisão de ventre (um efeito colateral da quimioterapia), empurrar a Porta de Madeira e empurrar (para baixo) o Osso dos Sete Segmentos foram acrescentados; com toxicidade/estagnação do fígado (também um efeito colateral da quimioterapia), foi incluído empurrar o Meridiano do Fígado.

Comentários

Nesse caso, a massagem pediátrica foi usada como terapia de apoio à intervenção principal da medicina ocidental. A criança foi diagnosticada e o tratamento começou aos 12 meses. O primeiro tratamento de MPC (massagem pediátrica chinesa) ocorreu aos 18 meses, no meio do curso de quimioterapia. O objetivo da massagem era mitigar os efeitos colaterais das drogas e da cirurgia, oferecer algum apoio regular e fortalecer o sistema imunológico da criança.

Entre as aplicações de quimioterapia, a criança parecia normal e assintomática, exceto pela tendência a sofrer IPEs. Dependendo do tipo de droga usada, o menino em geral sentia os efeitos colaterais da quimioterapia de sete a dez dias depois, entre os quais prisão de ventre/diarréia, distúrbios digestivos/de apetite, apatia e irritabilidade. Durante esses períodos, sua língua ficava de um vermelho bem escuro, com uma saburra ocasional suja e grossa. Sua VDI mostrava uma cor roxa mais intensa e, às vezes, uma extensão maior; seu abdômen parecia significativamente mais fraco. Mas esses indícios nem sempre apareciam depois de uma aplicação de quimioterapia, possivelmente devido às drogas diferentes usadas durante todo o tratamento.

Em geral, a reação da criança à massagem era boa. Durante suas fases pós-quimioterapia, a mãe notava melhorias visíveis no tempo de recuperação.

As técnicas mais eficazes eram no abdômen. Retificar o centro é um conceito geral, mas permitia que muitos aspectos fossem tratados ao mesmo tempo – e, com essa criança, muitas coisas estavam acontecendo. A tentativa de tratar o câncer ou eliminar sintomas passageiros era menos importante do que se concentrar na manutenção de seu centro, para que esse corpo jovem pudesse processar tudo o que estava acontecendo.

Depois da última rodada de quimioterapia, o médico realizou uma última cirurgia exploratória e biópsia, que não mostrou nenhum câncer. A resposta da criança à massagem pós-cirurgia foi rápida e óbvia. O procedimento foi adaptado em torno das áreas sensíveis da incisão cirúrgica, bem como em torno das áreas sensíveis nas costas, que estavam muito próximas ao tumor.

Esse caso é um bom exemplo de como as medicinas chinesa e ocidental podem ser usadas em combinação. Não seria praticável tratar um tumor somente com a massagem pediátrica; mas ela pode ser muito útil para tratar da criança como um todo, e não apenas o tumor.

As mudanças do procedimento refletiram as mudanças nas condições dessa criança. A natureza regular da quimioterapia tornou essas adaptações óbvias. Em outras crianças, as mudanças podem ser menos dramáticas, mas o mesmo processo pode ser seguido.

A mãe estava muito envolvida com os cuidados constantes e tratamentos freqüentes da criança. Desde a primeira sessão, ela aprendeu algumas técnicas básicas de massagem, que fazia regularmente. Dedicou-se muito à aplicação da massagem e disse ter notado que a recuperação do filho após a quimioterapia era mais rápida do que a recuperação de outras crianças que estavam recebendo o mesmo tratamento no hospital.

APÊNDICE A

Prática das Técnicas em Almofada de arroz

UM DOS TRAÇOS DISTINTIVOS DA TUINÁ é a qualidade das técnicas manuais usadas para manipular o qi do corpo. Como discuti no Capítulo 6, Técnicas, há formas rigorosas de avaliar a qualidade dessas manipulações. A eficácia da massagem pediátrica depende da manipulação habilidosa dos pontos apropriados. O desenvolvimento da habilidade técnica deve ser uma prioridade inquestionável para qualquer terapeuta.

Uma característica que diferencia as manipulações da tuiná de outras técnicas de massagem é o movimento unificado que a mão, o punho, o antebraço e o resto do corpo produzem a fim de fazer a manipulação do ponto. As sutilezas desses movimentos vão da simples à complexa. O intrincado de cada movimento requer prática e tempo para poder evoluir e se transformar em manipulações uniformes, relaxadas e eficientes. Na verdade, esse processo é tão importante que nunca é demais reforçar sua relevância.

É bom lembrar que aprender a técnica num livro é um processo limitado, no melhor dos casos. Os livros e vídeos podem ser bons auxiliares no aprendizado, mas não há substituto para a orientação e supervisão adequada de um terapeuta experiente.

A forma tradicional de aprender as técnicas é praticar os movimentos numa almofada de arroz – um saco de pano ou travesseiro recheado com arroz – com a supervisão do professor. Dada a densidade apropriada dos grãos de arroz, esse tipo de almofada simula muito bem a sensação de trabalhar com um corpo humano. Também oferece um bom contexto para aprender as técnicas antes de usá-las num paciente. A destreza e a habilidade devem ser adquiridas com a almofada de arroz, e não a expensas do paciente.

Não há um tamanho exato para a almofada de arroz. Deve ser grande o bastante para permitir o uso da mão inteira ao realizar sua prática. Uma almofada de tamanho médio, com 20 cm X 15 cm, com aproximadamente 7,5 cm de altura. A altura e a densidade da almofada são determinadas pela quantidade de arroz que você coloca – idealmente, o bastante para formar um centro denso e compacto que permita uma leve depressão quando você aplica pressão com a mão. Arroz demais vai resultar numa almofada muito dura que não cede à pressão. Pouco arroz vai resultar numa almofada sem forma estável, porque o arroz desliza constantemente com a pressão. A almofada de tamanho médio contém aproximadamente 1,5 kg de arroz.

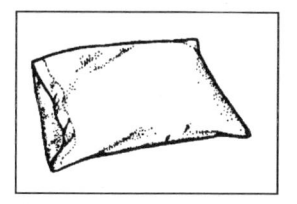

ALMOFADA DE ARROZ

Fazer a almofada de arroz é muito fácil. Costure um saquinho com as medidas citadas acima, deixando um dos cantos abertos. Encha a almofada com arroz e depois costure a abertura. Use uma linha grossa e faça pontos bem firmes. A almofada deve ser bem resistente, pois vai ter de suportar movimentos e pressões repetidamente. Você pode usar praticamente qualquer tipo de material, mas os tecidos mais ásperos e sintéticos podem ser ligeiramente irritantes para suas mãos, devido à natureza repetitiva das técnicas. Você também pode costurar uma "fronha" para cobrir a almofada de arroz, o que lhe permite usar um material mais macio e lavar a fronha quando necessário.

Uma forma mais simples de fazer uma almofada de arroz é cortar a perna de um par de calças, costurar uma das extremidades, encher com arroz e costurar a outra extremidade. Mas preste atenção à aspereza do material.

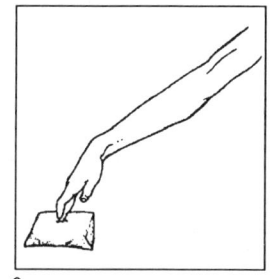

ÂNGULO DO BRAÇO EM RELAÇÃO À ALMOFADA DE ARROZ

Praticar com a almofada de arroz também é muito simples. Arranje uma mesa da altura apropriada para você trabalhar. O ideal seria usar uma cama de massagem ou algo parecido. Fique de pé ao lado da mesa ou da cama, com a almofada de arroz bem à sua frente. A altura ideal da mesa depende da sua altura. Quando estiver de pé, seus braços devem estar relaxados e formar um ângulo natural de 45º com a almofada (ver o desenho). Se a mesa for alta demais, seus antebraços vão ficar paralelos ao chão; se for baixa demais, seus braços vão ficar esticados, perpendiculares ao chão. Ambos os extremos são prejudiciais à boa técnica.

Você pode aumentar a altura da almofada de arroz inserindo livros finos embaixo dela até chegar à posição ideal (na verdade, ao praticar com a almofada de arroz, você pode chegar a uma posição ideal que raramente vai se repetir numa situação clínica real).

Usando as descrições das técnicas apresentadas no Capítulo 6, trate a almofada de arroz como se ela fosse um corpo humano, aplicando a técnica da maneira "certa". No começo, os movimentos podem parecer desajeitados e pouco naturais. É por isso que você vai treinar com uma almofada de arroz, e não com uma criança. Pratique com a almofada até eliminar a falta de jeito e de naturalidade, para que sua técnica esteja correta quando você massagear seus pacientes.

Em seguida, pratique.

Depois, pratique mais.

E continue praticando.

Não há um tempo predeterminado que indique que você já tem habilidade ou que já está em condições de tratar de pacientes. É um processo muito individual. O ideal é uma prática constante, diária. Para um observador com olho clínico, é óbvio quando alguém "chegou lá". A maioria das pessoas também consegue notar a diferença em seu próprio corpo. Releia os quatro pré-requisitos para uma boa técnica de tuiná no Capítulo 6 (ver p. 63).

Praticar com a almofada de arroz também é uma boa forma de fazer aquecimento antes da primeira consulta do dia. Serve como medida preventiva para o terapeuta, garantindo que suas mãos, punhos e outras partes do corpo já estejam devidamente preparadas para os trabalhos do dia. Também é um método excelente para refinar suas técnicas e conectar-se ao ritmo e vibração do movimento antes de tocar um paciente. Quinze minutos de prática diária com uma almofada de arroz vão lhe trazer grandes recompensas.

Alguns alunos resistem ao processo de praticar as técnicas com uma almofada de arroz. Isso requer tempo, paciência, resistência e atenção a cada detalhe sutil. Mas, em vez de considerar a parte técnica como um mal necessário, mas tedioso, é possível usar essa experiência como meditação. Essa mudança sutil de atitude pode ser crucial para você "pegar o jeito" – internalizando os movimentos intrincados envolvidos nas manipulações da tuiná.

APÊNDICE B

Informações Básicas sobre a Massagem Pediátrica Chinesa

ESTE LIVRO CONTÉM UMA GRANDE QUANTIDADE de informações sobre a massagem pediátrica. A maioria dos terapeutas vai precisar somente de algumas técnicas, pontos e procedimentos básicos para resolver de 80% a 90% dos problemas de seus pacientes. Os casos restantes podem exigir um nível mais avançado de informações.

Como um guia para os terapeutas, as técnicas, pontos e procedimentos que se seguem podem ser considerados as informações básicas que você deve dominar.

Técnicas

氣

Pressionar
Pressionar e girar
   Dedos 1, 2, 3
   Com a borda da mão
   Com a base da mão
Pressionar com a unha
Empurrar
Friccionar

Empurrar separando
Girar e empurrar
   Com o indicador e o dedo médio
   Com o indicador, o dedo médio e o anular
   Com o centro da base da mão
   Com a eminência tenar maior (a borda da mão)
Puxar e beliscar a Coluna Vertebral
Esfregar as palmas das mãos uma na outra

Pontos
氣

Abaixo das Costelas
Abdômen
Água da Galáxia
Campo do Elixir
Cauda da Tartaruga
Centro Abdominal
Centro do Peito
Cinco Articulações Digitais
Coluna Vertebral
Dois Cavalos
Fonte Borbulhante
Fragrância Bem-Vinda
Grande Linha Transversal
Grande Yang
Lareira Celestial
Linha Divisória do Desfiladeiro
Linha do Rim
Martelão
Meridiano do Baço
Meridiano do Estômago
Meridiano do Fígado
Meridiano do Intestino Delgado
Meridiano do Intestino Grosso
Meridiano do Pulmão
Meridiano do Rim
Meridiano da Vesícula Biliar
Ninho de Centenas de Vermes
Oito Orifícios Sacrais
Oito Símbolos Interiores
Osso Curvo
Osso do Pilar Celestial

Osso dos Sete Segmentos
Palácio da Água
Palácio Exterior do Trabalho
Palácio Interior do Trabalho
Pequena Linha Transversal da Palma da Mão
Pequenas Linhas Transversais
Pequeno Centro Celestial
Pino Celestial
Poço do Vento
Ponto do Baço nas Costas
Ponto do Estômago nas Costas
Ponto do Pulmão nas Costas
Ponto do Rim nas Costas
Porta do Céu
Portas de Duas Folhas
Porta de Madeira
Porta do Vento
Porta da Vida
Quatro Linhas Transversais
Respiração Tranqüila
Reunião de Centenas
Reunião dos Três Yins
Salão da Autoridade
Seis Vísceras Ocas
Topo do Rim
Transporte de Água para Terra
Transporte de Terra para Água
Três Cancelas
Três Milhas a Pé
Um Vento Aconchegante
Vale da União

Tratamentos

氣

- Asma
- Bem-estar geral
- Choro noturno
- Diarréia
- Dor abdominal
- Dor de cabeça
- Dor de garganta
- Dor de ouvido
- Enurese
- Estase de leite ou comida
- Febre
- Má digestão
- Prisão de ventre
- Resfriado comum
- Tosse
- Vômito

APÊNDICE C

Os Pontos Segundo Suas Categorias

ESTE APÊNDICE ORGANIZA OS PONTOS USADOS na massagem pediátrica de acordo com os princípios de tratamento. Não é uma lista completa dos pontos possíveis. Você pode usá-las em combinação com os exemplos de tratamento apresentados para ajudá-lo a formular seus próprios planos. Lembre-se de que a forma de manipular um ponto determina o efeito geral do tratamento (tonificar ou sedar).

De acordo com sua ordem, essas categorias são: Dispersar Fatores Patogênicos, Eliminar o Calor, Tonificar, Aquecer o Yang e Dispersar o Frio, Promover a Digestão e Eliminar a Estagnação, Estancar a Diarréia, Aliviar a Dor Abdominal, Promover o Trânsito Intestinal, Estancar o Vômito, Promover a Urinação, Regular o Qi do Pulmão, Acalmar os Nervos, Ressuscitar, Estancar o Suor, Harmonizar os Órgãos, Limpar os Meridianos/Colaterais/Orifícios, Ativar o Sangue, Aliviar a Dor.

Dispersar fatores patogênicos

氣

Vento-Frio

Audição Celestial
Cancela Externa
Eixo Central
Fragrância Bem-Vinda
Grande Yang

Martelão
Osso do Pilar Celestial
Palácio da Água
Palácio Exterior do Trabalho
Poço do Vento

Ponto de Encontro da Moleira
Ponto do Pulmão nas Costas
Porta do Céu
Porta do Vento
Portas de Duas Folhas
Salão da Autoridade
Seqüência Interrompida
Três Cancelas
Um Vento Aconchegante
A Vespa Entra na Caverna

Som do Metal
Vale da União
A Vespa Entra na Caverna

Umidade

Meridiano do Baço
Ponto do Baço nas Costas
Reunião dos Três Yins
Som Grave do Metal
Três Cancelas

Vento-calor

Água da Galáxia
Cavidade do Cérebro
Fragrância Bem-Vinda
Grande Linha Transversal
Grande Yang
Lado da Curva
Linha do Rim
Martelão
Meridiano do Pulmão
Osso do Pilar Celestial
Palácio da Água
Palácio Exterior do Trabalho
Palácio Interior do Trabalho
Poço do Vento
Ponta do Nariz
Ponto de Encontro da Moleira
Ponto do Pulmão nas Costas
Porta do Céu
Porta do Vento
Portas de Duas Folhas
Seis Vísceras Ocas
Seqüência Interrompida

Muco ou catarro

Água da Galáxia
Centro do Peito
Cinco Articulações Digitais
Dois Cavalos
Esteio da Montanha
Grande Linha Transversal
Lareira Celestial
Meridiano do Baço
Meridiano do Pulmão
Oito Símbolos Interiores
Pantanozinho
Parte Externa do Mamilo
Pequena Linha Transversal da Palma da Mão
Pequenas Linhas Transversais
Ponto do Pulmão nas Costas
Portas de Duas Folhas
Quatro Linhas Transversais
Som Grave do Metal
Som do Metal
Tendão Branco

Eliminar o calor
氣

Água da Galáxia
Alimentação dos Velhos
Base da Montanha
Cavidade do Osso do Olho
Coluna Vertebral
Dez Reis
Entre Momentos
Eixo da Galeria
Fonte Borbulhante
Grande Lago
Grande Yang
Linha do Rim
Martelão
Meridiano do Baço
Meridiano do Estômago
Meridiano do Fígado
Meridiano do Intestino Delgado
Meridiano do Intestino Grosso
Meridiano do Rim
Meridiano da Vesícula Biliar

Osso dos Sete Segmentos
Palácio da Água
Palácio Externo do Trabalho
Pantanozinho
Peixe Procura a Lua Embaixo d'Água
Pequena Linha Transversal da
  Palma da Mão
Pequenas Linhas Transversais
Pequeno Centro Celestial
Poço do Vento
Ponta do Nariz
Ponto do Pulmão nas Costas
Porta do Céu
Porta de Madeira
Portas de Duas Folhas
Seis Vísceras Ocas
Som Grave do Metal
Som do Metal
Tendão Azul
Tendão Principal

Tonificar
氣

Abdômen
Alimentação dos Velhos
Campo do Elixir
Centro do Abdômen
Coluna Vertebral
Dois Cavalos
Fonte Borbulhante
Fundo do Desfiladeiro

Linha Divisória do Desfiladeiro
Macaco Colhe Maçãs
Meridiano do Baço
Meridiano do Coração
Meridiano do Intestino Delgado
Meridiano do Intestino Grosso
Meridiano do Pulmão
Meridiano do Rim

Palácio Externo do Trabalho
Pino Central
Ponta do Nariz
Ponto do Baço nas Costas
Ponto Lombar das Costas
Ponto do Pulmão nas Costas
Ponto do Rim nas Costas
Porta do Espírito
Porta de Madeira

Reunião de Centenas
Topo do Rim
Transporte de Água para Terra
Transporte de Terra para Água
Três Cancelas
Três Milhas a Pé
Um Vento Aconchegante
Yin Yang do Abdômen

Aquecer o yang e dispersar o frio
氣

Campo do Elixir
Cauda da Tartaruga
Dois Cavalos
Entrada Celestial da Boca do Tigre
Meridiano do Rim
Osso dos Sete Segmentos

Palácio Exterior do Trabalho
Porta do Espírito
Portas de Duas Folhas
Três Cancelas
Um Vento Aconchegante

Promover a digestão e eliminar a estagnação
氣

Abdômen
Centro Abdominal
Dois Cavalos
Grande Linha Transversal
Meridiano do Baço
Meridiano do Estômago
Meridiano do Intestino Grosso
Oito Símbolos Interiores
Palácio Exterior do Trabalho
Pino Celestial

Ponto do Baço nas Costas
Porta do Céu na Mão
Porta do Espírito
Porta de Madeira
Quatro Linhas Transversais
Seis Vísceras Ocas
Tranqüilidade e Vigor
Transporte de Água para Terra
Três Milhas a Pé
Yin Yang do Abdômen

Estancar a diarréia
氣

Abdômen
Campo do Elixir
Cancela Externa
Canto do Abdômen
Cauda da Tartaruga
Coluna Vertebral
Entrada Celestial da Boca do Tigre
Esteio da Frente da Montanha
Fonte Borbulhante
Linha Divisória do Desfiladeiro
Martelão
Meridiano do Baço
Meridiano do Fígado
Meridiano do Intestino Delgado
Meridiano do Intestino Grosso
Meridiano do Rim
Osso dos Sete Segmentos
Palácio Exterior do Trabalho
Pequeno Centro Celestial
Pino Celestial
Ponto do Baço nas Costas
Ponto do Rim nas Costas
Porta do Espírito
Prumo Simétrico
Reunião de Centenas
Transporte de Água para Terra
Transporte de Terra para Água
Três Cancelas
Três Milhas a Pé
Yin Yang do Abdômen

Aliviar a dor abdominal
氣

Abaixo das Costelas
Abdômen
Água da Galáxia
Canto do Abdômen
Campo do Elixir
Cauda da Tartaruga
Coluna Vertebral
Dois Cavalos
Esteio da Frente da Montanha
Lado do Peixe
Meridiano do Baço
Meridiano do Estômago
Meridiano do Fígado
Meridiano do Intestino Grosso
Oito Símbolos Exteriores
Oito Símbolos Interiores
Palácio Exterior do Trabalho
Ponto do Rim nas Costas
Porta do Espírito
Quatro Linhas Transversais
Transporte de Terra para Água
Três Cancelas
Três Milhas a Pé
Um Vento Aconchegante
Yin Yang do Abdômen

Promover o trânsito intestinal
氣

Abdômen
Canto do Abdômen
Cauda da Tartaruga
Esteio da Frente da Montanha
Lareira Celestial
Meridiano do Baço
Meridiano do Intestino Grosso
Oito Símbolos Exteriores
Oito Símbolos Interiores
Osso dos Sete Segmentos
Poço Yang do Braço
Porta do Espírito
Seis Vísceras Ocas
Som do Metal
Transporte de Água para Terra
Vale da União

Estancar o vômito
氣

Abaixo das Costelas
Abdômen
Centro do Peito
Coluna Vertebral
Entrada Celestial da Boca do Tigre
Fonte Borbulhante
Lago da Curva
Lareira Celestial
Martelão
Meridiano do Estômago
Oito Símbolos Interiores
Osso do Pilar Celestial
Pequeno Centro Celestial
Ponto do Baço nas Costas
Porta do Céu
Prumo Simétrico
Rosto da Mãe
Som Grave do Metal
Três Milhas a Pé
Transporte de Terra para Água
Vale da União
Yin Yang do Abdômen

Promover a urinação
氣

Campo do Elixir
Fundo do Desfiladeiro
Meridiano do Intestino Delgado
Meridiano do Rim
Molheira
Pequeno Centro Celestial
Poço Yang do Braço
Porta do Peneirador

Regular o qi do pulmão
氣

Base do Seio
Centro do Peito
Dois Cavalos
Lareira Celestial
Meridiano do Pulmão
Meridiano do Rim
Oito Símbolos Exteriores
Oito Símbolos Interiores
Palma da Mão
Pantanozinho
Parte Externa do Mamilo
Pequena Linha Transversal da
Pequenas Linhas Transversais
Ponto do Pulmão nas Costas
Porta do Vento
Portas de Duas Folhas
Quatro Linhas Transversais
Som Grave do Metal
Som do Metal
Tendão Branco
Tranqüilidade e Vigor
Três Milhas a Pé

Acalmar os nervos
氣

Água da Galáxia
Alimentação dos Velhos
Base da Montanha
Cauda da Tartaruga
Cavidade do Osso do Olho
Centro Humano
Cinco Articulações Digitais
Dez Reis
Eixo Central
Esteio da Montanha
Grande Lago
Grande Yang
Lado do Peixe
Meridiano do Fígado
Molheira
Montanhas Kun Lun
Ninho de Centenas de Vermes
Olho do Fantasma
Palácio da Água
Palácio Interior do Trabalho
Pequeno Centro Celestial
Ponto de Concentração dos Bambus
Porta do Céu
Portas de Duas Folhas
Reunião de Centenas
Salão da Autoridade
Seqüência Interrompida
Tendão Principal
Um Vento Aconchegante
Visita Subserviente

Ressuscitar
氣

Agilidade Incrível
Audição Celestial
Carga Leve
Centro Humano
Cinco Articulações Digitais
Dez Reis
Dragão Velho

Palácio da Água
Ponto de Concentração dos Bambus
Ponto de Encontro da Moleira
Portas de Duas Folhas
Salão da Autoridade
Tigre Devora a Presa
Tranqüilidade e Vigor

Estancar o suor
氣

Grande Yang
Meridiano do Baço

Topo do Rim

Harmonizar os órgãos
氣

Cinco Meridianos
Coluna Vertebral

Grande Linha Transversal
Oito Símbolos Interiores

Limpar os meridianos/colaterais/orifícios
氣

Esporear o Cavalo para Atravessar a Galáxia
Longevidade de Anos
Maxilar
Meio da Curva
Montanhas Kun Lun
Ninho de Centenas de Vermes

Palácio da Audição
Porta do Vento
Portas de Duas Folhas
Reunião dos Três Yins
Três Cancelas
Visita Subserviente

Ativar o sangue
氣

Arco da Ponte
Marzinho
Ponto Lombar das Costas

Reunião dos Três Yins
Três Cancelas

Aliviar a dor
氣

Antes do Vértice
Cancela Externa
Cavidade do Cérebro
Entre Momentos
Palácio Exterior do Trabalho
Quatro Brancos

Saltar em Círculos
Seis Vísceras Ocas
Vale da União
Um Vento Aconchegante
Yin Yang do Abdômen

APÊNDICE D

Os Nomes dos Pontos

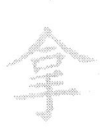

ESTE APÊNDICE APRESENTA REFERÊNCIAS CRUZADAS dos nomes e localização dos pontos de acordo com três tipos de classificação: pelo nome em português, pelo número usado na acupuntura e pelo nome *pin yin*.

NOMES DOS PONTOS EM PORTUGUÊS

Tradução para o Português	Pin Yin	Número na Acupuntura	Região	Pág.
Abaixo das Costelas	Xie lei		Ant. tronco	119
Abdômen	Fu		Ant. tronco	117
Agilidade Incrível	Wei ling		Mão	90
Água (Oito Símbolos Interiores)	Kan gong		Mão	108
Água da Galáxia	Tian he shui		Braço	115
Alimentação dos Velhos	Yang lao	ID 6	Mão	97
Antes do Vértice	Qian ding	VG 21	Cabeça	143
Arco da Ponte	Qiao gong		Cabeça	144
Audição Celestial	Tian ting		Cabeça	145
Base da Montanha	Shan gen		Cabeça	150
Base do Seio	Ru gen	E1 8	Ant. tronco	119
Boca do Tigre	Hu kou		Mão	105
Campo do Elixir	Dan tian		Ant. tronco	122
Cancela Externa	Wai guan	TA 5	Braço	112
Cancela Interna	Nei guan	P 6	Mão	111
Canto do Abdômen	Du jiao		Ant. tronco	118
Carga Leve	Gan zai		Mão	103
Cauda da Tartaruga	Gui wei	VG 1	Post. tronco	130
Cavidade do Cérebro	Nao kong	VB 19	Cabeça	144

Tradução para o português	Pin Yin	Número na acupuntura	Região	Pág.
Cavidade do Osso do Olho	Tong zi liao	V B1	Cabeça	151
Celeiro da Terra	Di cang	E 4	Cabeça	146
Centro do Abdômen	Zhong wan	VC 12	Ant. tronco	117
Centro Humano	Ren zhong	VG 26	Cabeça	149
Centro do Peito	Dan zhong	VC 17	Ant. tronco	121
Cinco Articulações Digitais	Wu zhi jie		Mão	87
Cinco Meridianos	Wu jing		Mão	87
Coluna Vertebral	Ji zhu		Post. tronco	129
Concha do Caramujo	Luo si		Mão	102
Convergência da Audição	Ting hui	VB 2	Cabeça	142
Costas do Peixe	Yu yao	Ponto Extra 5	Cabeça	146
Curva do meio	Wei zhong	B 40	Perna	133
Dez Reis	Shi wang	Ponto Extra 24	Mão	104
Dois Cavalos	Er ma		Mão	106
Dragão Velho	Lao long		Mão	98
Eixo Central	Zhong chong	P 9	Mão	84
Eixo da Galeria	Guan chong	TA 1	Mão	100
Entrada Celestial da Boca do Tigre	Tian men tu hu kou		Mão	84
Entre Momentos	Xin jian		Cabeça	143
Esteio da Frente da Montanha	Qian cheng shan		Perna	134
Esteio da Montanha	Cheng shan	B 57	Perna	137
Fonte do Aterro Yang	Yang ling quan	VB 34	Perna	140
Fonte Borbulhante	Yong quan	R 1	Perna	134
Fragrância Bem-Vinda	Ying xiang	IG 20	Cabeça	153
Fundo do Desfiladeiro	Hou xi	ID 3	Mão	83
Grande Lago	Hong qi		Braço	115
Grande Linha Transversal	Da heng wen		Mão	94
Grande Yang	Tai yang	Ponto Extra 1	Cabeça	148
Ilhota Central	Zhong zhu	TA 3	Mão	84
Lado do Peixe	Yu ji	P 10	Mão	86
Lago da Curva	Qu qi	IG 11	Braço	112
Lago Yin	Yin qi		Mão	109
Lareira Celestial	Tian tu	VC 22	Ant. tronco	120
Linha Divisória do Desfiladeiro	Jie xi	E 41	Perna	137
Linha do Rim	Shen wen		Mão	92
Longevidade de Anos	Nian shou		Cabeça	154
Mansão do Vento	Feng fu	VG 16	Cabeça	154
Mar de sangue	Xue hai	BP 10	Perna	138
Martelão	Da zhui	VG 14	Post. tronco	126
Marzinho	Shao hai	C 3	Braço	111

Tradução para o Português	Pin Yin	Número na Acupuntura	Região	Pág.
Maxilar	Jia che	E 6	Cabeça	149
Meridiano do Baço	Pi jing	B	Mão	102
Meridiano do Coração	Xin jing	C	Mão	89
Meridiano do Estômago	Wei jing	E	Mão	103
Meridiano do Fígado	Gan jing	F	Mão	96
Meridiano do Int. Delgado	Xiao chang jing	ID	Mão	101
Meridiano do Intestino Grosso	Da chang jing	IG	Mão	94
Meridiano do Pulmão	Fei jing	P	Mão	96
Meridiano do Rim	Shen jing	Rim	Mão	93
Meridiano da Vesícula Biliar	Dan jing	VB	Mão	88
Molheira	Cheng jiang	VC 24	Cabeça	152
Montanhas Kun Lun	Kun lun	B 60	Perna	136
Ninho de Centenas de Vermes	Bai chong wo	Ponto Extra 35	Perna	135
Oito Orifícios Sacrais	Ba liao	B 31-34	Post. tronco	126
Oito Símbolos Exteriores	Wai ba gua		Mão	99
Oito Símbolos Interiores	Nei ba gua		Mão	90
Olho do Fantasma	Gui yan		Perna	135
Olhos Brilhantes	Jing ming	B 1	Cabeça	144
Omoplatas	Jian jie gu		Post. tronco	128
Osso Curvo	Qu gu	VC 2	Ant. tronco	122
Osso do Ombro	Jian yu	IG 15	Braço	113
Osso do Pilar Celestial	Tian zhu gu		Cabeça	143
Osso Protuberante Atrás da Orelha	Er hou		Cabeça	151
Osso dos Sete Segmentos	Qi jie gu		Post. Tronco	125
Palácio da Água	Kan gong		Cabeça	153
Palácio da Audição	Ting gong	ID 19	Cabeça	142
Palácio Exterior do Trabalho	Wai lao gong		Mão	85
Palácio do Fogo (Oito Símbolos Interiores)	Li gong		Mão	86
Palácio Interior do Trabalho	Nei lao gong		Mão	92
Pantanozinho	Shao ze	ID 1	Mão	95
Pântano Yang	Yang xi	IG 5	Mão	109
Parte Externa do Mamilo	Ru pang		Ant. tronco	123
Parte Superior do Braço	Bi nao	IG 14	Braço	114
Peixe Procura a Lua Embaixo d'Água	Shui di lao yue		Mão	86
Pequena Linha Transversal da Palma da Mão	Zheng xiao heng wen		Mão	99
Pequenas Linhas Transversais	Sui heng wen		Mão	101

Tradução para o Português	Pin Yin	Número na Acupuntura	Região	Pág.
Pequeno Centro Celestial	Xiao tian xin		Mão	100
Pino Celestial	Tian shu	E 25	Ant. tronco	120
Pino Central	Zhong shu	VG 7	Post. tronco	125
Poço do Ombro	Jian jing	VB 21	Post. tronco	129
Poço do Vento	Feng qi	VB 20	Cabeça	154
Poço Yang do Braço	Bo yang qi		Braço	111
Ponta do Nariz	Zhun tou	VG 25	Cabeça	152
Ponto do Baço nas Costas	Pi shu	B 20	Post. tronco	130
Ponto de Concentração dos Bambus	Zan zhu	B 2	Cabeça	142
Ponto do Coração nas Costas	Xin shu	B 15	Post. tronco	126
Ponto Dolorido	Ah shi (Tian Ying)		Todas as regiões	155
Ponto de Encontro da Moleira	Xin hui	VG 22	Cabeça	147
Ponto do Estômago nas Costas	Wei shu	B 21	Post. tronco	130
Ponto Lombar das Costas	Yao shu	VG 2	Post. tronco	127
Ponto dos Pulmões nas Costas	Fei shu	B 13	Post. tronco	128
Ponto do Rim nas Costas	Shen shu	B 23	Post. tronco	127
Porta do Céu	Tian men		Cabeça	145
Porta do Céu na Mão	Shou tian men		Mão	89
Porta do Espírito	Shen que	VC 8	Ant. tronco	123
Porta de Madeira	Ban men		Mão	109
Porta da Moleira	Xin men		Cabeça	147
Porta do Mutismo	Ya men	VG 15	Cabeça	151
Porta do Peneirador	Ji men	BP 11	Perna	140
Porta do Vento	Feng men	B 12	Post. tronco	131
Porta do Vento na Orelha	Er feng men		Cabeça	146
Porta da Vida	Ming men	VG 4	Post. tronco	127
Portas de Duas Folhas	Er shan men		Mão	106
Prumo Simétrico	Duan zheng		Mão	103
Quatro Brancos	Si bai	E 2	Cabeça	147
Quatro Linhas Transversais	Sui wen	Ponto Extra 25	Mão	88
Recipiente das Lágrimas	Cheng qi	E 1	Cabeça	152
Respiração Tranqüila	Ding chuan	Ponto Extra 14	Post. tronco	125
Reunião de Centenas	Bai hui	VG 20	Cabeça	150
Reunião dos Três Yins	San yin jiao	BP 6	Perna	139
Rosto da Mãe	Mu sai		Mão	97
Salão da Autoridade	Yin tang	Ponto Extra 2	Cabeça	148
Saliência da Abundância	Feng long	E 40	Perna	133
Saltar em Círculo	Huan tiao	VB 30	Perna	135
Seis Vísceras Ocas	Liu fu		Braço	113

Tradução para o Português	Pin Yin	Número na Acupuntura	Região	Pág.
Seqüência Interrompida	Lie que	P 7	Mão	83
Sino Suspenso	Xuan zhong	VB 39	Perna	139
Som Grave do Metal	Shao shang	P 11	Mão	95
Som do Metal	Shang yang	IG 1	Mão	97
Tendão Azul	Qing jin		Mão	83
Tendão Branco	Bai jin		Mão	108
Tendão Principal	Zhong jin		Mão	85
Tesouro Central	Zhong fu	P 1	Ant. tronco	121
Topo do Rim	Shen ding		Mão	93
Tranqüilidade e Vigor	Jing ning		Mão	107
Transporte de Água para Terra	Yun shui ru tu		Mão	105
Transporte de Terra para Água	Yun tu tu shui		Mão	105
Três Cancelas	San guan		Braço	114
Três Cancelas Digitais	Zhi san guan		Braço	104
Três Milhas a Pé	Zu san li	E 36	Perna	136
Vale da União	He gu	IG 4	Mão	107
Um Vento Aconchegante	Yi wo feng		Mão	98
Vespa Entra na Caverna	Huang feng ru dong		Cabeça	153
Visita Subserviente	Pu can	B 61	Perna	138
Yin Yang do Abdômen	Fu yin yang		Ant. tronco	118

OS PONTOS SEGUNDO A NUMERAÇÃO USADA NA ACUPUNTURA

Acupunt.	Nome em Português	Pin Yin	Região	Pág.
B 1	Olhos Brilhantes	Jing ming	Cabeça	44
B 2	Ponto de Concentração dos Bambus	Zan zhu	Cabeça	142
B 12	Porta do Vento	Feng men	Post. tronco	131
B 13	Ponto dos Pulmões nas Costas	Fei shu	Post. tronco	128
B 15	Ponto do Coração nas Costas	Xin shu	Post. tronco	126
B 20	Ponto do Baço nas Costas	Pi shu	Post. tronco	130
B 21	Ponto do Estômago nas Costas	Wei shu	Post. tronco	130
B 23	Ponto do Rim nas Costas	Shen shu	Post. tronco	127
B 31-34	Oito Orifícios Sacrais	Ba liao	Post. tronco	126
B 40	Curva do Meio	Wei zhong	Perna	133
B 57	Esteio da Montanha	Cheng shan	Perna	137
B 60	Montanhas Kun Lun	Kun lun	Perna	136
B 61	Visita Subserviente	Pu can	Perna	138
BP	Meridiano do Baço	Pi jing	Mão	102
BP 6	Reunião dos Três Yins	San yin jiao	Perna	139

Acupunt.	Nome em português	Pin Yin	Região	Pág.
BP 10	Mar de Sangue	Xue hai	Perna	138
BP 11	Porta do Peneirador	Ji men	Perna	140
C	Meridiano do Coração	Xin jing	Mão	89
C 1	Marzinho	Shao bai	Braço	111
E	Meridiano do Estômago	Wei jing	Mão	103
E 1	Recipiente das Lágrimas	Cheng qi	Cabeça	152
E 2	Quatro Brancos	Si bai	Cabeça	147
E 4	Celeiro da Terra	Di cang	Cabeça	146
E 6	Maxilar	Jia che	Cabeça	149
E 18	Base do Seio	Ru gen	Ant. tronco	119
E 25	Pino Celestial	Tian shu	Ant. tronco	120
E 36	Três Milhas a Pé	Zu san li	Perna	136
E 40	Saliência da Abundância	Feng long	Perna	133
E 41	Linha Divisória do Desfiladeiro	Jie xi	Perna	137
F	Meridiano do Fígado	Gan jing	Mão	96
ID	Meridiano do Intestino Delgado	Xiao chang jing	Mão	101
ID 1	Pantanozinho	Shao ze	Mão	95
ID 3	Fundo do Desfiladeiro	Hou xi	Mão	83
ID 6	Alimentação dos Velhos	Yang lao	Mão	97
ID 19	Palácio da Audição	Ting gong	Cabeça	142
IG	Meridiano do Intestino Grosso	Da chang jing	Mão	94
IG 1	Som do Metal	Shang yang	Mão	97
IG 4	Vale da União	He gu	Mão	107
IG 5	Pântano Yang	Yang xi	Mão	109
IG 11	Lago da Curva	Qu qi	Braço	112
IG 14	Parte Superior do Braço	Bi nao	Braço	114
IG 20	Fragrância Bem-Vinda	Ying xiang	Cabeça	153
P	Meridiano do Pulmão	Fei jing	Mão	96
P 1	Tesouro Central	Zhong fu	Ant. tronco	121
P 7	Seqüência Interrompida	Lie que	Mão	83
P 10	Lado do Peixe	Yu ji	Mão	86
P 11	Som Grave do Metal	Shao shang	Mão	95
PC 6 (SC 6)	Cancela Interna	Nei guan	Braço	111
PC 8 (SC 8)	Palácio Interior do Trabalho	Nei lao gong	Mão	92
PC 9 (SC 9)	Eixo Central	Zhong chong	Mão	84
R	Meridiano do Rim	Shen jing	Mão	93
R 1	Fonte Borbulhante	Yong quan	Perna	134
TA 1	Eixo da Galeria	Guan chong	Mão	100
TA 3	Ilhota Central	Zhong zhu	Mão	84
TA 5	Cancela Externa	Wai guan	Braço	112
VB	Meridiano da Vesícula Biliar	Dan jing	Mão	88
VB 1	Cavidade do Osso do Olho	Tong zi liao	Cabeça	151

Acupunt.	Nome em português	Pin Yin	Região	Pág.
VB 2	Convergência da Audição	Ting hui	Cabeça	142
VB 19	Cavidade do Cérebro	Nao kong	Cabeça	144
VB 20	Poço do Vento	Feng qi	Cabeça	154
VB 21	Poço do Ombro	Nao kong	Post. tronco	129
VB 30	Saltar em Círculo	Huan tiao	Perna	135
VB 34	Fonte do Aterro Yang	Yang ling quan	Perna	140
VB 39	Sino Suspenso	Xuan zhong	Perna	139
VC 2	Osso Curvo	Qu gu	Ant. tronco	122
VC 8	Porta do Espírito	Shen que	Ant. tronco	123
VC 12	Centro do Abdômen	Zhong wan	Ant. tronco	117
VC 17	Centro do Peito	Dan zhong	Ant. tronco	121
VC 22	Lareira Celestial	Tian tu	Ant. tronco	120
VC 24	Molheira	Cheng jiang	Cabeça	152
VG 1	Cauda da Tartaruga	Gui wei	Post. tronco	130
VG 2	Ponto Lombar nas Costas	Yao shu	Post. tronco	127
VG 4	Porta da Vida	Ming men	Post. tronco	127
VG 7	Pino Central	Zhong shu	Post. tronco	125
VG 14	Martelão	Da zhui	Post. tronco	126
VG 15	Porta do Mutismo	Ya men	Cabeça	151
VG 16	Mansão do Vento	Feng fu	Cabeça	154
VG 20	Reunião de Centenas	Bai hui	Cabeça	150
VG 21	Antes do Vértice	Qian ding	Cabeça	143
VG 22	Ponto de Encontro da Moleira	Xin hui	Cabeça	147
VG 25	Ponta do Nariz	Zhun tou	Cabeça	152
VG 26	Centro Humano	Ren thong	Cabeça	149
Ponto Extra 1	Grande Yang	Tai yang	Cabeça	148
Ponto Extra 2	Salão da Autoridade	Yin tang	Cabeça	
Ponto Extra 5	Costas do Peixe	Yu yao	Cabeça	146
Ponto Extra 14	Respiração Tranqüila	Ding chuan	Post. tronco	125
Ponto Extra 24	Dez Reis	Shi wang	Mão	104
Ponto Extra 25	Quatro Linhas Transversais	Sui wen	Mão	88
Ponto Extra 35	Ninho de Centenas de Vermes	Bai chong wo	Perna	135

Pin Yin	Nome em português	Acupunt.	Região	Pág.
Ah shi	Ponto da Dor		Todas as regiões	155
Ba liao	Oito Orifícios Sacrais	B31-34	Post. do tronco	126
Bai chong wo	Ninho de Centenas de Vermes	Ponto Extra 35	Perna	135
Bai hui	Encontro de Centenas	VG20	Cabeça	150
Bai jin	Tendão Branco		Mão	108
Ban men	Porta de Madeira		Mão	109
Bi nao	Parte Superior do Braço	IG14	Braço	114
Bo yang qi	Poço Yang do Braço		Braço	111
Cheng jiang	Molheira	VC24	Cabeça	152
Cheng qi	Recipiente das Lágrimas	E1	Cabeça	152
Cheng shan	Esteio da Montanha	B57	Perna	132
Da chang jing	Meridiano do Intestino Grosso	IG	Mão	94
Da heng wen	Grande Linha Transversal		Mão	94
Da zhui	Martelão	VG14	Post. tronco	126
Dan jing	Meridiano da Vesícula Biliar	VB	Mão	88
Dan tian	Campo do Elixir		Ant. tronco	122
Dan zhong	Centro do Peito	VC17	Ant. tronco	121
Di cang	Celeiro da Terra	E4	Cabeça	146
Ding chuan	Respiração Tranqüila	Ponto Extra 14	Post. tronco	125
Du jiao	Canto do Abdômen		Ant. tronco	118
Duan zheng	Prumo Simétrico		Mão	103
Er feng men	Porta do Vento na Orelha		Cabeça	146
Er hou	Osso Protuberante Atrás da Orelha		Cabeça	151
Er ma	Dois Cavalos		Mão	106
Er shan men	Porta de Duas Folhas		Mão	106
Fei jing	Meridiano do Pulmão	P	Mão	96
Fei shu	Ponto do Pulmão nas Costas	B13	Post. tronco	128
Feng qi	Poço do Vento	VB20	Cabeça	154
Feng fu	Mansão do Vento	VB16	Cabeça	154
Feng long	Saliência da Abundância	E40	Perna	133
Feng men	Porta do Vento	B12	Post. tronco	131
Fu	Abdômen		Ant. tronco	117
Fu yin yang	Yin Yang do Abdômen		Ant. tronco	118
Gan jing	Meridiano do Fígado	F	Mão	96
Gan zai	Carga Leve		Mão	103
Guan chong	Eixo da Galeria	TA1	Mão	100
Gui wei	Rabo da Tartaruga	VG1	Post. tronco	130
Gui yan	Olho do Fantasma		Perna	135

Pin Yin	Nome em português	Acupunt.	Região	Pág.
He gu	Vale da União	IG4	Mão	107
Hong qi	Grande Lago		Braço	115
Hou xi	Desfiladeiro de Trás	ID3	Mão	83
Hu kou	Boca do Tigre		Mão	105
Huan tiao	Saltos em Círculo	VB30	Perna	135
Huang feng ru dong	Vespa Entra na Caverna		Cabeça	153
Ji men	Porta do Peneirador	BP11	Perna	140
Ji zhu	Coluna Vertebral		Post. tronco	129
Jia che	Maxilar	E6	Cabeça	149
Jian jie gu	Omoplata		Post. tronco	128
Jian jing	Poço do Ombro	VB21	Post. tronco	129
Jian yu	Osso do Ombro	IG15	Braço	113
Jie xi	Linha Divisória do Desfiladeiro	E41	Perna	132
Jing ming	Olhos Brilhantes	B1	Cabeça	144
Jing ning	Tranqüilidade e Vigor		Mão	107
Kan gong	Água (Oito Símbolos Interiores)		Mão	108
Kan gong	Palácio da Água		Cabeça	153
Kun lun	Montanhas Kun Lun	B60	Perna	136
Lao long	Dragão Velho		Mão	98
Li gong	Palácio do Fogo		Mão	86
Lie que	Seqüência Interrompida	P7	Mão	83
Liu fu	Seis Vísceras Ocas		Braço	113
Luo si	Concha do Caramujo		Mão	102
Ming men	Porta da Vida	VG4	Post. tronco	127
Mu sai	Rosto da Mãe		Mão	97
Nao kong	Cavidade do Cérebro	VB19	Cabeça	144
Nei ba gua	Oito Símbolos Interiores		Mão	90
Nei guan	Cancela Interna	P6	Braço	111
Nei lao gong	Palácio Interior do Trabalho	P8	Mão	92
Nian shou	Longevidade de Anos		Cabeça	154
Pi jing	Meridiano do Baço-Pâncreas	BP	Mão	102
Pi shu	Ponto do Baço nas Costas	B20	Post. tronco	130
Pu can	Visita Subserviente	B61	Perna	138
Qi jie gu	Osso dos Sete Segmentos		Post. tronco	125
Qian cheng shan	Esteio da Frente da Montanha		Perna	134
Qian ding	Antes do Vértice	VG21	Cabeça	143
Qiao gong	Arco da Ponte		Cabeça	144
Qing jing	Tendão Azul		Mão	83
Qu qi	Lago da Curva	IG11	Braço	112

OS PONTOS SEGUNDO OS NOMES PIN YIN

Pin Yin	Nome em português	Acupunt.	Região	Pág.
Qu gu	Osso Curvo	VC 2	Ant. tronco	122
Ren zhong	Centro Humano	VG 26	Cabeça	149
Ru gen	Base do Seio	E 18	Ant. tronco	119
Ru pang	Parte Externa do Mamilo		Ant. tronco	123
San guan	Três Cancelas		Braço	114
San yin jiao	Reunião dos Três Yins	BP 6	Perna	139
Shan gen	Base da Montanha		Cabeça	150
Shang yang	Som do Metal	IG 1	Mão	97
Shao bai	Marzinho	C 3	Braço	111
Shao shang	Som Grave do Metal	P 11	Mão	95
Shao ze	Pantanozinho	ID 1	Mão	95
Shen ding	Topo do Rim		Mão	93
Shen jing	Meridiano do Rim	Rim	Mão	93
Shen que	Porta do Espírito	VC 8	Ant. tronco	123
Shen wen	Linha do Rim		Mão	92
Shen shu	Ponto do Rim nas Costas	B 23	Post. tronco	127
Shi wang	Dez Reis	Ponto Extra 24	Mão	104
Shou tian men	Porta do Céu na Mão		Mão	89
Shui di lao yue	Peixe Procura a Lua Embaixo d'Água		Mão	86
Si bai	Quatro Brancos	E 2	Cabeça	147
Sui heng wen	Pequenas Linhas Transversais		Mão	101
Sui wen	Quatro Linhas Transversais	Ponto Extra 25	Mão	88
Tai yang	Grande Yang	Ponto Extra 1	Cabeça	148
Tian he shui	Água da Galáxia		Braço	115
Tian men	Porta do Céu		Cabeça	145
Tian men ru hu kou	Entrada Celestial da Boca do Tigre		Mão	84
Tian shu	Pino Celestial	E 25	Ant. tronco	120
Tian ting	Audição Celestial		Cabeça	145
Tian tu	Lareira Celestial	VC 22	Ant. tronco	120
Tian ying	Ponto Dolorido (Ah shi)		Todas as regiões	155
Tian zhu gu	Osso do Pilar Celestial		Cabeça	143
Ting gong	Palácio da Audição	ID 19	Cabeça	142
Ting hui	Convergência da Audição	VB 2	Cabeça	142
Tong zi liao	Cavidade do Osso do Olho	VB 1	Cabeça	151
Wai ba gua	Oito Símbolos Exteriores		Mão	99
Wai guan	Cancela Externa	TA 5	Braço	112
Wai lao gong	Palácio Exterior do Trabalho		Mão	85
Wei jing	Meridiano do Estômago	E	Mão	103
Wei ling	Agilidade Incrível		Mão	90

Pin Yin	Nome em português	Acupunt.	Região	Pág.
Wei shu	Ponto do Estômago nas Costas	B21	Post. tronco	130
Wei zhong	Meio da Curva	B40	Perna	133
Wu jing	Cinco Meridianos		Mão	87
Wu zhi jie	Cinco Articulações Digitais		Mão	87
Xiao chang jing	Meridiano do Intestino Delgado	ID	Mão	101
Xiao tian xin	Pequeno Centro Celestial		Mão	100
Xie lei	Abaixo das Costelas		Ant. tronco	119
Xin hui	Ponto de Encontro da Moleira	VG22	Cabeça	147
Xin jian	Entre Momentos		Cabeça	143
Xin jing	Meridiano do Coração	C	Mão	89
Xin men	Porta da Moleira		Cabeça	147
Xin shu	Ponto do Coração nas Costas	B15	Post. tronco	126
Xuan zhong	Sino Suspenso	VB39	Perna	139
Xue hai	Mar de Sangue	BP10	Perna	138
Ya men	Porta do Mutismo	VG15	Cabeça	151
Yang lao	Alimentação dos Velhos	ID6	Mão	97
Yang ling quan	Fonte do Aterro Yang	VB34	Perna	140
Yang xi	Pântano Yang	IG5	Mão	109
Yao shu	Ponto Lombar nas Costas	VG2	Post. tronco	127
Yi wo feng	Um Vento Aconchegante		Mão	98
Yin qi	Lago Yin		Mão	109
Yin tang	Salão da Autoridade	Ponto Extra2	Cabeça	148
Ying xiang	Fragrância Bem-Vinda	IG20	Cabeça	153
Yong quan	Fonte Borbulhante	R1	Perna	134
Yu ji	Lado do Peixe	P10	Mão	86
Yu yao	Costas do Peixe	Ponto Extra5	Cabeça	146
Yun shui ru tu	Transporte de Água para Terra		Mão	105
Yun tu ru shui	Transporte de Terra para Água		Mão	105
Zan zhu	Ponto de Concentração dos Bambus	B2	Cabeça	142
Zhen xiao heng wen	Pequena Linha Transversal da Palma da Mão		Mão	99
Zhi san guan	Três Cancelas Digitais		Mão	104
Zhong chong	Eixo Central	PC9 (SC9)	Mão	84
Zhong fu	Tesouro Central	P1	Ant. tronco	121
Zhong jin	Tendão Principal		Mão	85
Zhong shu	Pino Central	VG7	Post. tronco	125
Zhong wan	Centro do Abdômen	VC12	Ant. tronco	117
Zhong zhu	Ilhota Central	TA3	Mão	84
Zhun tou	Ponta do Nariz	VG25	Cabeça	152
Zu san li	Três Milhas a Pé	E36	Perna	136

APÊNDICE E

Glossário da Terminologia Médica Chinesa

A TERMINOLOGIA TÉCNICA da medicina tradicional chinesa varia de livro para livro, dependendo do autor e do estilo de tradução. Apresento as definições de palavras e conceitos da MTC tal como os usei neste livro.

Calor – um dos oito princípios – é yang em relação ao frio (yin). É um tipo de manifestação da energia no corpo. Entre os indicadores de calor, temos: sensações de quentura no corpo, temperatura elevada, desejo de se refrescar, dor abrasadora.

Cinco fases é o nome da teoria que descreve todos os fenômenos como produtos de cinco fases básicas do desenvolvimento energético: madeira, fogo, terra, metal e água. Na medicina oriental, a teoria das cinco fases é usada para descrever processos energéticos no interior do corpo. Sinônimo: cinco elementos.

Deficiência – um dos oito princípios – é yin em relação ao excesso (yang). O termo descreve uma situação energética de fraqueza ou carência, de menos do que o necessário (por exemplo, uma deficiência no meridiano do pulmão). Sinônimos: vacuidade, vazio, insuficiência.

Desarmonia é o termo usado para descrever a natureza energética de um desequilíbrio, doença ou enfermidade. Designa a relação entre aspectos energéticos do corpo (por exemplo, excesso de yang qi do fígado).

Essência é uma substância primordial muito refinada que serve de base a todas as outras funções energéticas do corpo. O termo descreve uma combinação das bases da vida, a congênita e a pós-natal.

Estagnação é uma lentidão de movimento. Pode atrapalhar o movimento do qi, do sangue, dos líquidos ou dos materiais através do corpo. Sinônimo: estase.

Excesso – um dos oito princípios – é yang em relação à deficiência (yin). Esse termo descreve uma situação energética de sobra ou exagero (por exemplo, excesso de calor no meridiano do pulmão). Sinônimos: repleção, plenitude.

Exterior – um dos oito princípios – é yang em relação ao interior (yin). O termo refere-se às partes externas e superficiais do corpo: pele, pêlos, músculos, meridianos superficiais.

Fitoterapia é o uso de substâncias vegetais, animais e minerais para influenciar a natureza energética do corpo. A aplicação da fitoterapia pode ser tanto interna quanto externa.

Frio – um dos oito princípios – é uma qualidade energética que se manifesta no corpo. Entre os atributos comuns do frio, temos sensações de frio no corpo, desejo de calor, contração e obstrução.

Interior – um dos oito princípios – é yin em relação ao exterior (yang). O termo descreve os aspectos internos do corpo: órgãos, ossos, canais internos.

Invasão de fatores patogênicos externos (IPE) – descreve o processo em que um ou mais fatores patogênicos (vento, frio, secura, umidade, fogo, calor do verão) penetram nas defesas externas do corpo. A combinação dos fatores patogênicos influencia o sistema energético da pessoa. Sinônimos: influências perniciosas, males externos.

Líquido inclui todas as substâncias fluidas do corpo: suor, saliva, urina, etc. As principais funções dos líquidos são hidratar, lubrificar e nutrir.

Medicina Tradicional Chinesa (MTC) é a reorganização da medicina chinesa pelo governo da República Popular da China depois da Revolução Comunista de 1949. O desenvolvimento da MTC reuniu muitos segmentos distintos da medicina chinesa num sistema unificado. A MTC é o sistema médico do Oriente predominante nos Estados Unidos.

Meridianos são os canais que transportam qi, sangue e líquidos pelo corpo. Os meridianos atuam no sentido de conectar todos os aspectos do corpo e manter a comunicação, formando um todo integrado. Sinônimos: vasos, canais.

Pin yin é um entre vários métodos de tradução dos ideogramas chineses no sistema alfabético usado pelas línguas ocidentais. Atualmente, o pin yin é o método-padrão de transliteração usado pela República Popular da China.

Qi é uma palavra difícil de traduzir (e, por isso mesmo, nem costuma ser traduzida). Qi é uma energia ou vibração muito sutil que não se manifesta de forma material e, por isso, não pode ser vista fisicamente ou medida. No entanto, os efeitos e resultados do qi podem ser facilmente compreendidos em nível físico. Por exemplo: aplicar pressão com o dedo num ponto de acupuntura em geral faz com que tanto o terapeuta quanto o paciente tenham sensações de qi (formigamento, calor, movimento, etc.). Sinônimos: chi, ch'i, energia, éter, prana, sopro, força vital.

Qi congênito – um tipo de qi do corpo – é a combinação do qi herdado de ambos os pais na concepção. É a base da qual derivam o desenvolvimento e a constituição. Sinônimos: essência anterior ao céu, qi pré-natal, essência congênita.

Qi defensivo – um tipo de qi do corpo – é o responsável pela defesa externa do corpo. Impede que os fatores patogênicos externos o invadam. Sinônimo: qi protetor (pin yin: wei qi).

Qi gong é um tipo de treinamento que fortalece os aspectos energéticos internos. O qi gong é interno em relação à ginástica externa do tai chi, das artes marciais, do levantamento de peso, da aeróbica, etc. Sinônimos: chi kung, treinamento interior, treinamento da energia.

Qi original é o tipo de essência sob forma de qi, em vez de sob forma líquida. É a base tanto do yin qi quanto do yang qi do corpo.

Sangue é yin em relação a qi (yang). Uma forma muito densa e material de qi fornece nutrientes, hidrata os tecidos e proporciona uma base material ao corpo.

Sedação é um método usado para corrigir um excesso energético com uma técnica de tratamento que diminui o que é excessivo (por exemplo, para limpar o meridiano do pulmão de um acúmulo de calor usando a técnica de empurrar). É o oposto de tonificar. Sinônimos: reduzir, expelir.

Shen é a manifestação externa da essência interna. O termo descreve a vitalidade geral em nível físico, mental e espiritual da natureza energética de uma pessoa. Sinônimos: espírito, mente, consciência.

Tai chi é o termo que designa os movimentos ou exercícios físicos que melhoram o fluxo de qi pelo corpo todo.

Terapia alimentar – uma das oito modalidades terapêuticas da MTC – compreende o uso dos alimentos comuns para obter um certo resultado energético. A terapia alimentar pode desempenhar um papel muito importante no plano geral de tratamento, porque a alimentação é uma parte fundamental da vida cotidiana.

Tonificar é um método de corrigir a deficiência energética com um tratamento ou técnica que reabastece aquilo que está faltando (tonificar o yin deficiente do pulmão, por exemplo). Sinônimos: suplementar, reforçar, nutrir, fortalecer.

Tuiná – um dos três principais ramos da MTC – é o uso de manipulações para influenciar as situações energéticas do corpo. Sinônimos: massoterapia, massagem terapêutica chinesa.

Umidade – um dos seis fatores patogênicos – é um fator patogênico yin e refere-se à umidade do tempo, do ambiente onde a pessoa vive ou trabalha. A umidade caracteriza-se por ser pesada e pegajosa e por retardar o movimento.

Vento – um dos seis fatores patogênicos externos – refere-se às qualidades energéticas de vivacidade, movimento, início rápido e mutabilidade.

Yang descreve fenômenos que são relativamente mais enérgicos. Yang corresponde à criação, atividade, ascensão, expansão, imaterialidade, calor, fogo, verão, etc.

Yin descreve fenômenos que são relativamente mais materiais. Yin corresponde à matéria, estrutura, forma, substância, contração, descida, frio, água, inverno, etc.

Ying qi é crucial para a formação do sangue. A principal função do ying qi é fluir por todos os meridianos e vasos sangüíneos, nutrindo o corpo inteiro. Sinônimos: qi nutritivo, qi de construção.

Yin/Yang – uma teoria usada em toda a filosofia e medicina orientais – descreve todos os fenômenos do universo como pares de opostos complementares. Embora opostos, juntos o yin e o yang formam um todo complementar e são interdependentes. Nada é totalmente yin ou totalmente yang.

Wade-Giles é um sistema de tradução dos ideogramas chineses para as letras do alfabeto usadas pelas línguas ocidentais. Atualmente o Wade-Giles não é usado na República Popular da China, mas ainda é empregado por comunidades chinesas fora do continente (entre as quais Hong Kong e Taiwan). Por exemplo: *qi* é uma transliteração pin yin, enquanto *chi* é uma transliteração Wade-Giles.

APÊNDICE F

AS ERVAS CHINESAS NA PEDIATRIA

AS ERVAS CHINESAS PODEM SER UM ACESSÓRIO UTILÍSSIMO da terapia de massagem pediátrica. A combinação dessas duas abordagens pode tornar a recuperação mais rápida e mais completa. Em casos difíceis, a adição da fitoterapia pode constituir um método diário de tratamento em casa. Este apêndice vai dar informações sobre o uso de ervas chinesas na pediatria em três grandes áreas: como substância a ser usada na massagem, como aplicação externa e como fórmulas internas.

O uso apropriado das ervas chinesas requer conhecimento e treino específicos. O objetivo deste apêndice é apresentar um esboço geral dos usos das ervas para aqueles que já têm familiaridade com as teorias e princípios norteadores da fitoterapia chinesa.

Em geral, uso aqui os nomes comuns das ervas e fórmulas. Os nomes das fórmulas comuns têm referências cruzadas com os nomes pin yin no final deste apêndice. Ver o Apêndice H e a Bibliografia para obter recomendações de livros sobre ervas.

Substâncias que podem ser usadas na massagem

As substâncias usadas têm uma dupla função na massagem pediátrica. Primeiro, proteger a pele delicada da criança da natureza repetitiva das técnicas. Isso é muito importante e deve ser incorporado a toda sessão. Segundo, você pode escolher uma substância considerando suas propriedades energéticas. As substâncias podem ser classificadas de acordo com sua natureza energética predominante e combinadas com uma técnica para obter um certo efeito terapêutico. Por exemplo: a capacidade de uma substância aquecer é indicada para problemas de frio, ao passo que substâncias refrescantes podem ser usadas para problemas de excesso de calor.

O óleo de gergelim é a substância-padrão para a maioria dos problemas, porque aquece ligeiramente. A água fresca ou fria é a substância mais acessível para problemas de calor ou excesso. Outras substâncias que podem ser usadas na massa são apresentadas junto com cada um dos tratamentos. Estas são opcionais, não sendo indispensáveis para todo problema, mas podem ser úteis em determinados casos. Por exemplo: usar uma pequena quantidade de óleo de hortelã-pimenta pode ser muito eficaz como forma de diminuir a febre alta, a dor de cabeça e a dor de garganta que em geral acompanham as IPEs no verão.

Sucos

Essas substâncias são produzidas pelo processamento de matéria-prima fresca, não-cozida, em forma líquida. Alguns sucos podem ser diluídos com água.

Agastache (nome comum)
Nome chinês: Huo Xiang

> Preparação: pisar folhas e talos, depois espremer.
> Propriedades: picante, aquece ligeiramente.
> Efeitos: elimina o calor do verão, resolve a umidade, retifica o qi vital, harmoniza o aquecedor médio.
> Indicações: dor de cabeça, tonteira, náusea, vômito, opressão no peito, coceira proveniente de picada de insetos.

Alho

> Preparação: tirar a pele, martelar e esmagar.
> Propriedades: picante, aquece.
> Efeitos: desintoxica, esquenta o aquecedor médio, revigora o estômago.
> Indicações: resfriado comum, tosse, inchaços, brotoejas.

Bile de suínos

Preparação: amarga, fria.
Propriedades: elimina o calor, relaxa as vísceras, acaba com o inchaço, elimina estagnação.
Efeitos: tonteira, hipertensão.
Indicações: é preferível fresca, mas a seca reconstituída também pode ser usada.

Cebolinha verde

Preparação: lavar e esmagar.
Propriedades: picante, quente.
Efeitos: induz a transpiração, promove o yang, promove a diurese, acalma a pele, drena os canais, ativa a circulação, dispersa o frio, alivia a superfície.
Indicações: dor no abdômen inferior, dor abdominal, disúria.
Comentários: diluir ligeiramente; usar no inverno e na primavera.

Clara de ovo

Preparação: separar a clara da gema.
Propriedades: doce, salgada e calmante.
Efeitos: fortalece estômago/baço, hidrata a pele e os pulmões, acaba com o inchaço, alivia a dor, acalma a pele, elimina o calor patogênico.
Indicações: dor de dente, parotidite, caxumba, escrofulose, dor de garganta, tosse, febre, infecções da pele, secura e pústulas.

Dente-de-leão

Preparação: lavar, limpar e esmagar.
Propriedades: doce, amargo e frio.
Efeitos: elimina o calor, desintoxica, acaba com o inchaço, elimina estagnação.
Indicações: escrofulose, pústulas, celulite, infecções da pele.

Folha de lótus

Preparação: pisar e esmagar.
Propriedades: amarga, adstringente e calmante.
Efeitos: faz subir e circular o yang puro, elimina o calor do verão, resolve estase, faz parar o sangramento.
Indicações: rubéola, pústulas, púrpura.

Trigo

Preparação: tirar a pele, eliminar as sementes e esmagar.
Propriedades: doce, fria.
Efeitos: umedece o pulmão, o intestino grosso e a pele; elimina o muco e a estagnação.
Indicações: tosse, dor e sensação de aperto no peito.

Gengibre

Preparação: esmagar até virar uma polpa, filtrar o suco e acrescentar água.
Propriedades: picante, aquece ligeiramente.
Efeitos: alivia o exterior, dispersa o frio, esquenta o aquecedor médio, faz o vômito parar, acalma a pele, aquece o yang.
Indicações: resfriado comum, rigidez no pescoço, dor de cabeça, dispnéia, tosse, dor abdominal, vômito, distensão abdominal.
Comentário: usar no inverno e na primavera.

Hortelã-pimenta

Preparação: pisar as folhas e talos, depois esmagar.
Propriedades: picante, refrescante.
Efeitos: dispersa o vento, elimina o calor, alivia o qi deprimido, expele agentes patogênicos do exterior, acalma a pele.
Indicações: calor e vento externos, dor de cabeça, nariz entupido, dor de garganta, dor de dente.
Comentário: usar no verão.

Leite humano

Preparação: obter de uma mulher saudável.
Propriedades: doce, salgado e calmante.
Efeitos: tonifica a deficiência, beneficia o qi vital, elimina o calor, umedece a secura, tonifica os cinco órgãos, facilita o trânsito intestinal, nutre o sangue.
Indicações: conjuntivite, tique provocado pelo vento, desequilíbrio provocado por deficiência gástrica, desnutrição, dor abdominal, diarréia, anúria, dor, coceira, rachadura ou secura da pele.

Pilriteiro (crataegus)

Preparação: pisar e esmagar.
Propriedades: ácido, aquece ligeiramente.
Efeitos: resolve estagnação de alimentos.
Indicações: estagnação de alimentos, diarréia, prisão de ventre.

Raíz de lótus

Preparação: esmagar.
Propriedades: doce, fria.
Efeitos: elimina o calor, promove os líquidos, refresca o sangue, resolve estase.
Indicações: doenças de pele, pústulas e infecções cutâneas.
Comentário: use raízes grossas e tenras, escorregadias e gordurosas.

Nozes

Preparação: lavar, quebrar em pedaços e esmagar.
Propriedades: doce, ligeiramente fria.
Efeitos: elimina o calor, melhora a visão, elimina estase, resolve muco.
Indicações: febre por deficiência de baço, massa abdominal, icterícia.
Comentários: escorregadia e gordurosa.

Preparados à base de água

Fazer a decocção das ervas em água quente ou bem quente; ervas quentes e picantes como ephedra (*Ma huang*) ou crisântemo (*Ju hua*) requerem 20 minutos; ervas que eliminam o calor e desintoxicam [como scutellariae baicalensis (*Huan qin*) e coptis chinensis (*Huang lian*)] precisam de 30 minutos ou mais. Mexa de vez em quando durante o processo.

Água fria

Propriedades: refrescante.
Efeitos: elimina o calor.
Indicações: febre.

Almíscar

Preparação: moer até virar pó, depois macerar.
Propriedades: picante, quente.
Efeitos: abre orifícios, ativa o sangue, dissipa a estagnação.
Indicações: coma, epilepsia, inconsciência, massa abdominal, equimose.

Chá

Preparação: macerar.
Propriedades: amargo, doce e ligeiramente frio.
Efeitos: refresca a cabeça, melhora a vista, elimina o calor, estanca a sede, promove a digestão, facilita a diurese, combate a febre.
Indicações: febre.

Coentro

Preparação: macerar.
Propriedades: picante, aquece ligeiramente.
Efeitos: induz a transpiração, promove erupções, fortalece o estômago, facilita a digestão.
Indicações: sarampo, pústulas.
Comentário: use especialmente se houver febre sem transpiração.

Flor de crisântemo

Preparação: macerar.
Propriedades: doces, amargas e calmantes.
Efeitos: expele o vento, elimina o calor, melhora a visão.
Indicações: dor de cabeça, febre, conjuntivite, inchaço e dor no olho, tonteira, hipertensão.

Lophatherum (nome comum)
Nome chinês: Dan zhu ye

Preparação: macerar.
Propriedades: doce, fria e calmante.
Efeitos: elimina o calor do pericárdio, elimina a irritabilidade, promove a diurese, alivia a sede.
Indicações: agitação, febre.

Ephedra (nome comum)
Nome chinês: Ma huang

> Preparação: macerar.
> Propriedades: picante, ligeiramente amarga e quente.
> Efeitos: induz a transpiração, alivia o exterior, acalma a asma, promove a diurese.
> Indicações: dor de cabeça, resfriado comum, asma, tosse, rubéola.

Canela da China

> Preparação: macerar.
> Propriedades: picantes, doces e quentes.
> Efeitos: relaxa os músculos, induz a transpiração, aquece os meridianos, tonifica o yang.
> Indicações: resfriado comum com febre, dor de cabeça, opressão no peito, dispnéia, dor nas costas, diurese.

Schizonepeta e Ledebouriella
Nome chinês: Jing feng bai du san

> Preparação: usar na proporção 1:1 e macerar.
> Propriedades: picante, quente.
> Efeitos: alivia o exterior, expele o vento, resolve umidade, alivia a dor.
> Indicações: dor de cabeça, resfriado comum, inchaço e dor de garganta, dor nas juntas.

Preparados de óleo

Você pode preparar essas substâncias embebendo o material no óleo, usando ervas em pó nos óleos ou pomadas e outros produtos à base de óleo (como a parafina).

Carthami (nome comum)
Nome chinês: Hong hua

> Preparação: embeber uma pequena quantidade de *carthami* em gordura de galinha e ferver; usar a mistura fria.
> Propriedades: quente, picante.
> Efeitos: hidratante.
> Indicações: pele seca.

Glicerina

>Propriedades: doce, neutra.
>Efeitos: tonifica a deficiência, umedece a secura.
>Indicações: deficiência de estômago/baço, pele seca.

Óleo de azevinho chinês
Nome chinês: Shi da gong lao ye

>Propriedades: amargo, adstringente, neutro.
>Efeitos: expele o vento, tonifica a deficiência, hidrata e nutre a pele.
>Indicações: rubéola, dor, coceira e inchaço da pele.

Óleo de gergelim

>Preparação: temperatura ambiente.
>Propriedades: doce, calmante e ligeiramente quente.
>Efeitos: tonifica a deficiência, fortalece o baço, umedece a secura.
>Indicações: desnutrição, deficiência de estômago/baço, pele seca e áspera.
>Comentário: a substância de uso geral mais empregada na massagem.

Fórmulas externas
氣

O uso de aplicações externas das ervas chinesas na pediatria tem uma história longa; esses preparados são muito usados pelas mães chinesas no tratamento doméstico de problemas simples. Infelizmente, há pouco material escrito sobre esse assunto. Mesmo assim, apresentamos a seguir várias aplicações e seus efeitos.

Alho

>Preparação: esmagar.
>Propriedades: picante, quente.
>Efeitos: remove toxinas.
>Indicações: diarréia crônica.
>Comentário: enrolar em gaze e amarrar em torno do umbigo ou na planta do pé.

Beldroega

Preparação: pisar.
Propriedades: ácida, fria.
Efeitos: alivia o inchaço, elimina o calor.
Indicações: caxumba.
Comentário: usar ervas frescas; aplique à área das parótidas.

Bile Arisaema (nome comum)
Nome chinês: Dan nan xing

Preparação: em pó.
Propriedades: ácida, salgada e fria.
Efeitos: faz os líquidos se contraírem.
Indicações: suor noturno.
Comentário: misture com vinagre até virar uma pasta; coloque no umbigo antes de dormir.

Borneol e Bórax

Preparação: pegar o pó e misturar com uma sopa moderadamente salgada ou decocção de crisântemo.
Propriedades:
  Borneol: picante, amargo e fresco.
  Bórax: doce, salgado e fresco.
Efeitos: abre orifícios, alivia o calor, a dor e o inchaço, seca a umidade, desintoxica.
Indicações: sapinho, úlceras bucais.

Cebolinha verde, Gengibre e Farelo de trigo

Preparação: aquecer.
Propriedades: picante, quente.
Efeitos: dispersa o frio, esquenta o aquecedor médio.
Indicações: acúmulo de alimentos, frio interno.
Comentário: enrolar em gaze enquanto quente e aplicar ao umbigo; atenção para não irritar a pele.

Cebolinha verde fresca

Preparação: misturar com sal.

Propriedades: picante, quente.
Efeitos: dispersa o frio.
Indicações: disúria.
Comentário: aplicar no umbigo e no abdômen inferior.

Coentro

Preparação: no vapor.
Propriedades: picante, ligeiramente quente.
Efeitos: promove a erupção do sarampo.
Indicações: sarampo.

Corydalis (nome comum)
Nome chinês: Yan hu suo
Semente de mostarda
Euphorbiae (nome comum)
Nome chinês: Kansui
Asari (nome comum)
Nome chinês: Xi xin

Preparação: em pó, misturar com suco de gengibre, faça um bolinho e ponha um cravo no centro.
Propriedades:
  Corydalis: picante, amargo e quente.
  Semente de mostarda: picante, quente.
  Euphorbiae: amargo, doce, frio e venenoso.
  Asari: picante, quente.
Efeitos: expele o catarro, resolve inchaço, elimina o calor, movimenta o qi e o sangue, alivia a dor, abre o peito.
Indicações: asma (principalmente nos dias de verão).
Comentário: coloque no Ponto do Pulmão nas Costas, Gao huang shu (B43) e no Bai lao (ponto extra 16).

Cravo e Canela da China

Preparação: em pó.
Propriedades: picante, quente.
Efeitos: esquenta o aquecedor médio e os rins.
Indicações: diarréia crônica.
Comentário: aplicar no umbigo.

Esponja vegetal

Preparação: pisar.
Propriedades: doce, neutra.
Efeitos: expele o vento.
Indicações: caxumba.
Comentário: usar ervas frescas e aplicar na área das parótidas.

Hibisco

Preparação: pisar.
Propriedades: picante, neutro.
Efeitos: refresca o sangue, remove toxinas, dispersa o inchaço, controla a dor.
Indicações: caxumba.
Comentário: use ervas frescas; aplique à área das parótidas.

Ruibarbo

Preparação: pisar.
Propriedades: amargo, frio.
Efeitos: elimina obstruções, drena o calor.
Indicações: retenção de alimentos, distensão abdominal.
Comentário: embrulhe as ervas num pacote e prenda ao redor do umbigo. Atenção para não irritar a pele.

Pó tópico para sapinho

Preparação: em pó (3 g de bórax; 3 g de *relagar*, 1,5 g de cânfora, 1,5 g de alcaçuz).
Propriedades:
  Bórax: doce, salgado e frio.
  Relagar: picante, amarga, quente, morna e venenosa.
  Cânfora: picante, quente e venenosa.
  Alcaçuz: doce, neutro.
Efeitos: desintoxica, elimina o calor, expele o vento e a umidade, seca a umidade.
Indicações: sapinho.
Comentário: aplicação tópica.

Ranúnculo (nome comum)
Nome chinês: Mao zhao cao

> Preparação: pisar com açúcar.
> Propriedades: doce, picante e quente.
> Efeitos: dispersa o calor e o inchaço.
> Indicações: pneumonia.
> Comentário: usar ervas frescas e concentrar-se na área do peito.

Fórmulas para uso interno

氣

Esta seção é destinada a terapeutas que já têm sólidos conhecimentos do uso das ervas chinesas. Muitas referências fitoterápicas só mencionam de passagem o uso pediátrico. A exceção a isso é um livro recente e maravilhoso de Bob Flaws, *A Handbook of TCM Pediatrics [Manual de Pediatria da MTC]*. Este livro é para terapeutas que têm uma farmácia completa de ingredientes em estado natural ou sem mistura, e que podem preparar uma fórmula personalizada (ver o Apêndice G, Indicações).

O apêndice que se segue pode ajudar como um índice rápido de fórmulas padronizadas às quais os terapeutas podem ter acesso sob a forma de comprimidos, pílulas ou grânulos soltos. Embora o ideal fosse preparar fórmulas personalizadas com ingredientes individuais, você ainda pode obter muitos benefícios com algumas fórmulas padronizadas.

As fórmulas que se seguem foram classificadas em categorias semelhantes às dos tratamentos deste livro. Só incluí os nomes usados comumente nas fórmulas. Uma lista do nome comum, pin yin e outros que cada fórmula pode ter está no final do apêndice F (p. 319). Fitoterapeutas experientes devem estar atentos para o fato de que algumas fórmulas com nomes semelhantes têm, na verdade, ingredientes diferentes, dependendo do fabricante. Usei basicamente os nomes comuns das fórmulas nesta seção, embora os nomes de alguns produtos famosos também apareçam aqui. São a Pílula Curativa, os Comprimidos Antiinflamatórios de Andrographis, os Comprimidos Antitóxicos de Forsythia, as Pílulas de Succinum Abraço do Dragão, Pílulas para Laringite, Xarope de Pêra do Outono e Pílulas Tônicas para o Pulmão.

É crucial lembrar que as crianças não são versões menores dos adultos. Isso é particularmente verdadeiro na administração das ervas. A dose usada para uma determinada criança vai depender de sua idade, grau de crescimento e desenvolvimento, e grau de desarmonia – bem como de sua própria experiência. Uma fórmula geral para converter as doses adultas em infantis é:

IDADE	PORCENTAGEM DA DOSE ADULTA
Recém-nascidos	1/8–1/6
6 meses–1 ano	1/6–1/4
1–3 anos	1/4–1/3
3–7 anos	1/3–1/2
7–10 anos	1/2–dose completa

As ervas de uso interno podem ser tomadas de muitas formas: chás, comprimidos, pílulas, cápsulas, pós, extratos, grânulos e outras. O acesso tanto aos ingredientes quanto às fórmulas já preparadas varia de acordo com a região e o distribuidor. As fórmulas apresentadas neste apêndice podem ser obtidas como remédios preparados (comprimidos, pílulas ou extratos), mas você pode ter de criá-las a partir de extratos ou ervas em estado natural.

Conseguir que a criança tome as ervas chinesas nem sempre é uma tarefa fácil. Diferentes formas podem ser mais fáceis para crianças de idades diferentes. Os bebês muito novinhos podem ingerir líquido com mais facilidade. Crianças pequenas podem preferir pós ou grânulos misturados na comida; as crianças mais velhas já conseguem engolir comprimidos ou cápsulas pequenos. Seria bom você conhecer várias maneiras de administrar fórmulas semelhantes.

Os terapeutas sem o necessário treinamento em ervas não devem usar essas fórmulas sem a orientação e supervisão de um profissional experiente da fitoterapia chinesa.

Asma

Calor:
Comprimidos Antiinflamatórios de *Andrographis (Chuan xin lian)*
Pílula Calmante da Asma
Pó de Proteção ao Bebê
Pó do Retorno da Primavera

Frio:
Combinação do Pequeno Dragão Azul
Deficiência do rim:
Pílula Restauradora da Função do Rim.

Deficiência do pulmão:
Combinação Cortina de Jade com a Combinação de Canela.

Atraso no fechamento da moleira

Deficiência de essência:
Pílula do Cadeado de Ouro para Consolidar Jing

Bem-estar geral

Combinação das Quatro Ervas Principais
Combinação das Seis Ervas Principais

Bronquite aguda

Vento/frio:
Semente de Damasco e Pó de Folha de Perila
Combinação do Pequeno Dragão Azul

Vento/calor:
Folha de *Morus* e Decocção de Crisântemo

Catarro no pulmão/calor:
Pílulas Eliminadoras do Calor do Pulmão

Bronquite crônica

Deficiência de pulmão/baço:
Combinação das Seis Ervas Principais com uma Combinação de Magnólia e Gengibre

Deficiência de pulmão/rim:
Combinação de Semente de Perila

Catapora

Moderada:
Combinação de Canela e Astrágalo
Combinação das Cinco Ervas com *Hoelen (Fu ling)*
Combinação de *Lonicera e Forsythia*
Pó de Proteção ao Bebê
Pó do Retorno da Primavera

GRAVE:
Combinação de *Coptis chinensis* e *Scutellariae baicalensis*

CAXUMBA

VENTO/CALOR:
Combinação de *Lonicera* e *Forsythia*
Combinação do Pequeno *Bupleurum*

CALOR TÓXICO:
Combinação de *Coptis chinensis* e *Scutellariae baicalensis*

CHORO NOTURNO

DEFICIÊNCIA/FRIO:
Combinação de Paeônia e Alcaçuz
Pílulas de Seis com *Rehmannia*

FOGO NO CORAÇÃO:
Combinação de Canela e Osso de Dragão

SUSTO/TERROR
Pó de Proteção ao Bebê

CÓLICA

DEFICIÊNCIA DO BAÇO
Combinação de Paeônia e Alcaçuz

FOGO NO CORAÇÃO
Combinação de Canela e Osso de Dragão
Pó de Cálculo Biliar de Macaco

SUSTO/TERROR
Pó de Proteção ao Bebê

COQUELUCHE

VENTO/FRIO:
Combinação do Pequeno Dragão Azul

VENTO/CALOR:
Decocção de Folha de *Morus* e Crisântemo
Combinação de *Morus* e *Platycodon*
Pó de Proteção ao Bebê
Pó do Retorno da Primavera

Catarro no pulmão/retenção de fogo:
Pó de Cálculo Biliar de Macaco

PULMÃO DEFICIENTE:
Pílulas Tônicas para o Pulmão

DEFICIÊNCIA DE ESTÔMAGO/BAÇO:
Combinação do Pequeno *Bupleurum* com *Pinellia* e Magnólia

LESÃO AO YIN DO PULMÃO:
Combinação de *Ophiopogon*

CONVULSÕES CRÔNICAS

DEFICIÊNCIA DO YANG DOS RINS/BAÇO:
Decocção para Estabilizar o Verdadeiro

ESGOTAMENTO DO YIN DO FÍGADO/RINS:
Decocção Preciosa para Fazer Cessar o Vento

DENTIÇÃO OU DOR DE DENTE

DEFICIÊNCIA:
Combinação de Paeônia e Alcaçuz
Combinação de *Ziziphi*

DESNUTRIÇÃO

ESTASE DE ALIMENTOS:
Combinação de *Citrus* e *Crataegus*

DEFICIÊNCIA DO BAÇO:
Combinação de Ginseng e Astrágalus
Combinação de Ginseng e *Longana*

DEFICIÊNCIA DE QI/SANGUE:
Combinação de Ginseng e *Atractylodis*
Pílulas Preciosas das Mulheres

DIARRÉIA

FRIO/UMIDADE:
Combinação de Magnólia e *Hoelen*

CALOR:
Combinação de *Agastache*

ALIMENTAÇÃO INADEQUADA:
Combinação de *Citrus* e *Astrágalus*

BAÇO FRÁGIL:
Combinação de Ginseng e Astrágalus
Combinação de Ginseng e *Atractylodis*
Combinação das Seis Ervas Principais

ESTAGNAÇÃO:
Combinação de *Citrus* e *Crataegus*
Pílula Curativa

DISTENSÃO ABDOMINAL

EXCESSO/CALOR:
Combinação de *Agastache*

DEFICIÊNCIA/FRIO:
Combinação de *Sausurea* e Cardamomo.

DOR ABDOMINAL

FRIO:
Combinação de *Atractylodis* e *Hoelen*
Combinação de Magnólia e *Hoelen*

FRIO/DEFICIÊNCIA:
Pílulas de Acônito para Restaurar o Centro

RETENÇÃO DE ALIMENTOS:
Combinação de *Citrus* e *Crataegus*
Pílula Curativa

CALOR DO VERÃO
Combinação de *Agastache*

DOR DE CABEÇA

VENTO/FRIO:
Combinação de Canela
Combinação de Pueraria

VENTO/CALOR:
Combinação de *Lonicera* e *Forsythia*

CATARRO/TURBIDEZ
Combinação de *Citrus* e *Crataegus*
Pó de Cálculo Biliar de Macaco

DOR DE GARGANTA
  Decocção de Folha de *Morus* e Crisântemo

DOR DE OUVIDO
  FRIO:
  Combinação do Pequeno *Bupleurum*

  FOGO NO FÍGADO:
  Combinação de Genciana

  DEFICIÊNCIA DE YIN:
  Combinação de *Anemarrhena, Phellodendron* e *Rehmannia*

  CRÔNICA:
  Combinação de Astrágalus

EDEMA
  VENTO:
  Decocção de *Ephedra, Forsythia* e *Phaseolus*

  UMIDADE/CALOR:
  Pílulas Quatro Maravilhas

  DEFICIÊNCIA DE RIM/BAÇO:
  Pílula Restauradora da Função do Rim
  Decocção para Aquecer o Rim

ENURESE
  CONSTITUIÇÃO FRACA:
  Pílula do Cadeado de Ouro para Consolidar Jing
  Pílula Restauradora da Função do Rim com Pílula para Redução da Urina

  DEFICIÊNCIA DE BAÇO/PULMÃO:
  Combinação de Ginseng e Astrágalo com Pílula para Redução da Urina

  UMIDADE/CALOR NO FÍGADO:
  Combinação de *Anemarrhena, Phelodendron* e *Rehmannia*
  Combinação de Genciana

EPILEPSIA
  CATARRO:
  Pó de Cálculo Biliar de Macaco

Erupções na pele

Combinação de *Cimicifuga* e *Peucedanum*
Combinação de *Cimicifuga* e *Pueraria*
Comprimidos Antitóxicos de *Fortsythia*

Estase de leite ou comida

Deficiência/frio:
Combinação de *Saussurea* e Cardamomo

Calor:
Combinação de *Agastache*

Umidade:
Combinação de *Citrus* e *Crataegus*

Febre

Vento/frio:
Combinação de Canela
Combinação de *Pueraria*

Vento/calor:
Combinação de *Lonicera* e *Forsythia*
Decocção de Folha de *Morus* e Crisântemo

Calor no pulmão:
Pílulas Eliminadoras do Calor do Pulmão

Deficiência de estômago/baço:
Combinação de Ginseng e Astrágalus

Calor do verão:
Combinação de *Agastache*

Flacidez, os cinco tipos de

Combinação de Ginseng e Astrágalus
Decocção para Aquecer o Rim

Furúnculos

Comprimidos Antitóxicos de *Forsythia*

Gengivas inchadas

Pílulas Vermelhas de Afastamento

Icterícia

Icterícia yang:
Combinação de *Capillaris*

Icterícia yin:
Pílulas de Acônito para Restaurar o Centro

Má digestão

Umidade no baço:
Combinação de Ginseng e *Atractylodes*

Deficiência de estômago/baço:
Combinação de Ginseng e *Longana*
Combinação das Seis Ervas Principais

Obstrução intestinal

Combinação de *Agastache*

Paralisia

Combinação de Astrágalus e Paeônia

Pneumonia

Pílulas Eliminadoras do Calor do Pulmão
Pílulas de *Succinum* Abraço do Dragão

Problemas crônicos de catarro

Combinação de *Citrus* e *Pinella*
Pílulas de Limpeza do Qi e Transformação do Muco
Pílulas de *Succinum* Abraço do Dragão

Prolapso do reto

Calor estagnante:
Pílulas Vermelhas de Afastamento

Qi frágil:
Combinação de Ginseng e Astrágalus

Resfriado comum

Vento/frio:
Combinação do Pequeno Dragão Azul

Vento/calor
Comprimidos Antiinflamatórios de *Andrographis*
Combinação de *Lonicera* e *Forsythia*
Decocção de Folha de *Morus* e Crisântemo

Retardamento, os cinco tipos de

Deficiência de rim/fígado:
Pílulas Restauradoras

Deficiência de coração/baço:
Combinação de Ginseng e *Longana*

Retenção de urina

Deficiência de qi:
Combinação de Ginseng e *Atractylodis*

Umidade/calor:
Combinação de Genciana

Rigidez, os cinco tipos de
Decocção de Ginseng e Acônito
Combinação de *Angelica sinensis* e Jujuba

Rubéola
Durante as erupções:
Combinação de *Lonicera* e *Forsythia*

Sangramento pelo nariz (não-traumático)

Deficiência de baço:
Combinação de Ginseng e *Longana*
Combinação de Ginseng e Astrágalus
Combinação de Ginseng e *Atractylodis*

Deficiência de calor:
Combinação de *Anemarrhena, Phellodendron* e *Rehmannia*

Deficiência de qi e sangue:
Pílulas Restauradoras

Sapinho

Excesso de calor:
Pó do Retorno da Primavera
Pílula dos Seis Milagres

Deficiência de fogo:
Combinação de *Anemarrhena, Phellodendron* e *Rehmannia*
Pílulas de Seis com *Rehmannia*

Sarampo

Antes da erupção:
Combinação de *Cimicifuga* e *Peucedanum*
Combinação de *Cimicifuga* e *Pueraria*
Combinação de *Lonicera* e *Forsythia*

Depois da erupção:
Pílulas de Acônito para Restaurar o Centro
Decocção de *Glehnia* e *Ophiopogon*
Decoção para Aquecer o Rim

Reversão da síndrome:
Pílulas Vermelhas de Afastamento

Tosse

Vento/frio:
Pó de Semente de Damasco e Folha de Perila
Combinação de *Morus* e *Platycodon*

Vento/calor:
Pílulas para Laringite
Decocção de Folha de *Morus* e Crisântemo

Calor no pulmão
Pílulas Eliminadoras do Calor do Pulmão
Pílulas de Limpeza do Qi e Transformação do Muco
Decocção de *Glehnia* e *Ophiopogon*
Pílulas de *Succinum* Abraço do Dragão
Pílulas para Bronquite, Tosse, Catarro, Respiração Difícil

Catarro/umidade

Combinação de *Citrus* e *Pinella*
Combinação de Ginseng e Folha de Perila
Pó de Cálculo Biliar de Macaco
Pó de Proteção ao Bebê

Deficiência de yin
Xarope de Pêra do Outono

Deficiência de baço/pulmão
Combinação *Ophiopogon*
Pílulas Tônicas para o Pulmão

Transpiração

Deficiência de yang:
Pílula do Cadeado de Ouro para Consolidar Jing

Excesso de calor:
Pílulas Vermelhas de Afastamento

Deficiência de fogo:
Combinação de *Anemarrhena, Phellodendron* e *Rehmannia*

Urinação freqüente

Deficiência do rim:
Decocção para Aquecer o Rim

Urticária

Vento/calor:
Combinação de *Angelica Sinensis* e *Arctium lappa*

Vento/frio:
Combinação de *Schizonepeta* e *Ledebouriella*

Vômito

Vento/frio:
Combinação de *Pueraria*

Vento/calor:
Combinação de *Agastache*

ALIMENTAÇÃO ANORMAL:
Combinação de *Citrus* e *Crataegus*

CALOR NO ESTÔMAGO:
Combinação de *Agastache*

FRIO NO ESTÔMAGO:
Pílulas de Acônito para Restaurar o Centro
Combinação de *Dioscorea*
Combinação das Seis Ervas Principais

FOGO FLAMEJANTE POR DEFICIÊNCIA DE YIN:
Decocção de *Glehnia* e *Ophiopogon*

Lista de referências das ervas chinesas

氣

As fórmulas mencionadas anteriormente foram incluídas aqui por causa das referências. Cada verbete aparece com seu nome de uso comum, seguido pelo nome *pin yin* (entre parênteses), bem como a tradução para o português e qualquer outro nome conhecido. A bibliografia apresenta esses livros de referência das ervas mais comuns para quem quiser mais informações: Bensky (1986, 1990); Cao (1990); Chen (1992); Dharmananda (1992); Flaws (1997), Fratkin (1986); Hsu (1997); Naeser (1993); Wiseman (1985); Yeung (1985; Zhu (1989).

Combinação de Acônito, Gengibre e Alcaçuz; (Si ni tang); Decocção para Extremidades Frígidas.

Combinação de *Agastache* (Huo xiang zheng qi san); Pó de *Agastache* para Retificar o Qi.

Combinação de *Anemarrhena, Phellodendron* e *Rehmannia*; (Chih Pai Di Huang Wan ou Zhi bai di huang wan).

Combinação de Astrágalo; (Huan qi jian zhong tang); Decocção de Astrágalo para Construir o Meio.

Combinação de Astrágalo e *Atractylodes* (Qing shu yi qi tang); Decocção para Eliminar o Calor do Verão e Tonificar o Qi.

Combinação de Astrágalo e Peônia; (Bu yang huan wu tang). Decocção para Paralisia; Decocção para Tonificar o Yang e Restaurar os Cinco Décimos.

Combinação de *Atractylodes* e *Hoelen* (Ling gui zhu gan tang); Combinação de *Poria*, Pau de Canela, *Atractylodes* e Alcaçuz.

Combinação de *Bupleurum* e Canela; (Chai hu gui zhi tang).

Combinação de Canela; (Gui zhi tang).

Combinação de Canela e Astrágalo; (Gui zhi jia huang qi tang).

Combinação de Canela e Osso de Dragão; (Gui zhi jia long gu muli tang).

Combinação *Capillaris;* (Yin chen hao tang).

Combinação de *Cimicifuga* e *Peucedanum;* (Xuan du fa biao tang); Decocção para Dissipar as Toxinas e Liberar o Exterior.

Combinação de *Cimicifuga* e *Pueraria;* (Sheng ma ge gen tang).

Combinação de Cinco Ervas com *Hoelen;* (Wu ling san); Cinco Ingredientes em Pó com *Poria.*

Combinação de *Citrus* e *Crataegus;* (Bao he wan); Pílula Protetora da Harmonia.

Combinação de *Citrus* e *Pinella;* (Er chen tang); Decocção Dois-Curados.

Combinação de *Coptis* e Ruibarbo; (San huang xie xin tang).

Combinação de *Coptis* e *Scutellaria;* (Huan lian jie du tang); Decocção de *Coptis* para Eliminar Toxinas.

Combinação Cortina de Jade; (Yu ping feng san); Combinação de *Siler* e Astrágalo; Pílulas para Laringite; (Hou yan wan).

Combinação de *Dioscorea;* (Szu shen tang).

Combinação do Pequeno Dragão Azul. (Xiao qing long tang).

Combinação *Elsholtzia;* (Xiang ru san).

Combinação de Genciana; (Long dan xie gan wan); Pílulas de Genciana para Drenagem do Fígado.

Combinação de Ginseng e Astrágalo; (Bu zhong yi qi wan). Decocção para Tonificar o Meio e Aumentar o Qi.

Combinação de Ginseng e *Atractylodes;* (Shen ling bai zhu san); Pílulas de *Codonopsis* (ou Ginseng), *Hoelen* e *Atractylodes.*

Combinação de Ginseng e Folha de Perila; (Shen su yin).

Combinação de Ginseng e Gengibre; (Ren shen tang).

Combinação de Ginseng e Gipsita; (Bai hu jia ren shen tang); Decocção do Tigre Branco com Ginseng.

Combinação de Ginseng e *Longana:* (Gui pi wan); Decocção Restauradora do Baço; Pílulas para Nutrir o Baço.

Combinação de *Lepidium* e Jujuba; (Ting li da zao xie fei tang); Decocção de *Descurainia* e Jujuba para Drenar os Pulmões.

Combinação de *Lonicera* e *Forsythia*; (Yin qiao san); Comprimidos de Yin Chiao; Pó de Madressilva e *Forsythia*.

Combinação de Magnólia e Gengibre; (Ping wei san); Pó Calmante do Estômago.

Combinação de Magnólia e *Hoelen;* (Wei ling tang); Combinação Calmante do Estômago com *Poria*.

Combinação Menor de Canela e Peônia; (Xiao jian zhong tang); Decocção da Construção Menor do Meio.

Combinação de *Morus* e *Platycodon;* (Dun sou san).

Combinação de Oito com *Rehmannia;* (Ba wei di huang wan).

Combinação de *Ophiopogon;* (Mai men dong tang).

Combinação de Paeônia e Alcaçuz; (Shao yao gan cao tang);

Combinação do Pequeno *Bupleurum*; (Xiao chai hu tang).

Combinação de *Pinellia* e Magnólia; (Ban xia hou pu tang).

Combinação de *Pueraria;* (Ge gen tang); Combinação Kudzu.

Combinação das Quatro Ervas Principais; (Si jun zi tang); Decocção dos Quatro Cavalheiros.

Combinação de *Saussurea* e Cardamomo; (Xiang sha liu jun zi wan); Pílula dos Seis Cavalheiros com *Aucklandia* e Amomo.

Combinação de *Saussurea* e Semente de Areca; (Mu xiang bing lang wan); Pílula de Castanha de Bétele e *Aucklandia*.

Combinação de *Schizonepeta* e *Ledebouriella;* (Jing feng bai du san); Pó de *Schizonepeta* e *Ledebouriella* para Vencer Influências Patogênicas.

Combinação das Seis Ervas Principais; (Liu jun zi tang); Chá dos Seis Cavalheiros.

Combinação de Sementes de Perila; (Su zi jiang qi tang); Decocção da Fruta da Perila para Dirigir o Qi para Baixo.

Combinação de Tang Kuei e *Arctium;* (Xiao fen san); Pó para Eliminar o Vento.

Combinação de Angelica Sinensis e Ziziphi; (Dang gui si ni tang); Decocção de Tang Kuei para as Extremidades Frígidas.

Combinação de *Zizyphi;* (Suan zao ren tang); Decocção Ácida de Jujuba.

Comprimidos Antiinflamatórios de *Andrographis*; (Chuan xin lian kang yan pian).

Comprimidos Antitóxicos de *Forsythia*; (Lian qiao bai du pian).

Comprimidos com suplemento de *Saussurea* e *Coptis;* (Qing fei yi huo pian).

Decocção para Aquecer o Rim; (Zhen wu tang); Combinação da Vitalidade; Decocção do Verdadeiro Guerreiro.

Decocção para Conduzir o Qi Perverso para Baixo, Resolver Umidade e Muco; (San zi yang qin tang); Decocção de Três Sementes para Nutrir os Pais.

Decocção para Estabilizar o Verdadeiro; (Gu zhen tang).

Decocção de Folha de *Morus* e Crisântemo; (Sang ju yin ou Snag ju gan mao pian).

Decocção de Ginseng e Acônito; (Shen fu tang).

Decocção de *Glehnia* e *Ophiopogon;* (Sha shen mai men dong tang).

Decocção de Ephedra, *Forsythia* e *Phaeseolus;* (Ma huang lian qiao qi xiao dou tang).

Decocção Preciosa para Fazer Cessar o Vento; (Da ding fen zhu); Grande Pérola para Prender o Vento.

Pílula do Cadeado de Ouro para Consolidar Jing; (Jin suo gu jing wan); Pílula de Cadeado de Metal para Estabilizar a Essência; Combinação de Estames de Lótus.

Pílula de Cálculo Biliar de Gado Vacum para Sedar o Coração; (Niu huang qing xin wan); Combinação de *Bos* e Almíscar.

Pílula Calmante da Asma; (Ding chuan wan). Decocção para Acabar com o Chiado; Combinação de Ma Huang e Ginkgo.

Pílula Curativa; (Kang ning wan); Pílula da Saúde e da Tranqüilidade.

Pílula para Redução da Urina; (Suo quan wan); Pílula da Represa Fechada.

Pílula Restauradora da Função do Rim; (Jin gui shen qi wan).

Pílula de Seis com *Rehmannia:* (Liu wei di huang wan).

Pílula dos Seis Milagres; (Liu shen wan); Pílulas Liu Shen.

Pílulas de Acônito para Restaurar o Centro; (Fu zi li zhong wan); Pílula de Preparado de Acônito para Regular o Meio.

Pílulas para Bronquite, Tosse, Catarro e Respiração Difícil. (Qi guan yan ke sou tan chuan wan); Pílulas Chi Kuan Yen.

Pílulas Eliminadoras do Calor do Pulmão; (Qing fei yi huo pian).

Pílulas de Limpeza do Qi e Transformação do Muco; (Qing qi hua tan wan).

Pílulas Preciosas para as Mulheres; (Fu ke ba zhen wan); Pílulas Ginecológicas das Oito Jóias.

Pílulas Quatro Maravilhas; (Si miao wan).

Pílulas Restauradoras; (He che da zao wan).

Pílulas de *Succinum* Abraço do Dragão; (Hu po bao long wan).

Pílulas Tônicas para o Pulmão; (Li fei tang yi pian); Comprimidos Benéficos para o Pulmão.

Pílulas Vermelhas de Afastamento; (Dao chi pian); Combinação de *Rehmannia* e *Akebia*.

Pó de Cálculo Biliar de Macaco; (Hou zao san); Pó Hou Tsao.

Pó de Proteção ao Bebê; (Bao ying dan); Po ying; Bo ying.

Pó do Retorno da Primavera; (Hui chun dan); Pó Hui Chun.

Pó de Semente de Damasco e Folha de Perila; (Xing su san).

Xarope de Pêra do Outono; (Qiu li gao).

APÊNDICE G

INDICAÇÕES

AS RECOMENDAÇÕES FEITAS A SEGUIR destinam-se àqueles interessados em aumentar sua compreensão da massagem pediátrica chinesa e da abordagem da medicina chinesa à pediatria em geral.

Massagem pediátrica chinesa

氣

Vídeos

Cline, Kyle. *Chinese Pediatric Massage – Practioner's Reference Video*. Portland, Oreg.: Institute for Traditional Medicine, 1993.
_____. *Introduction to Chinese Pediatric Massage*. Portland, Oreg.: Institute for Traditional Medicine, 1993 (uma introdução de trinta minutos que inclui demonstrações e entrevistas com mães e pais que usam essa massagem).
_____. *A Parent's Guide to Chinese Pediatric Massage Reference Video*. Portland, Oreg.: Institute for Traditional Medicine, 1994.
_____. *Colic Relief: A Chinese Pediatric Massage Approach*. Portland, Oreg.: Institute for Traditional Medicine, 1996.

Livros

Cline, Kyle. *Colic Relief: A Chinese Pediatric Massage Approach*. Portland, Oreg.: Institute for Traditional Medicine, 1996.

_____. *Chinese Massage for Infants and Children.* Rochester, VT.: Healing Arts Press, 1999 (para mães e pais interessados em usar a massagem pediátrica).

Medicina e pediatria chinesa
氣

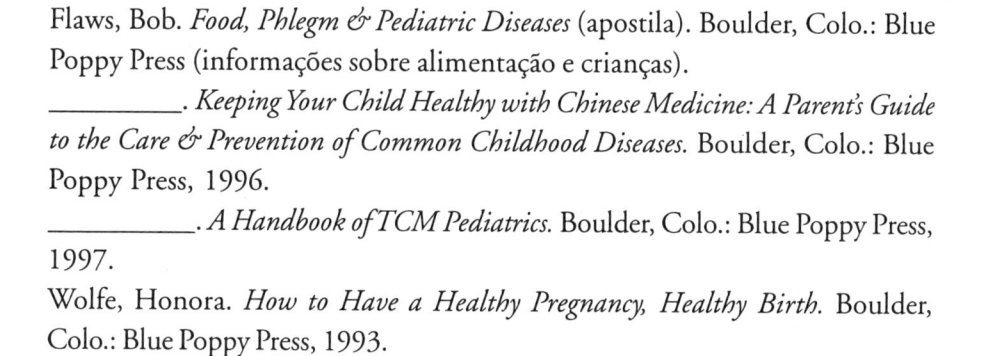

Flaws, Bob. *Food, Phlegm & Pediatric Diseases* (apostila). Boulder, Colo.: Blue Poppy Press (informações sobre alimentação e crianças).
_____. *Keeping Your Child Healthy with Chinese Medicine: A Parent's Guide to the Care & Prevention of Common Childhood Diseases.* Boulder, Colo.: Blue Poppy Press, 1996.
_____. *A Handbook of TCM Pediatrics.* Boulder, Colo.: Blue Poppy Press, 1997.
Wolfe, Honora. *How to Have a Healthy Pregnancy, Healthy Birth.* Boulder, Colo.: Blue Poppy Press, 1993.

Você pode entrar em contato com o Institute for Traditional Medicine pelo telefone 1-800-544-7504 e com a Blue Poppy Press pelo telefone 1-800-487-9296.

APÊNDICE H

BIBLIOGRAFIA

Principais Fontes
氣

Em língua inglesa

Cao Ji-ming *et al.*, orgs., *Essentials of Traditional Chinese Pediatrics.* Beijing: Foreign Languages Press, 1990.

Fan Ya-li. *Chinese Pediatric Massage Therapy.* Boulder, Colo.: Blue Poppy Press, 1994.

Flaws, Bob. *Turtle Tails and Other Tender Mercies: Traditional Chinese Pediatrics.* Boulder, Colo.: Blue Poppy Press, 1985.

_____. *A Handbook of TCM Pediatrics.* Boulder, Colo.: Blue Poppy Press, 1997.

Luan Chang-ye. *Infantile Tuina Therapy.* Beijing: Foreign Languages Press, 1989.

Sun Cheng-nan, org. *Chinese Massage Therapy.* Jinan, China: Shandong Science and Technology Press, 1990.

Tiquia, Rey. *Chinese Infant Massage.* Richmond, Victoria, Austrália: Greenhouse Publications, Ltd., 1986.

Xiao Shu-qin. *Pediatric Bronchitis: Its TCM Cause, Diagnosis, Treatment and Prevention.* Boulder, Colo.: Blue Poppy Pres, 1991.

Zhang Em-qin, org. *Chinese Massage.* Xangai: Publishing House of Shangai College of Traditional Chinese Medicine, 1990.

Em língua chinesa

俞大方 1989 推拿学 上海科学技术出版社　　上海 中国

金义成 1988 小儿推拿 上海科学技术文献出版社 上海 中国

张思勤 1990 中国推拿 上海中医学院出版社出版 上海 中国

孙承南 1989 齐鲁推拿医术 山东新华印刷厂印刷 山东 中国

单吉平 张守杰　　1987　　单氏小儿推拿
上海第二医科大学附属瑞金医院中医科 上海 中国

Fontes secundárias
氣

Bensky, Dan. *Chinese Herbal Medicine Materia Medica*. Seattle: Eastland Press, 1986.

Bensky, Dan e Randall Barolet. *Chinese Herbal Medicine: Formulas and Strategies*. Seattle: Eastland Press, 1990.

Cao Guo-liang, *Essentials of Tuinaology: Chinese Medical Massage and Manipulation*. Hilo, Havaí: Cao's Fire Dragon, 1988.

Chen Ze-lin e Chen Mei-fang. *A Comprehensive Guide to Chinese Herbal Medicine*. Long Beach, Calif.: Oriental Healing Arts Institute, 1992.

Cheng Xin-nong, org. *Chinese Acupuncture and Moxibustion*. Beijing: People's Medical Publishing House, 1987.

Cui Yue-li. *The Chinese-English Medical Dictionary*. Beijing: People's Medical Publishing House, 1987.

Dharmananda, Subhuti. *Chinese Herbology*. Portland, Oreg.: Institute for Traditional Medicine, 1992.

Ellis, Andrew. *Grasping the Wind.* Brookline, Mass.: Paradigm Publications, 1989.

Fratkin, Jake. *Chinese Herbal Patent Formulas.* Santa Fé: SHYA Publications, 1986.

Hsu, Hong-yen. *Oriental Materia Medica: A Concise Guide.* Long Beach, Calif.: Oriental Healing Arts Institute, 1986.

_____. *Commonly Used Chinese Herb Formulas.* Long Beach, Calif.: OHAI Press, 1997.

Lade, A. R. *Chinese Massage: A Handbook of Therapeutic Massage.* Vancouver: Hartley and Marks, 1987.

Maciocia, Giovanni. *The Foundations of Chinese Medicine.* Nova York: Churchill Livingston, 1989.

Naeser, Margaret. *Outline Guide to Chinese Herbal Patent Medicines in Pill Form.* Boston: Boston Chinese Medicine, 1993.

Sun Shu-chun. *Atlas of Therapeutic Motion for Treatment and Health.* Beijing: Foreing Languages Press, 1989.

Taber, Clarece, *Taber's Cyclopedic Medical Dictionary.* Filadélfia: F. A. Davis, 1989.

Unschuld, Paul. *Medicine in China: A History of Ideas.* Berkeley: University of California Press, 1985.

Wiseman, Nigel. *Fundamentals of Chinese Medicine.* Brookline, Mass.: Paradigm Publications, 1985.

Wu Jing-ying. *A Chinese-English Dictionary.* Beijing: Commercial Business Printing, 1989.

Xie Zhu-fan. Dictionary of Traditional Chinese Medicine. Hong Kong: The Commercial Press, Ltd., 1984.

Yeung Him-che. *Handbook of Chinese Herbs and Formulas.* Los Angeles: Institute of Chinese Medicine, 1985.

Zhu Chun-han. *Clinical Handbook of Prepared Chinese Medicines.* Brookline, Mass.: Paradigm Publications, 1989.

ÍNDICE A

TÉCNICAS

Amplitude de movimento, 72
Beliscar e espremer, 71
Dois Dragões Brincam com uma Pérola, 77
O Dragão Azul Mexe a Cauda, 73
O Dragão Negro Mexe a Cauda, 73
Duas Fênix Abrem as Asas, 77
Empurrar, 68
Empurrar e fazer movimentos circulares, 68
Empurrar juntando, 70
Empurrar separando, 69
Esfregar, 71
Esfregar as palmas uma na outra, 72
Esfregar e esfregar/fazer rolar ao Longo da Corda, 76
Esfregar e fazer rolar, 71
Esporear o Cavalo para Atravessar a Galáxia, 73
Fazer balançar o Marzinho, 76
A Fênix Abre as Asas, 74
A Fênix Abre uma Asa, 74
A Fênix Bate as Asas, 74
A Fênix Vermelha Acena a Cabeça, 75
A Fênix Vermelha Mexe a Cauda, 75
Friccionar, 68
O Macaco Colhe Maçãs, 73
Martelar, 71
Pegar, 65
Pressionar, 65
Pressionar com a unha, 67
Pressionar e fazer movimentos circulares, 65
Pressionar e girar a Porta do Espírito, a Cauda da Tartaruga e o Osso dos Sete Segmentos, 75
Pressionar e soltar rápido, 77
Pressionar o Poço do Ombro, 75
Puxar beliscando a Coluna Vertebral, 70
Sacudir, 72
O Solitário Ganso Selvagem Ronda, 76
O Tigre Devora a Presa, 77
Torcer a Orelha e Virar a Cabeça, 76
O Velho Puxa a Rede de Pescar, 74
As Vespas Saem das Cavernas, 78

ÍNDICE B

PONTOS

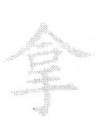

Abaixo das Costelas, 119
Abdômen, 117
Agilidade Incrível, 90
Água (Oito Símbolos Interiores), 108
Água da Galáxia, 115
Alimentação dos Velhos, 97
Antes do Vértice, 143
Arco da Ponte, 144
Audição Celestial, 145
Base da Montanha, 150
Base do Seio, 119
Boca do Tigre, 105
Campo do Elixir, 122
Cancela Externa, 112
Cancela Interna, 111
Canto do Abdômen, 118
Carga Leve, 103
Cauda da Tartaruga, 130
Cavidade do Cérebro, 144
Cavidade do Osso do Olho, 151
Celeiro da Terra, 146
Centro do Abdômen, 117
Centro Humano, 149
Centro do Peito, 121
Cinco Articulações Digitais, 87
Cinco Meridianos, 87
Coluna Vertebral, 129
Concha do Caramujo, 102
Convergência da Audição, 142
Costas do Peixe, 146
Curva do Meio, 133
Dez Reis, 104

Dois Cavalos, 106
Dragão Velho, 98
Eixo Central, 84
Eixo da Galeria, 100
Entrada Celestial da Boca do Tigre, 84
Entre Momentos, 143
Esteio da Frente da Montanha, 134
Esteio da Montanha, 137
Fonte do Aterro Yang, 140
Fonte Borbulhante, 134
Fragrância Bem-Vinda, 153
Fundo do Desfiladeiro, 83
Grande Lago, 115
Grande Linha Transversal, 94
Grande Yang, 148
Ilhota Central, 84
Lado do Peixe, 86
Lago da Curva, 112
Lago Yin, 109
Lareira Celestial, 120
Linha Divisória do Desfiladeiro, 137
Linha do Rim, 92
Longevidade de Anos, 154
Mansão do Vento, 154
Mar de sangue, 138
Martelão, 126
Marzinho, 111
Maxilar, 149
Meridiano do Baço, 102
Meridiano do Coração, 89
Meridiano do Estômago, 103
Meridiano do Fígado, 96

Meridiano do Intestino Delgado, 101
Meridiano do Intestino Grosso, 94
Meridiano do Pulmão, 96
Meridiano do Rim, 93
Meridiano da Vesícula Biliar, 88
Molheira, 152
Montanhas Kun Lun, 136
Ninho de Centenas de Vermes, 135
Oito Orifícios Sacrais, 126
Oito Símbolos Exteriores, 99
Oito Símbolos Interiores, 90
Olho do Fantasma, 135
Olhos Brilhantes, 144
Omoplatas, 128
Osso Curvo, 122
Osso do Ombro, 113
Osso do Pilar Celestial, 143
Osso Protuberante Atrás da Orelha, 151
Osso dos Sete Segmentos, 125
Palácio da Água, 153
Palácio da Audição, 142
Palácio Exterior do Trabalho, 85
Palácio do Fogo (Oito Símbolos Interiores), 86
Palácio Interior do Trabalho, 92
Pantanozinho, 95
Pântano Yang, 109
Parte Externa do Mamilo, 123
A Parte Superior do Braço, 114
Peixe Procura a Lua Embaixo d'Água, 86
Pequena Linha Transversal da Palma da Mão, 99
Pequenas Linhas Transversais, 101
Pequeno Centro Celestial, 100
Pino Celestial, 120
Pino Central, 125
Poço do Ombro, 129
Poço do Vento, 154
Poço Yang do Braço, 111
Ponta do Nariz, 152
Ponto do Baço nas Costas, 130
Ponto de Concentração dos Bambus, 142
Ponto do Coração nas Costas, 126
Ponto Dolorido, 155
Ponto de Encontro da Moleira, 147
Ponto do Estômago nas Costas, 130
Ponto Lombar das Costas, 127

Ponto do Pulmão nas Costas, 128
Ponto do Rim nas Costas, 127
Porta do Céu, 145
Porta do Céu na Mão, 89
Porta do Espírito, 123
Porta de Madeira, 109
Porta da Moleira, 147
Porta do Mutismo, 151
Porta do Peneirador, 140
Porta do Vento, 131
Porta do Vento na Orelha, 146
Porta da Vida, 127
Portas de Duas Folhas, 106
Prumo Simétrico, 103
Quatro Brancos, 147
Quatro Linhas Transversais, 88
Recipiente das Lágrimas, 152
Respiração Tranqüila, 125
Reunião de Centenas, 150
Reunião dos Três Yins, 139
Rosto da Mãe, 97
Salão da Autoridade, 148
Saliência da Abundância, 133
Saltar em Círculo, 135
Seis Vísceras Ocas, 113
Seqüência Interrompida, 83
Sino Suspenso, 139
Som Grave do Metal, 95
Som do Metal, 97
Tendão Azul, 83
Tendão Branco, 108
Tendão Principal, 85
Tesouro Central, 121
Topo do Rim, 93
Tranqüilidade e Vigor, 107
Transporte de Água para Terra, 105
Transporte de Terra para Água, 105
Três Cancelas, 114
Três Cancelas Digitais, 104
Três Milhas a Pé, 136
Vale da União, 107
Um Vento Aconchegante, 98
Vespa Entra na Caverna, 153
Visita Subserviente, 138
Yin Yang do Abdômen, 118

ÍNDICE C

Tratamentos

Afta, 243
Asma, 163
Atraso no fechamento da moleira, 187
Bem-estar geral, 207
Bronquite aguda, 168
Bronquite crônica, 169
Catapora, 170
Caxumba, 225
Choro noturno, 227
Cólica, 172
Conjuntivite *ver* Olhos vermelhos ou doloridos
Convulsões, caso agudo, 178
Convulsões, caso crônico, 181
Convulsões, seqüelas, 183
Coqueluche, 249
Dentição ou dor de dente, 242
Desnutrição, 219
Diabetes, 187
Diarréia, 188
Disenteria, 194
Distensão abdominal, 159
Doenças febris e infecciosas do verão, 216
Dor abdominal, 161
Dor de cabeça, 208
Dor de garganta, 239
Dor de ouvido, 196
Edema, 197
Enurese, 199
Epilepsia, 200
Erupções da pele, 238
Estase de leite ou comida, 224
Estrabismo convergente, 202
Estrabismo divergente, 240

Febre, 203
Flacidez, os cinco tipos de, 205
Furúnculos, 206
Gengivas inflamadas, 241
Hepatite infecciosa, 210
Hérnia, 211
Icterícia, 217
Má digestão, 193
Obstrução intestinal, 214
Olhos vermelhos ou doloridos, 202
Paralisia, 228
Pneumonia, 233
Prisão de ventre, 176
Problemas crônicos de catarro ou muco, 232
Prolapso do reto, 234
Raquitismo, 236
Retenção de urina, 245
Resfriado comum, 174
Retardamento, os cinco tipos de, 235
Rigidez, os cinco tipos de, 240
Rubéola, 237
Sangramento do nariz ou das gengivas (não-traumático), 165
Sarampo, 221
Sarampo alemão *ver* Rubéola
Secura e fissuras nos lábios, 219
Torcicolo, 244
Tosse, 184
Transpiração, 230
Urinação freqüente, 245
Urticária, 213
Varicela *ver* Catapora
Vômito, 246
Xixi na cama *ver* Enurese

ÍNDICE D

FÓRMULAS PARA USO INTERNO À BASE DE ERVAS

Asma, 307
Atraso no fechamento da moleira, 308
Bem-estar geral, 308
Bronquite aguda, 308
Bronquite crônica, 308
Catapora, 308
Caxumba, 309
Choro noturno, 309
Cólica, 309
Convulsões, caso agudo,
Convulsões, caso crônico,
Coqueluche, **310**
Dentição ou dor de dente, 310
Desnutrição, 310
Diarréia, **311**
Distensão abdominal, 311
Dor abdominal, 311
Dor de cabeça, 312
Dor de garganta, 312
Dor de ouvido, 312
Edema, 312
Enurese, 312
Epilepsia, 313
Erupções da pele, 313
Estase de leite ou comida, 313
Febre, 313

Flacidez, os cinto tipos de, 314
Furúnculos, 314
Gengivas inchadas, 314
Icterícia, 314
Má digestão, 314
Obstrução intestinal, 314
Paralisia, 314
Pneumonia, 314
Prisão de ventre, 314
Problemas crônicos de catarro, 315
Prolapso do reto, 315
Resfriado comum, 315
Retardamento, os cinco tipos de, 315
Retenção de urina, 315
Rigidez, os cinco tipos de, 315
Rubéola, 316
Sangramento do nariz (não-traumático), 316
Sapinho, 316
Sarampo, 316
Tônicos para o bem-estar geral, 317
Tosse, 317
Transpiração, 317
Urinação freqüente, 317
Urticária, 317
Vômito, 317

Leia da Editora Ground

Meditação para Crianças
Deborah Rozman

Os jogos e experiências aqui apresentados podem ser usados por pessoas com ou sem experiência em meditação e invariavelmente conduzirão a criança ao contato com seu silêncio interior – um núcleo íntimo de segurança, tranqüilidade e felicidade.

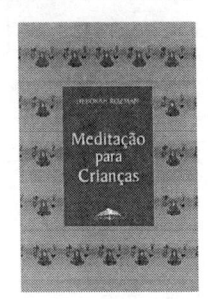

Guia de Alimentação Infantil
Com dicas de cuidados para crianças especiais
Nana Guimarães

A educação alimentar na infância é literalmente vital pois define o que será da criança no futuro. Um adulto obeso? Ou alguém com deficiências de cálcio e doenças como osteoporose? Conheça formas simples e práticas de afastar estes males da vida dos seus baixinhos. Assim, poderá fortalecer seus organismos e garantir sono tranquilo hoje, muita saúde no futuro, e bem estar sempre.

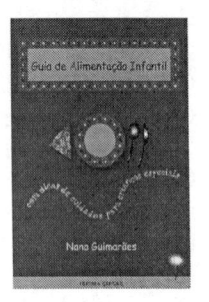

Auto-Estima
A chave para a educação do seu filho
Tony Humphreys

Os pais agem como espelho para os seus filhos e determinam a imagem que eles vão ter de si próprios. Este livro ajuda os pais a criarem um ambiente familiar que promove a sua auto-estima e a das crianças, defendendo a mensagem principal de que a felicidade das crianças é a chave para o seu desenvolvimento educacional.

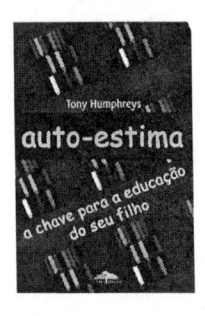

Cura Natural para Bebês e Crianças
Aviva Jill Romm

Obra indispensável para pais que procuram meios efetivos, seguros e naturais para manter suas crianças saudáveis. Inclui:
– um guia A-Z sobre as queixas das crianças – e quando chamar o médico;
– remédios de ervas, recomendações nutricionais e outros cuidados domésticos;
– instruções para fazer um exame físico na criança;
– como criar um *kit* de primeiros socorros com ervas medicinais.

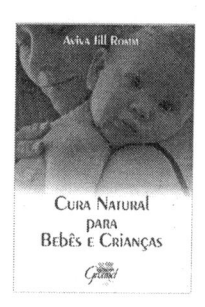

Do-In para Crianças
Guia prático para pais, professores, orientadores e terapeutas
Juracy Cançado

Ilustrado com inúmeras fotos e desenhos, esta obra informa minuciosamente sobre os pontos energéticos chineses desde a gestação até a fase escolar. São abordados todos os pontos de autotratamento que as crianças podem praticar assim como o melhor momento para a iniciação.

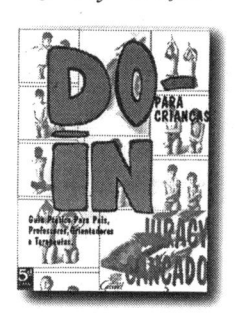

Shantala
Massagem para bebês
Frédérick Leboyer

Shantala tornou-se um livro famoso em todo mundo, editado em inúmeros países. Além do aspecto científico, Leboyer conciliou poeticamente as explicações da técnica de massagem com a sabedoria milenar de seu uso. Um livro belo e importante para a mãe e o bebê.

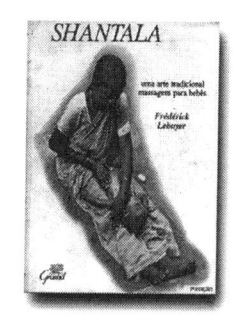

Impresso nas oficinas da
Gráfica Palas Athena